제 2 판

비뇨생식기영상진단

부인과영상

UROGENITAL RADIOLOGY
GYNECOLOGIC IMAGING

제 2 판

비뇨생식기영상진단
부인과영상

대한비뇨생식기영상의학회 편저

일조각

제2판 발간사

2009년 10월 대한비뇨생식기영상의학회는 영상의학과 전공의들이 짧은 수련 기간 동안에 비뇨생식기영상의학의 핵심 지식을 습득하는 데 용이하고 부담 없이 곁에 두고 볼 수 있는 국문 교과서인 『비뇨생식기영상진단Urogenital Radiology』을 약 2년간의 준비기간을 거쳐서 발간하였다.

「비뇨기영상Urologic Imaging」, 「부인과영상Gynecologic Imaging」, 「산과영상 Obstetric Imaging」 세 권의 책자로 이루어진 『비뇨생식기영상진단』 초판은 영상의학과 전공의들의 많은 호응을 얻어 중쇄를 거듭하였으며, 곁에 두고 널리 이용되는 교과서라는 원래의 목표를 잘 달성하였다고 볼 수 있다. 그러나 최근 수년간 영상의학 분야의 지식이 지속적으로 발전하고 변화되어 교과서의 내용도 이에 맞게 개정되어야 할 시점에 이르렀다.

『비뇨생식기영상진단』 제2판은 초판과 마찬가지로 「비뇨기영상」, 「부인과 영상」, 「산과영상」 세 권의 소프트커버 책자로 구성되었다. 제2판에는 초판의 내용을 토대로 각 분야의 가장 기본적인 내용 중 전공의들이 반드시 알아야 할 새로운 영상진단법과 병기결정, 치료법 등을 서술하고 이에 알맞은 다양한 증례 사진을 추가하였다. 초판과 마찬가지로 제2판도 비뇨생식기영상의학을 공부하는 영상의학과 전공의들의 기본 교과서로 널리 활용되어 그 역할을 충실히 다하리라 기대한다.

제2판이 출간되기까지 헌신적으로 노력해주신 대한비뇨생식기영상의학회 회원 및 집필진 여러분과 권별 편집을 맡아주신 오영택 · 김경아 교수, 초판의 총괄편집을 맡아 『비뇨생식기영상진단』의 토대를 만들고 개정판의 자문 역할을 해주신 김승협 교수님께 감사의 말씀을 전한다. 편집 과정 내내 세심하게 일해주신 일조각 직원 여러분께도 감사드린다.

2019년 4월
총괄편집인
서울대학교병원 영상의학과 조정연

제2판 머리말

부인과 영역에서 영상진단은 이제 필수적인 진단 검사방법이다. 초음파검사, 컴퓨터단층촬영, 자기공명영상 같은 영상검사의 지속적인 성장과 발전으로 영상진단은 다양한 부인과 질환의 진단과 치료에서 훌륭한 역할을 하고 있다.

2009년 10월 대한비뇨생식기영상의학회는 「비뇨기영상Urologic Imaging」, 「부인과영상Gynecologic Imaging」, 「산과영상Obstetric Imaging」의 세 권으로 구성된 국문 교과서인 『비뇨생식기영상진단』을 발간하였다. 그중 「부인과영상」은 부인과 영상의학의 기본 지식을 전공의들이 짧은 수련기간 중에 충분히 소화할 수 있는 분량으로 다루어 입문자용 교과서로서 충실히 역할하였다고 생각한다. 그러나 초판 발간 후 많은 시간이 지나는 동안 자궁경부암, 자궁내막암, 난소암 같은 주요 여성암의 병기가 모두 바뀌고, 확산강조 자기공명영상 같은 새로운 영상기법이 널리 쓰이게 되었다. 따라서 교과서의 내용과 증례들도 이에 맞게 개정이 필요한 시점에 이르렀다.

제2판에서는 초판의 내용을 기초로 하여 초심자들이 이해하고 활용하기 편하도록 주요 개념들을 새롭게 정리하고 사진 증례들을 교체하거나 보강하였다. 또한 달라진 여성암들의 병기와 새로운 영상기법의 개념 및 영상 소견을 추가하였다. 제2판도 초판과 마찬가지로 영상의학과 전공의들의 기본 교과서이자 부인과 영상의학의 입문서로 널리 사용되기를 기대한다.

제2판이 출간되기까지 헌신적으로 노력해주신 대한비뇨생식기영상의학회의 집필진 여러분, 편집에 애써주신 일조각 직원 여러분께 감사드린다.

2019년 4월
편집인
고려대학교 구로병원 영상의학과 김경아

집필진

총괄편집 **조정연** 서울대학교병원 영상의학과

편집 **김경아** 고려대학교 구로병원 영상의학과

집필 **강병철** 이화여자대학교 목동병원 영상의학과

김경아 고려대학교 구로병원 영상의학과

김미현 울산대학교 서울아산병원 영상의학과

김보현 미국 Mayo Clinic 영상의학과

김선호 국립암센터 영상의학과

김정곤 울산대학교 서울아산병원 영상의학과

김정우 고려대학교 구로병원 영상의학과

김찬교 성균관대학교 삼성서울병원 영상의학과

나성은 가톨릭대학교 서울성모병원 영상의학과

문민환 서울대학교병원운영 서울특별시보라매병원 영상의학과

박계진 울산대학교 서울아산병원 영상의학과

박수연 가톨릭대학교 성빈센트병원 영상의학과

변재영 전 가톨릭대학교 서울성모병원 영상의학과

심정석 위드심의원

오순남 가톨릭대학교 서울성모병원 영상의학과

이영래 성균관대학교 강북삼성병원 영상의학과

이은주 아주대학교병원 영상의학과

정승은 가톨릭대학교 은평성모병원 영상의학과

조범상 충북대학교병원 영상의학과

최문형 가톨릭대학교 은평성모병원 영상의학과

최혁재 아랍에미리트 Sheikh Khalifa Specialty Hospital 영상의학과

한나연 고려대학교 안암병원 영상의학과

허숙희 화순전남대학교병원 영상의학과

차례

1 CHAPTER 부인과 영상기법과 정상 소견

2 CHAPTER 자궁난관조영술

3 CHAPTER 정상 변이와 선천성 기형

부인과 영상기법과 정상 소견

CHAPTER 1

최혁재

I 초음파검사

1. 골반 초음파검사

골반통증, 종괴, 질출혈, 자궁출혈, 골반내 암이 있을 때 복부초음파검사*transabdominal ultrasonography* 또는 질초음파검사*transvaginal ultrasonography*를 시행한다. 질초음파는 처녀막이 손상되지 않은 경우에는 시행하지 않으며 회음*transperineal* 초음파검사로 대체할

수 있다. 질초음파는 복부초음파검사로 환자의 진단에 필요한 정보를 얻을 수 없을 때 시행하며, 검사 중에 환자가 심한 불편감을 호소하면 검사를 중지한다.

복부초음파검사는 환자의 방광을 소변으로 채운 뒤 2~7MHz의 볼록탐촉자*convex probe*를 이용해 시행한다(그림 1-1). 방광을 소변으로 채우고 검사하면 방광을 소리창*acoustic window*으로 이용해서 골반강*pelvic cavity*내 기관들을 잘 관찰할 수 있을 뿐만 아니라

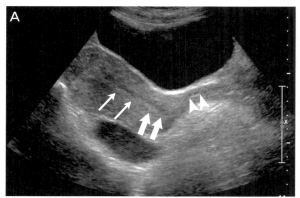

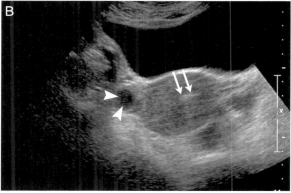

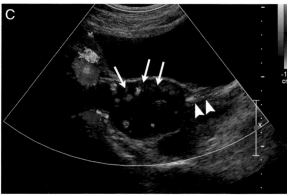

【그림 1-1】 **35세 여자의 정상 복부골반 초음파검사 소견** A. 시상면 영상에서 서양배 모양의 자궁이 중간 정도의 에코를 보인다. 약간 높은 에코의 선으로 보이는 자궁내막(화살표)이 자궁경부(굵은 화살표)와 질(화살촉)까지 연결되어 보인다. B. 축상면 영상에서 자궁 중앙부에 고에코의 자궁내막(화살표)이 보이며 자궁의 오른쪽으로 난포를 포함한 정상 난소(화살촉)가 보인다. C. 색도플러 초음파검사에서 자궁근의 외측 1/3 부분에서 활꼴동맥(화살표)이, 왼쪽에서 자궁주위조직 내의 혈관(화살촉)이 보인다.

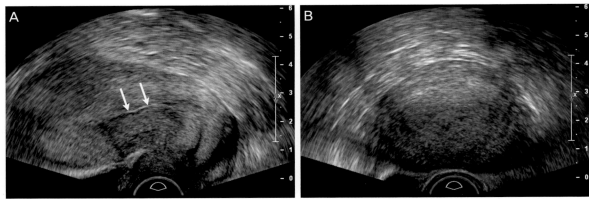

【그림 1-2】 **33세 여자의 정상 질초음파검사 소견** A. 시상면 영상에서 중간 정도의 에코를 보이는 자궁이 보이며 전굴되어 있다. 화면의 왼쪽으로 자궁 기저부가 보인다. 정상 자궁내막이 고에코의 선(화살표)으로 보인다. B. 자궁의 축상면 영상.

낭성 종괴를 감별할 때도 기준으로 사용할 수 있다. 복부초음파검사는 축상면*axial plane*과 시상면*sagittal plane*으로 시행하며 자궁을 찾기 위해 축상면에서 시작한다. 치골상부*suprapubic area*에서부터 위쪽으로 올라가면서 질, 자궁경부*uterine cervix*, 자궁체부*uterine corpus*를 차례로 검사한다. 시상면에서는 중심선*midline*에서 좌우 양쪽으로 자궁의 장축을 따라 움직이면서 자궁 전체를 검사한다. 자궁의 장축이 중심축에서 기울어져 위치해 있으면 탐촉자를 기울여서 영상면과 자궁의 장축을 일치시킨 후 검사한다. 간혹 정상 난소가 보이지 않는 경우에도 검사자는 난소를 볼 수 있도록 노력해야 한다.

질초음파검사는 환자의 방광에 차 있는 소변을 비운 뒤 5~12MHz의 질탐촉자*transvaginal probe*를 이용해 시행한다(그림 1-2). 검사 전 환자에게 질초음파 탐촉자의 사용에 대해서 충분히 설명하고, 검사하는 동안 최대한 환자가 통증을 느끼지 않도록 주의한다. 탐촉자에는 콘돔*condom*이나 보호고무집*protective rubber sheath*을 씌우고 내외부에 초음파젤*ultrasonographic gel*을 바른다. 환자를 앙와위*supine position*로 눕힌 후 양쪽 무릎을 구부리게 한다. 시상면과 관상면*coronal plane*으로 시행하며, 자궁의 장축을 따라 탐촉자를 앞뒤로 움직이면서 시상면으로 중심선에서 좌우로 검사를 시행하고, 위아래로 움직이면서 관상면에서 자

궁의 전장을 검사한다. 가끔 탐촉자를 회전시키면서 검사하면 도움이 된다. 난소를 검사하려면 탐촉자를 바깥쪽으로 많이 이동해야 한다.

색도플러 초음파검사*color Doppler ultrasonography*는 혈액의 흐름을 측정하기 위해 주파수변위*frequency shift*를 이용한다. 색도플러 초음파검사를 이용하면 자궁과 난소의 혈관을 잘 볼 수 있으며 자궁과 난소 병변의 혈류를 평가할 수 있다(그림 1-1C). 출력도플러*power Doppler* 초음파를 이용하면 느린 속도의 혈류와 조직의 관류를 좀 더 잘 탐지할 수 있다. 분음도플러*spectral Doppler* 초음파로는 혈관내 혈류속도와 종양혈관의 저항에 대한 정보를 얻을 수 있다. 저항지수*resistive index*[(최고수축기혈류속도－이완말기혈류속도)÷최고수축기혈류속도]가 낮으면(<0.4) 악성 질환일 가능성이 높다. 그러나 황체*corpus luteum*나 염증성 종괴가 있을 때도 저항지수가 낮을 수 있기 때문에 감별할 때 주의해야 한다. 저항지수가 높으면 양성 질환일 가능성이 높다.

2. 정상 초음파검사 소견

자궁은 기저부*fundus*, 체부, 경부의 세 부분으로 나뉘며 이 부위들의 경계는 각각 난관*fallopian tube*의 자궁 부착 부위와 자궁경부의 내구*internal os*이다. 자궁은 장막*serosa*, 자궁근*myometrium*, 자궁내막*endome-*

*trium*으로 이루어져 있다. 자궁근은 초음파상 균질한 에코를 보이며 외층*outer layer*, 중간층*intermediate layer*, 내층*inner layer*으로 이루어져 있다. 활꼴혈관*arcuate vessel*은 외층과 내층 사이로 주행하며 색도플러 초음파에서 잘 보인다(그림 1-1C).

자궁내막은 기저층*basal layer*과 기능층*functional layer*으로 이루어져 있다. 기저층은 변화가 없지만 기능층은 월경주기에 따라 그 두께와 에코가 변화한다(그림 1-3). 저에코의 자궁내막(기능층의 선증식*gland proliferation*)은 증식기*proliferative phase*에 두 자궁내막층이 만나서 생기는 고에코의 선으로 인해 두 층으로 보이며, 기저층으로 인해 생기는 고에코로 둘러싸인다. 분비기*secretory phase*에는 기능층의 선증식으로 인해 자궁내막이 더욱 두꺼워지고 에코가 증가한다. 월경기*menstrual phase*에는 기능층의 박리와 손실

로 인해서 자궁내막 두께가 얇아진다. 자궁내막 두께는 증식기에 4~12mm, 분비기에 8~15mm이다. 자궁내막을 둘러싼 저에코의 테두리*rim*는 자궁근 내층이다.

자궁의 크기와 모양은 피검자의 나이와 월경주기에 따라 다르다. 출산하지 않은 성인 여성 자궁의 평균 길이는 약 7.7cm이고 출산을 경험한 성인 여성 자궁의 평균 길이는 약 9cm이다. 성인 자궁의 모양은 서양배*pear* 모양이며 자궁체부의 길이와 지름은 자궁경부의 2배이다. 7세 여아 자궁의 평균 길이는 3.3cm이고 13세 여아 자궁의 평균 길이는 5.4cm이다. 사춘기 전 여아의 자궁은 관모양*tubular*에 가까우며 자궁경부의 길이가 자궁 전체 길이의 약 2/3를 차지한다. 태아의 자궁은 사춘기 전 여아의 자궁과 비교해서 큰데 이는 태아기에 어머니 호르몬의 자극을 받기 때문이

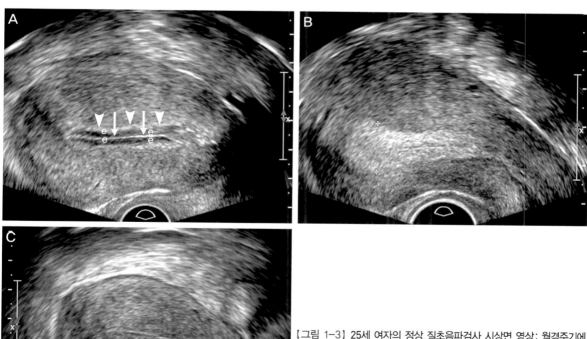

【그림 1-3】 25세 여자의 정상 질초음파검사 시상면 영상: 월경주기에 따른 자궁내막의 에코 변화 A. 증식기. 기능층의 선증식으로 자궁내막(e)이 저에코의 두 층으로 보이며 이 층들은 고에코의 선(화살표)으로 나뉘어 있다. 자궁내막의 외부로 고에코의 기저층(화살촉)이 보인다. B. 분비기. 기능층에 선의 분비물이 축적되면서 두께와 에코가 모두 증가했다(+ 사이). C. 월경기. 기능층의 탈락으로 인해 자궁내막의 두께와 에코가 감소했다. (단국대학교병원 김유미 제공)

다. 폐경 후 자궁은 사춘기 전 여아의 자궁과 크기와 모양이 비슷한데, 이는 월경이 멈추면서 자궁이 위축되기 때문이다.

초음파검사에서 난관의 근위부가 보일 수 있지만 정상 여성에서 난관은 보이지 않는다. 난관 주위에 액체가 고여 있거나 수난관hydrosalpinx, 난관혈종hematosalpinx, 화농난관pyosalpinx 등이 있을 경우에는 초음파에서 난관이 보인다.

난소는 타원형이며 내부 수질과 외부 피질로 나뉜다. 초음파상 수질은 피질에 비해 에코가 높다. 난포follicle는 외부 피질에 위치하며 초음파상 무에코 낭으로 보인다(그림 1-1B). 많은 난포들 중 하나의 두드러진 난포가 난포자극호르몬follicle-stimulating hormone; FSH의 자극을 받아 크기가 커지며, 성숙된 난포는 배란 전의 크기가 18~25mm에 이른다. 성숙난포는 내부에 난모세포oocyte를 포함하며 난모세포는 초음파상에서 고에코의 점으로 보인다. 황체형성호르몬luteinizing hormone; LH으로 인해 배란ovulation이 일어나며 배란 후 성숙난포는 허탈collapse된 후 황체가 된다. 황체 내부에 액체가 고이고 크기가 커지면 황체낭corpus luteal cyst이 된다. 황체낭은 대부분 작지만 커지면 지름이 8cm에 달하기도 한다. 배란이 일어나지 않으면 난포낭follicular cyst이 되며, 크기가 커지면 5~6cm에 달한다. 황체낭과 난포낭 모두 1~2개월 후면 저절로 없어진다.

가임기 여성의 초음파검사에서는 정상적으로 맹낭cul-de-sac에서 적은 양의 복수ascites가 보인다. 골반강에 이상이 없는 여아나 폐경기 이후의 여성에서도 가끔 적은 양의 복수가 보인다. 이 복수는 무에코성이며 대부분 난포가 파열해 발생한다.

3. 초음파자궁조영술

초음파자궁조영술sonohysterography은 비정상 자궁출혈, 불임 환자 또는 호르몬대체요법hormone replacement therapy이나 타목시펜tamoxifen 치료를 받는 환자에게 시행한다. 또한 질초음파검사에서 자궁내막이 두꺼워져 있거나 자궁내막면이 비균질해 보이는 경우에도 시행한다.

가임기 여성의 경우 임신 가능성을 제외하기 위해 증식기에 검사를 시행한다. 분비기에는 자궁내막 증식으로 인해서 병적인 경우와 감별하기 어려우므로 이 시기에는 초음파자궁조영술 시행을 피한다. 환자의 정확한 월경주기를 파악하기 어렵다면 임신검사를 해서 임신이 아닌 것을 확인한 후 초음파자궁조영술을 시행한다. 검사하는 동안에 환자에게 항생제와 진통제를 투여한다.

초음파자궁조영술을 시행하기 전에 질초음파검사를 시행해서 자궁내막의 상태, 두께, 자궁근종uterine leiomyoma 유무, 양쪽 난소의 이상 여부를 확인한다. 이후 벌리개speculum를 질 속으로 넣은 후 외자궁경부exocervix를 소독한다. 그다음 5F 또는 8F 폴리카테터Foley catheter의 풍선에 이상이 없는지 확인하고 생리식염수로 폴리카테터 내부에 공기가 생기지 않도록 잘 채운 후 자궁경관endocervical canal을 통해 폴리카테터를 자궁내강의 낮은 부위에 위치시킨다. 1~1.5mL의 멸균생리식염수로 폴리카테터의 풍선을 부풀려서 폴리카테터가 밖으로 밀려나오지 않도록 한다. 질초음파 탐촉자를 폴리카테터의 뒤쪽으로 전진시켜서 폴리카테터가 아래로 밀려나지 않게 한 후 10~30mL의 멸균생리식염수를 자궁내강에 천천히 주입해 자궁내강을 넓힌 후 병변 유무를 관찰한다. 초음파검사를 할 때는 자궁내강과 자궁내막 전체를 관찰해야 하며 시상면과 축상면 영상을 얻는다. 시상면에서 자궁내막의 두께를 측정한다.

초음파자궁조영술을 시행할 때 발생할 수 있는 합병증은 골반염pelvic inflammatory disease; PID, 통증, 자궁천공 등이다. 출산 경험이 없거나 난관결찰tubal ligation을 시행한 여성에서는 통증이 더 심할 수 있다. 이러한 경우 생리식염수를 더욱 천천히 주입해야 한다. 검사 후 점상질출혈vaginal spotting이 있을 수

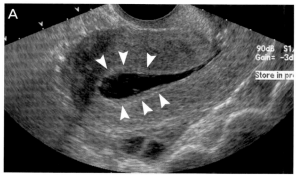
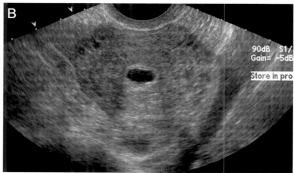

【그림 1-4】 26세 여자의 정상 초음파자궁조영술 소견 시상면(A)과 축상면(B) 영상에서 자궁내강이 주입한 생리식염수로 확장되어 있고 이를 둘러싼 고에코의 자궁내막이 보인다. 자궁내막의 표면이 매끄러우며 자궁내강에서 종괴가 보이지 않는다. 자궁내막과 자궁근의 경계가 뚜렷하게 보인다(A의 화살촉).

있지만 대부분 경미하다. 검사 후 골반염이 생길 수 있고, 검사 전부터 골반염이 있었다면 증상이 더 심해질 수 있다. 따라서 골반염이 있는 환자에게는 이 검사를 시행하지 않는 것이 좋다. 자궁내막암endome-trial cancer 환자에게 높은 압력으로 생리식염수를 주입하면 병변이 넓게 파종dissemination될 수 있으므로 높은 압력을 가하면 안 된다.

초음파자궁조영술에서 정상 자궁내막은 두께가 균일하며 표면이 매끄럽고 균질한 에코를 보인다(그림 1-4). 폐경기 여성에서 자궁출혈이 있거나 호르몬대체요법을 할 경우에는 자궁내막의 두께가 다양하다. 정상 여성에서 자궁내막은 대칭적으로 늘어나 있고 자궁내강에서 종괴는 보이지 않는다. 자궁근은 균질한 저에코를 보이며 역시 종괴가 보이지 않는다. 자궁근과 자궁내막의 경계가 뚜렷하다.

II 컴퓨터단층촬영

1. 컴퓨터단층촬영 기법

컴퓨터단층촬영computed tomography; CT을 위한 장준비bowel preparation는 골반강 CT검사를 정확히 시행하는 데 필수조건이다. 약 750~1,000mL의 희석된 경구조영제를 CT검사를 하기 2시간 전에 환자에게 투여한다. 필요하다면 직장과 구불결장을 불투명화opacification하기 위해 약 200mL의 경구조영제로 관장을 시행할 수 있다.

약 120~150mL의 요오드조영제iodine contrast agent를 말단 정맥에 1.5~2mL/초의 속도로 주입하고 검사를 시행한다. 다중검출기multidetector CT를 이용하면 조영제를 적게 사용할 수 있다.

골반강 CT는 보통 5mm 조준collimation, 5mm 테이블 속도로 시행한다. 더 작은 병변을 관찰하거나 3차원재구성three-dimensional reconstruction이 필요하면 더 얇은 조준으로 검사를 시행한다. 정맥조영제를 환자에게 투여하고 70~120초가 지난 후 영상을 획득한다. 골반강내 정맥혈전 등의 병변을 확인하기 위해서 골반정맥이 잘 조영증강되는 3~5분 후에 지연영상을 얻기도 한다. 방광루vesical fistula 등의 병변을 확인하기 위해 방광을 불투명화할 때에는 5~10분 후 더욱 지연된 영상을 얻는다.

2. 정상 컴퓨터단층촬영 소견

조영증강 후 자궁근은 높은 조영증강을 보인다. 자궁내막은 조영증강 초기에 낮은 조영증강을 보이다가 후기로 갈수록 높아지며, 조영증강 정도는 자궁근과 같거나 더 높다(그림 1-5).

자궁경부는 자궁근과 비슷한 조영증강 양상을 보이

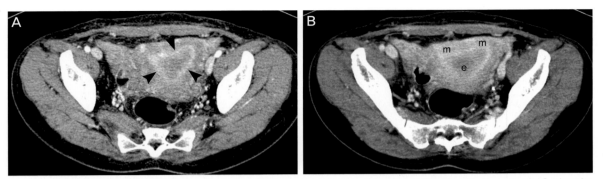

【그림 1-5】 31세 여자의 정상 조영증강 CT 소견 A. 조기 영상에서 내측 자궁근이 강하게 조영증강된다(화살촉). 정상 자궁내막은 잘 조영증강되지 않는다. B. 지연기 영상에서 자궁근(m)이 균질하게 조영증강되고 자궁내막(e)의 조영증강이 보인다.

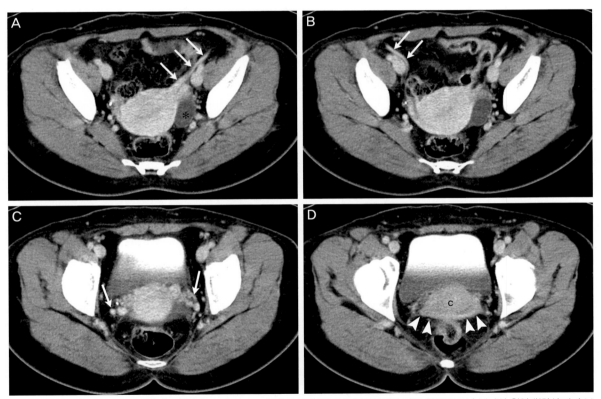

【그림 1-6】 38세 여자의 정상 지연기 조영증강 CT 소견 A. 자궁근이 균질하게 조영증강되며 자궁 왼쪽으로 난소(*)와 원인대(화살표)가 보인다. B. 오른쪽 외장골동맥 앞쪽에 오른쪽 원인대(화살표)가 보인다. C. 자궁 양쪽으로 자궁주위조직내 혈관이 강하게 조영증강된다(화살표). D. 자궁경부(c)는 자궁근에 비해서 낮은 조영증강을 보인다. 자궁경부 뒤쪽으로 질의 상부가 보인다(화살촉).

지만 많은 경우 자궁근보다 낮은 감쇠attenuation를 보이며, 자궁경부의 종괴와 감별해야 한다.

자궁주위조직parametrium에는 혈관이 많기 때문에 조영증강이 잘되며 질점막도 조영증강이 잘된다. 난소는 조영증강이 잘되지 않으며 CT에서 흔히 낮은 감쇠를 보인다(그림 1-6).

자궁은 원인대round ligament(그림 1-6A, B), 자궁천골인대uterosacral ligament, 기인대cardinal ligament 등

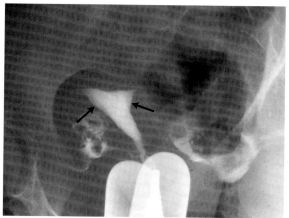

【그림 2-16】 자궁근층주름 자궁난관조영술에서 가끔 볼 수 있는 정상 변이의 하나로, 긴 세로주름이 자궁강의 장축과 평행한 선상의 충만결손으로 보인다(화살표). (분당서울대학교병원 이학종 제공)

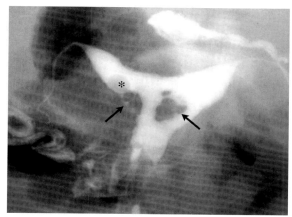

【그림 2-17】 자궁내유착 자궁난관조영술에서 조영제로 충만된 자궁강에 불규칙하고 각진 모양의 경계가 뚜렷한 충만결손이 있다(화살표). 공기방울로 인한 작은 구형의 충만결손이 보인다(＊).

[표 2-4] **자궁강내 충만결손의 원인**

1. 공기방울
2. 자궁내유착
3. 자궁근층주름
4. 핏덩이
5. 점막하 자궁근종
6. 자궁내막폴립
7. 자궁내막증식증
8. 자궁내막암
9. 선근종
10. 임신

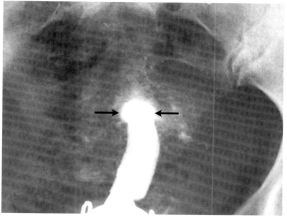

【그림 2-18】 아셔만증후군 자궁경부와 체부의 경계에 유착이 생긴 경우로(화살표), 자궁난관조영술에서 자궁경관만 조영제로 충만되어 보이고 자궁강은 보이지 않는다. 이 환자는 무월경과 불임증이 동반되었다.

을 고려해야 한다. 그 밖에 자궁내막암*endometrial carcinoma*, 선근종*adenomyoma*, 임신 등도 충만결손상으로 보일 수 있다(표 2-4).

(3) 자궁근종

자궁근종은 자궁의 가장 흔한 양성종양으로, 장막하*subserosal*, 점막하 또는 자궁 벽내*intramural*에 위치한다. 석회화되지 않는 한 자궁난관조영술에서 자궁강이 커지고 왜곡*distortion*된 경우에만 보인다. 자궁근종은 자궁난관조영술에서 경계가 분명한 충만결손으로 보이는데, 그 양상(자궁강의 왜곡 정도)은 종양의 위치와 크기에 따라 다양하며, 점막하 자궁근종에서 가장 잘 관찰된다(그림 2-19). 작은 근종은 조기 조영제 주입기*early filling phase*에 가장 잘 발견되며, 조영제가 자궁강을 완전히 채우면 조영제에 쉽게 가려질 수 있다.

(4) 자궁내막질환

1) 자궁내막폴립

자궁내막폴립은 줄기*stalk*에 의해 점막에 붙어 있는 자궁내막조직으로 구성되며, 크기는 0.5~3cm 정도이다. 1개 또는 여러 개이며, 자궁난관조영술에서는

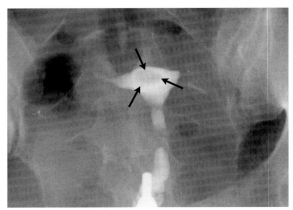

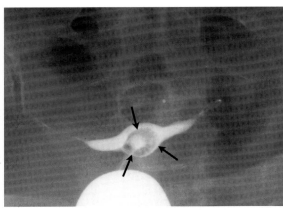

【그림 2-19】 **점막하 자궁근종** 자궁난관조영술에서 점막하 자궁근종으로 인해 자궁강에서 경계가 분명한 난형의 충만결손이 보인다(화살표).

【그림 2-20】 **자궁내막폴립** 자궁난관조영술에서 자궁내막폴립으로 인해 자궁강에서 경계가 분명한 난형 충만결손이 보인다(화살표).

크기가 작고 경계가 분명한 구형 충만결손으로 나타난다(그림 2-13, 2-20). 근종에서처럼 작은 폴립은 조기 조영제 주입기에 가장 잘 발견되고 조영제가 자궁강을 채우면 조영제에 쉽게 가려질 수 있다.

2) 자궁내막증식증
자궁내막증식증endometrial hyperplasia은 자궁난관조영술에서 광범위한 가는 결절성 또는 폴립모양의 불규칙한 충만결손으로 보이고, 결절성 충만결손은 크기가 다양하다. 아주 조기의, 조영제가 덜 찬 시기의 사진이 중요하다.

3) 자궁내막암
자궁내막암은 비교적 흔한 부인과 암이지만 자궁난관조영술에서는 우연히 드물게 발견된다. 국소적 종괴는 크기와 윤곽이 다양한 자궁강내 종괴로 보인다. 광범위한 암은 넓게 점막을 침습해서 매우 불규칙한 침상speculated 자궁강을 보인다.

4) 선근증
선근증adenomyosis은 자궁내막조직이 자궁근층 내로 확장하는 경우이며, MR영상으로 정확하게 진단할 수 있다. 다수의 작은 공동cavity들이 자궁 벽내에 존재하는데, 이러한 공동성 병변들은 대개 자궁강과 연결성이 없어서 자궁난관조영술에서 보이지 않는다. 자궁내막조직의 둥지nest들이 자궁강과 연결되어 있으면 자궁난관조영술에서 보이는데, 자궁내강에서 자궁근층으로 확장한 작은 게실diverticula들로 보이게 된다(그림 2-21).

3. 난관
최근에 조영증강 초음파자궁조영술contrast-enhanced sonohysterography과 MR자궁조영술MR hysterography로 난관검사가 가능하다는 보고도 있지만, 고식적인 자궁난관조영술이 난관의 시각화와 평가에 가장 우수한 검사방법이다. 난관은 골반내 위치와 꼬부라짐tortuosity의 정도가 다양하지만 보통 양쪽이 유사하게 보인다. 난관검사를 할 때는 난관의 열림, 확장, 충만결손, 불규칙한 윤곽 여부 등을 주의 깊게 살펴야 한다. 보통 난관의 열림을 평가하는 것이 자궁난관조영술을 시행하는 주요 목적이다. 난관의 폐쇄와 확장은 자궁난관조영술을 받은 환자의 약 24~50%에서 나타나며, 난관이상의 가장 흔한 원인은 과거에 앓은 골반염이다.

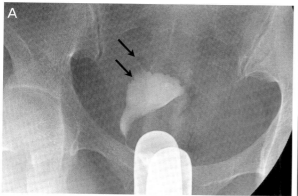 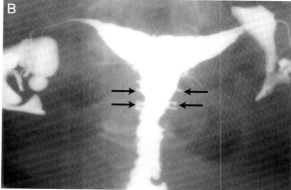

【그림 2-21】 **두 환자에서 발생한 선근증** 자궁난관조영술에서 자궁강과 연결되어 있는 자궁내막조직의 둥지들이 자궁내강에서 자궁근층으로 확장하는 다수의 작은 게실들로 보인다(화살표). (A: 서울대학교병원 조정연 제공, B: University of Washington Dr. William H. Bush 제공)

(1) 난관폐쇄

간질부 폐쇄가 전체 난관폐쇄의 약 10~22%를 차지하며, 보통 분만 후 또는 유산 후 골반염, 자궁내막증endometriosis 등과 관련이 있다. 이와 같이 근위부 난관폐쇄가 보일 경우 흔한 함정pitfall으로 자궁각 연축cornual spasm으로 인한 폐쇄가 있다. 이는 난관의 간질부에서 일시적으로 근육연축이 발생해 난관에 조영제가 차지 않은 경우로, 진성 기질적 폐쇄true organic occlusion와 감별해야 한다. 이때 연축억제제spasmolytic agent를 투여하면 자궁근이 이완되어 난관을 조영제로 채울 수 있기 때문에 진성 폐쇄와 감별할 수 있다.

협부폐쇄는 난관폐쇄의 약 5~7%를 차지하며, 난관절제술salpingectomy, 난관결찰tubal ligation, 염증성 흉터형성, 자궁내막증 후에 생길 수 있다. 자궁각의 외측 몇 cm 위치에서 난관내강의 갑작스러운 종말abrupt termination로 나타난다(그림 2-22).

염증으로 인해 발생한 폐쇄는 흔히 팽대부를 침범하며, 난관의 여러 부위 중에서 팽대부가 가장 자주 폐쇄된다(표 2-5).

(2) 결절성 협부난관염

결절성 협부난관염salpingitis isthmica nodosa은 난관게실증tubal diverticulosis과 동의어로, 한쪽 또는 양쪽

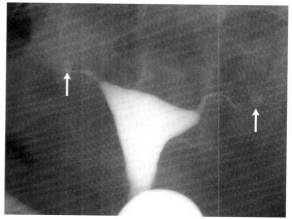

【그림 2-22】 **난관결찰** 난관결찰술을 받은 여자에서 양쪽 난관의 폐쇄(절단)가 근위부 협부에서 보인다. 중앙 부분이 투명한 작은 원형 결찰고리는 윤링Yoon ring이다(화살표). 정상 자궁강의 역삼각형 모양이 보인다.

[표 2-5] **난관폐쇄의 원인**

1. 간질부폐쇄: 분만 또는 유산 후 골반염, 자궁내막증, 자궁각연축
2. 협부폐쇄: 난관절제술, 난관결찰, 염증성 흉터형성, 자궁내막증
3. 팽대부폐쇄: 염증

난관협부의 결절성 비후nodular thickening를 말한다. 원인은 잘 알려져 있지 않지만, 이러한 결절들은 염증후반응postinflammatory reaction이거나 난관 자궁내막증의 한 형태를 의미한다. 자궁난관조영술상 난관

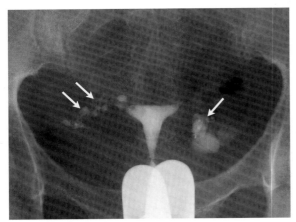

【그림 2-23】 결절성 협부난관염(난관게실증) 자궁난관조영술상 난관내강에서 난관벽으로 확장한 다수의 작은 게실들이 근위부 난관에서 보인다(화살표). (분당서울대학교병원 이학종 제공)

내강에서 난관벽으로 확장하는 다수의 작은 게실들이 보이는 것이 전형적인 소견인데, 크기는 2mm 이하이고 근위부 1/3 위치에 모여 있다(그림 2-23). 팽대부확장ampullary dilatation과 난관폐쇄가 흔히 동반되며, 원발성 불임증(37.5%)과 자궁외임신ectopic pregnancy(9.4%)의 빈도가 높다.

(3) 수난관(수난관증)

수난관hydrosalpinx은 원위부 폐쇄를 동반하는 난관의 팽대부확장을 의미한다. 자궁난관조영술을 시행한 환자의 약 39%에서 볼 수 있으며, 급성 또는 만성 난관염의 가장 흔한 결과이다. 난관확장은 보통 팽대부에 국한되며, 흔히 섬모의 염증후섬유화와 응집postinflammatory fibrosis and agglutination of the fimbria 때문에 만성수난관이 생긴다. 다양한 정도의 난관폐쇄나 난관주위유착paratubal adhesion을 동반한다.

자궁난관조영술에서는 난관 팽대부가 길고 구불구불하게 확장elongated, tortuous dilatation되어 보인다(그림 2-24). 난관확장이 중등도이거나 조영제의 복강내 유출이 없으면 진단하기 쉽지만, 난관확장이 매우 경미하거나 매우 심할 때는 진단하기 어려울 수 있다. 또한 간혹 수난관과 난관주위액체수집paratubal fluid collection을 감별하기 어려운 경우가 있다. 만약 수난관 내에서 점막주름이 보이면 난관주위액체수집과 감별하기가 쉽지만, 난관이 점점 늘어나면서 점막주름이 보이지 않게 되면 감별이 불가능할 수 있다.

(4) 난관주위유착

난관주위유착은 불임증의 흔한 원인이며, 골반염, 이전의 골반수술, 자궁내막증 등의 결과로 발생한다. 자궁난관조영술로 평가하기 어렵고 가장 발견하기가 어려운 질환이 난관주위유착과 자궁내막증이다.

자궁난관조영술상 지연되거나 국한된 조영제 유출delayed or loculated contrast spill, 곱슬난관convoluted tube이나 수직난관vertical tube 같은 비정상적인 난

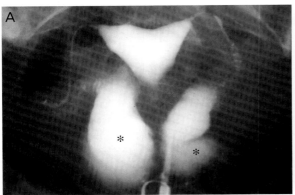
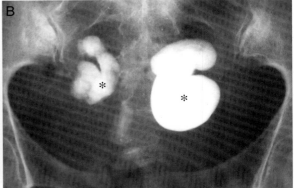

【그림 2-24】 두 환자의 수난관 자궁난관조영술에서 양쪽 난관 팽대부의 심한 확장(*)이 보이고, 원위부 난관폐쇄가 동반되었다.

관 윤곽, 난관주위 달무리효과peritubal halo effect 또는 난관벽의 이중윤곽double-contour appearance of the tubal wall, 열린 난관에서 팽대부확장, 난관주위액체수집 등이 보이면 진단할 수 있다(그림 2-25). 적절한 양의 조영제 주입과 배출 영상이 난관주위액체수집을 발견하는 데 도움을 준다(그림 2-26).

(5) 자궁내막증

자궁내막증은 자궁내막 상피세포와 기질stroma이 정상적인 자궁내막이 존재하는 부위 이외의 장소, 즉 난소 등에 존재하는 것을 말한다. 자궁내막증으로 인해 발생한 난관장막침범tubal serosal involvement은 난관주위유착, 난관꼬임tubal kinking, 난관이동성tubal mobility 변화를 초래한다. 비특이적이지만 난관의 폐

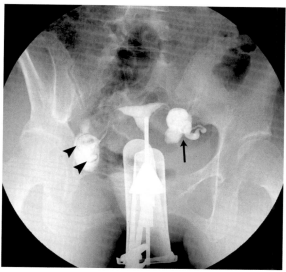

【그림 2-25】 **난관주위 달무리효과 소견을 보이는 난관주위유착** 자궁난관조영술상 양쪽 난관 팽대부 확장이 보이고, 오른쪽 난관주위에 국한된 조영제 유출로 인한 난관주위 달무리효과 소견이 보인다(화살촉). 왼쪽 난관의 수난관에 원위부 난관폐쇄가 동반되었다(화살표).

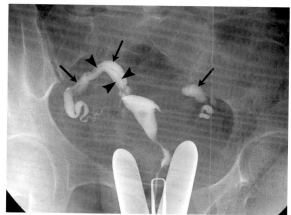

【그림 2-27】 **자궁내막증** 자궁난관조영술에서 난관주위유착, 난관꼬임, 난관의 폐쇄와 불규칙한 확장 등의 소견이 보인다(화살표). 가늘고 긴 세로점막주름들이 보인다(화살촉). (서울대학교병원 조정연 제공)

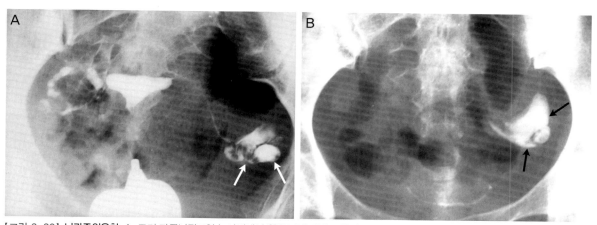

【그림 2-26】 **난관주위유착** A. 조기 자궁난관조영술 사진에서 왼쪽 난관 팽대부 확장이 보이고, 팽대부 주위로 국한된 조영제 유출로 인해 난관주위 달무리효과 소견이 보인다(화살표). B. 30분 지연기 배출영상에서 국한된 조영제 유출이 시간이 지나면서 복강 내로 사라지지 않고 더욱 뚜렷한 난관주위액체수집 소견을 보인다(화살표).

쇄나 확장, 난관 응집clumping, 조영제의 난관주위소방형성peritubal loculation 등의 소견을 보이기도 한다(그림 2-27). 골반염이나 수술의 과거력이 없는 환자에서 자궁난관조영술상 난관 폐쇄나 유착이 보이면 자궁내막증일 가능성을 생각해야 한다.

(6) 난관결핵

난관결핵tubal tuberculosis 또는 결핵난관염tuberculous salpingitis의 원인은 폐결핵의 혈행성 전파, 장간막림프절mesenteric lymph node로부터의 림프관 전파, 복막이나 소장으로부터의 직접 전파 등이다. 예비단순촬영preliminary plain film에서 난소나 난관에 석회화가 드물게 보일 수 있으며, 골반 또는 장간막림프절의 석회화가 동반될 수 있다.

난관결핵은 거의 대부분 양측성으로 발생하지만 대칭적이지는 않고, 수난관은 드물다. 점막의 치즈궤양caseous ulceration은 양쪽 협부와 팽대부의 거친 윤곽ragged contour, 게실성 외낭형성diverticular outpouching을 초래한다. 결핵이 치유되면서 난관 전체가 두꺼운 결합조직의 흉터로 둘러싸이게 되고, 난관내강은 염주 모양의 경직된 파이프관 양상beaded,

rigid, 'pipe stem' appearance을 보인다. 난관결핵의 약 50%에서 자궁내막을 침범해서 결핵자궁내막염tuberculous endometritis을 초래하는데, 자궁내막염은 자궁난관조영술에서 자궁강이 작고 불규칙하며, 흉터형성 등의 소견을 보인다(그림 2-28).

(7) 난관폴립과 종양

난관폴립은 자궁내막 상피세포와 간질의 양성 증식으로 이루어진다. 증상이 없으며 자궁난관조영술을 시행한 환자의 1.2~2.5%에서 우연히 발견된다. 난관폴립은 양쪽에서 부드러운 난형 충만결손으로 보이고, 크기는 1cm 이하이며, 자궁각을 바로 지난 간질부에서 발견된다.

난관암은 매우 드물게 발생하고, 원발성보다 전이성이 더 흔하다. 난소암, 자궁내막암, 자궁경부암에서 흔히 전이되고, 유방암과 위장관암에서 드물게 전이된다. 난관의 원발성 선암종adenocarcinoma은 점막 상피세포에서 발생하는데, 모든 여성 생식기 악성종양의 0.5%를 차지하며 거의 대부분이 폐경 후 여성에서 발생한다. 자궁난관조영술상 확장된 팽대부에서 부피가 크고 불규칙한 난관내 종괴로 보인다.

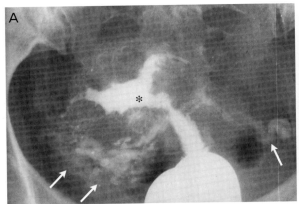
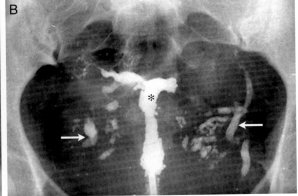

【그림 2-28】 **두 여자에서 발생한 결핵난관염과 자궁내막염** 자궁난관조영술상 양쪽 난관이 심한 난관염으로 인해 거친 윤곽, 게실성 확장, 유착, 경직된 파이프관 양상 등의 소견을 보인다. 자궁강은 동반된 결핵자궁내막염으로 인해 작고 불규칙하고 다수의 흉터형성을 보인다(*). 조영제의 정맥내 유입이 동반되었는데(화살표), 지용성 조영제를 이용한 자궁난관조영술(B)에서는 수용성 조영제를 사용한 경우(A)와 달리 지용성 조영제가 결절성으로 모여 있는 양상이 석회화와 유사해 보인다.

IV 중재적 시술

자궁경부를 통한 난관 카테터 삽입과 재소통술*trans-cervical fallopian tube catheterization and recanalization*은 근위부 난관폐쇄로 인한 불임증의 진단과 치료에 안전하고 효과적인 방법이지만 원위부 난관폐쇄 치료에는 좋은 방법이 아니다. 시술 성공률은 62~90%, 평균 임신율은 9~58%로 보고되어 있다. 난관천공, 자궁외임신, 골반염 등의 합병증이 있지만 드물게 발생하며 임상적으로 중요하지 않다.

참고문헌

1. Collins JI, Woodward PJ. Radiological evaluation of infertility. Semin Ultrasound CT MR 1995;16:304-316.
2. Jansen RPS, Ramsay PA. Imaging in gynecologic infertility. In: Anderson JC, ed. Gynecologic Imaging. London: Churchill Livingstone, 1999, pp.567-580.
3. Lee HJ. Hysterosalpingography. In: Kim SH, McClennan BL, Outwater EK, eds. Radiology Illustrated: Gynecologic Imaging. Philadelphia: WB Saunders, 2005, pp.925-976.
4. Ott DJ, Fayez JA. Hysterosalpingography: A Text and Atlas. Baltimore: Urban & Schwarzenberg, 1991.
5. Eng CW, Tang PH, Ong CL. Hysterosalpingography: current applications. Singapore Med J 2007;48:368-374.
6. Simpson WL Jr, Beitia LG, Mester J. Hysterosalpingography: a reemerging study. Radiographics 2006;26:419-431.
7. Thurmond AS. Hysterosalpingography. In: Fleischer AC, Javitt MC, Jeffrey RB, et al, eds. Clinical Gynecologic Imaging. Philadelphia: Lippincott-Raven, 1997, pp.332-337.
8. Thurmond AS. Hysterosalpingography: Imaging and intervention. In: McClennan BL, ed. Syllabus: A Categorical Course in Genitourinary Radiology. Oak Brook: RSNA, 1994, pp.221-228.
9. Ubeda B, Paraira M, Alert E, et al. Hysterosalpingography: Spectrum of normal variants and nonpathologic findings. AJR Am J Roentgenol 2001;177:131-135.
10. Valentini AL, Muzii L, Marana R, et al. Improvement of hysterosalpingographic accuracy in the diagnosis of peritubal adhesions. AJR Am J Roentgenol 2000;175:1173-1176.
11. Yoder IC, Hall DA. Hysterosalpingography in the 1990s. AJR Am J Roentgenol 1991;157:675-683.
12. Yoder IC. Hysterosalpingography and Pelvic Ultrasound: Imaging in Infertility and Gynecology. Boston: Little Brown & Co, 1988.

정상 변이와 선천성 기형

CHAPTER 3

김미현, 김정곤

I 총론

자궁, 질 그리고 난관의 변이와 선천성 기형의 원인은 크게 뮐러관*Müllerian duct* 발달과정에서 발생한 이상과 성적 발달장애*intersex*로 나눌 수 있다. 영상검사를 시행하면 여성 생식기의 변이와 선천성 기형의 원인을 추정할 수 있고 각 장기의 기형 정도, 동반된 부작용이나 다른 장기의 이상을 진단할 수 있다. 따라서 뮐러관 유도장기*derivative organ*의 기형 진단과 치료방침 결정에 있어서 영상검사의 역할이 매우 중요하다.

뮐러관 유도장기의 선천성 기형을 진단하기 위한 영상검사로는 자궁난관조영술*hysterosalpingography*, 초음파검사, CT와 MR영상이 있다. 이 중 연조직*soft tissue*의 해상도가 높아 정확한 해부학적 정보를 제공하는 MR영상이 질병을 확진하는 데 가장 유용하고, 자궁내막강의 상태를 보기 위하여 자궁난관조영술이 필요한 경우도 있다.

이 장에서는 자궁, 질, 난관의 변이와 선천성 기형의 원인과 분류에 따른 영상 소견, 중요한 관련 부작용, 치료방법, 그리고 각 질환 간의 감별점에 대해 기술한다.

II 자기공명영상 기법

뮐러관 유도장기의 기형을 정확하게 진단하는 데에는 연조직 대조도가 높고 방사선 피폭의 위험이 없는 MR영상이 적합하다. 특히 뮐러관 유도장기에 이상이 있는 대부분의 환자가 젊고 간혹 소아 환자도 있기 때문에 자궁난관조영술이나 CT와 연관된 과도한 방사선 피폭에 대하여 각별히 조심해야 한다.

뮐러관 유도장기에 대한 정확한 해부학적 정보는 T2강조영상에서 얻을 수 있다. 특히 선천성 자궁기형에서 월경혈*menstrual blood*의 배출이 막혀 자궁내막증*endometriosis*을 초래하는 경우가 많으므로 월경 기능을 가진 자궁내막층의 존재 여부(T2강조영상에서 고신호강도를 보이는 층)를 확인해야 한다. 또한 자궁내막증 진단을 위해 T1강조영상, 지방억제 T1강조영상을 추가로 시행할 것을 권장한다.

자궁, 질, 난관의 변이와 선천성 기형은 주로 소아 환자에게서 많이 발견되고 장기 위축으로 인한 체적 감소가 자주 동반되므로 영상 절편 두께 5mm 이하의 영상을 얻는 것이 좋다. 성적 발달장애에서는 퇴화된 난소를 찾는 것이 중요하므로 축상면*axial plane*, 시상면*sagittal plane*, 관상면*coronal plane* 영상을 모두 얻도록 한다.

뮐러관발달장애는 신장의 형성저하증*hypoplasia*이나 무발생*agenesis*을 동반하는 경우가 많기 때문에 상복부를 포함한 영상을 반드시 추가해야 한다.

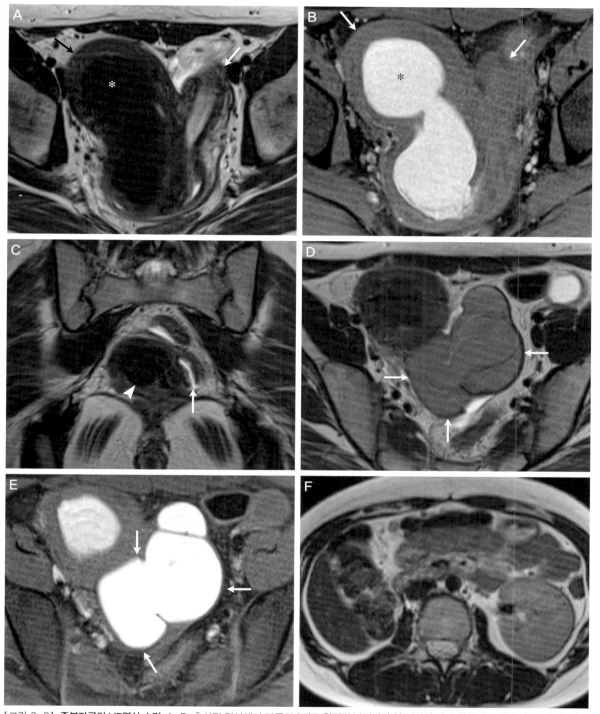

【그림 3-8】 **중복자궁의 MR영상 소견** A, B. 축상면 영상에서 자궁이 2개로 완전히 분리되어 있고(화살표) 오른쪽에는 질중격으로 인한 자궁 폐쇄 때문에 질자궁혈종이 있다(＊). 질자궁혈종은 T2강조영상(A)에서 저신호강도를, 지방억제 T1강조영상(B)에서 고신호강도를 보인다. C. T2강조 관상면 영상에서 자궁경부와 상부 질이 2개로 분리되어 있다. 왼쪽 자궁경부(화살표)가 늘어난 오른쪽 자궁경부(화살촉)에 눌려 있다. D, E. 축상면 영상에서 오른쪽 자궁의 폐쇄로 인해 자궁내막증이 있으며(화살표) T2강조영상(D)에서 저신호강도를, 지방억제 T1강조영상(E)에서 고신호강도를 보인다. F. 상복부의 T2강조 축상면 영상에서 오른쪽 신장이 무발생해 보이지 않는다.

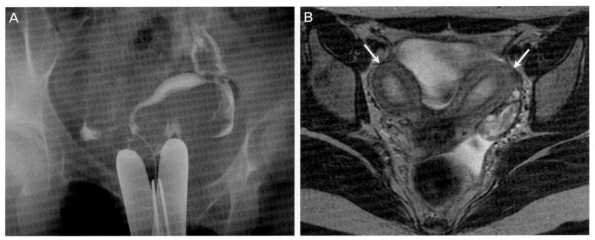

【그림 3-9】 중복자궁 A. 자궁난관조영술에서 카테터를 왼쪽 자궁뿔로 깊이 넣은 후 조영제를 주입하면 왼쪽 자궁내막강만 조영되어 단각자궁처럼 보인다. B. T2강조 축상면 MR영상에서 자궁이 2개로 완전히 분리되어 있다(화살표).

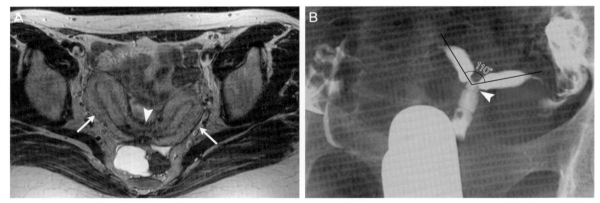

【그림 3-10】 쌍각자궁 T2강조 MR영상(A)과 자궁난관조영술(B)에서 자궁 기저부가 2개로 나뉘어 있고(A의 화살표) 협부에서 하나의 자궁내막강을 형성한다(화살촉). 자궁난관조영술에서는 자궁뿔 사이의 각이 105도 이상이다.

영향을 받는다. 즉 융합장애가 심할수록 임신 관련 부작용의 발생빈도가 높아진다. 쌍각자궁은 자궁 기저부에서 2개로 나뉘어 있고 협부isthmus에서는 하나의 자궁내막강으로 합쳐진다(그림 3-10). 하지만 심한 경우에는 자궁내막강이 자궁경부 내구internal os까지 나뉠 수 있고, 경미한 경우에는 자궁체부에서 자궁내막강이 하나로 합쳐지는 등 다양한 정도의 융합장애를 보인다. 쌍각자궁의 25%에서는 상부 질에 세로 질중격이 동반된다. 융합장애와 반복유산의 정도에 따라 치료방법을 결정하며, 슈트라스만자궁성형술

Strassman metroplasty 같은 수술적 치료를 적용할 수 있다. 쌍각자궁과 연관된 임신 관련 부작용은 자궁경부부전cervical incompetence이며, 유병률이 약 38%로 뮐러관기형 중 가장 높다.

자궁난관조영술에서 쌍각자궁은 자궁내막강의 양각이 넓게 분리되어 있고 자궁뿔 사이의 각intercornual angle이 105도 이상인 소견을 보인다. 하지만 자궁난관조영술만으로는 중격자궁과 감별하는 데 제한적이다. 초음파검사와 MR영상에서는 자궁 기저부에서 1cm 이상 깊이의 함몰이 관찰되고 각 자궁내막뿔en-

*dometrial horn*은 정상적인 해부학적 형태를 보인다.

(5) V형: 중격자궁

중격자궁은 2개의 뮐러관이 융합한 후 자궁질중격 *uterovaginal septum*이 흡수되는 과정에서 발생한 장애로 인해 생긴다. 중격자궁에서는 반복유산의 빈도가 약 65%에 이르고, 조산이 약 20%, 태아의 생존율이 약 30%로 보고될 정도로 임신과 연관된 부작용의 발생률이 매우 높다. 하지만 중격을 제거해 임신 관련 부작용의 빈도를 현격하게 줄일 수 있기 때문에 임신 전 정확한 진단이 필수적이다. 중격은 약 25%의 환자에서 질까지 내려오며 나머지에서는 다양한 길이의 중격이 관찰된다. 중격자궁과 융합장애를 감별하는 것이 적절한 치료를 적용하는 데 매우 중요한데, 중격자궁에는 자궁경검사*hysteroscopy*를 통해 중격을 제거하는 자궁성형술이 적용된다. 효과적으로 자궁성형술을 시행하기 위해 영상 소견을 이용하는데, 남아 있는 중격의 길이가 1cm 이하이면 수술로 적절히 제거되었다고 판단할 수 있다. 정확히 진단하려면 MR영상이 필수적인데, 융합장애와 구별할 수 있는 가장 중요한 소견은 자궁 기저부의 모양이다. 융합장애일 때는 자궁 기저부가 둘로 갈라져 있지만 중격자궁일 때는 하나로 융합되어 있다. 자궁 기저부의 모양은 볼록하거나 오목하거나 편평한 모양 등 다양하다(그림 3-11). 간혹 자궁 기저부가 오목한 경우에는 융합장애와 구별하기가 모호할 수 있는데, 오목한 깊이의 정도가 약 1cm 이내면 중격자궁으로 생각할 수 있다.

자궁난관조영술을 통해 중격의 길이와 중격이 자궁의 어느 부분까지 내려와 있는지 알 수 있지만, 자궁난관조영술은 중격자궁과 융합장애를 감별하는 데 부정확하다(한 보고에 따르면 감별 정확도가 55%에 불과하다). 또한 카테터를 자궁강 속으로 너무 깊이 넣으면 단각자궁으로 오인할 소지가 있으므로 판독과 시술에 주의해야 한다.

초음파영상에서는 고에코의 자궁내막이 중등도 또는 저에코의 중격으로 인해 자궁 기저부에서 2개로 갈라진 소견이 보인다. 초음파영상으로는 자궁 기저부의 모양을 확인할 수 있지만 자궁 형태에 따라 자궁 기저부 검사의 정확성이 바뀔 수 있다는 것이 한계이다.

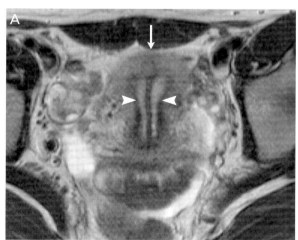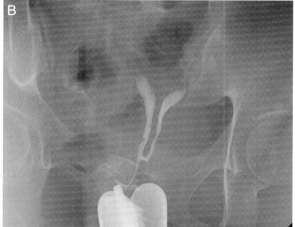

【그림 3-11】 **중격자궁** A. T2강조 MR영상에서 자궁내막강이 2개로 나뉘어 있다(화살촉). 자궁 기저부가 볼록해 융합장애와 구별된다(화살표). B. 자궁난관조영술에서 중격으로 인해 자궁내막강이 2개로 나뉘어 있다.

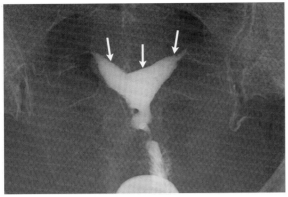

【그림 3-12】 **궁상자궁의 자궁난관조영술** 자궁 기저부에 자궁내막강의 넓고 얕은 함몰이 관찰된다(화살표).

(6) VI형: 궁상자궁

자궁질중격은 거의 흡수되었지만 자궁 기저부에서 자궁내막강이 함몰되어 있다. 궁상자궁을 정상 변이로 볼 것인지 기형으로 분류할 것인지에 대하여 논란이 있다. 중요한 점은 궁상자궁으로 인해 발생하는 임신 관련 문제가 거의 없기 때문에 특별한 치료가 필요 없다는 것이다. 자궁난관조영술에서는 자궁 기저부에서 자궁내막강의 함몰이 관찰된다. 초음파와 MR영상에서 자궁의 외형은 정상이고 자궁 기저부에서 자궁내막강의 넓고 얕은 함몰이 관찰된다(그림 3-12).

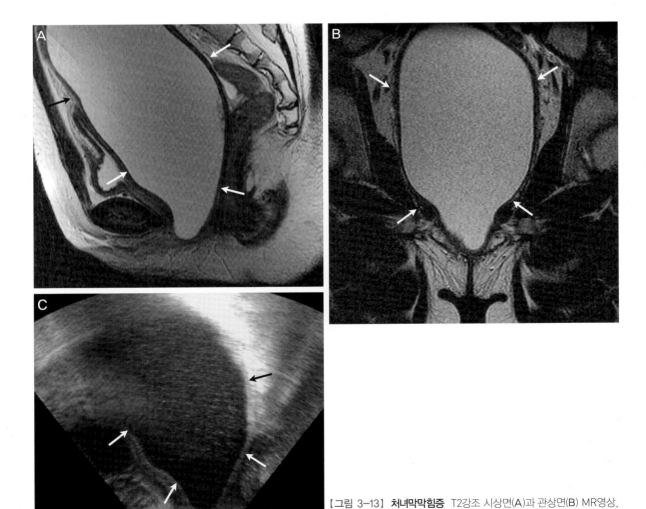

【그림 3-13】 **처녀막막힘증** T2강조 시상면(A)과 관상면(B) MR영상, 초음파영상(C)에서 질자궁수종이 보인다(화살표).

(7) Diethylstilbestrol과 연관된 자궁기형

Diethylstilbestrol은 합성 여성호르몬*estrogen*으로 1948년에 처음 출시되어 반복유산과 조산, 그 밖의 임신 관련 부작용에 처방되었다. 하지만 diethylstilbestrol에 노출된 적이 있는 여성에서 질의 투명세포암*clear cell carcinoma*이 발생한다는 보고로 인해 1971년에 판매가 금지되었다. 이 약물에 노출된 자궁에서 출생한 여성에서 자궁기형이 호발하는데, 이는 태아가 약물에 노출된 시기, 약물의 양 등에 영향을 받는다. 약물 판매가 금지된 지 50년이 다 되어 가고, 서양에 비해 한국에서는 태아 때 이 약물에 노출된 여성의 수가 적어서인지 근래에는 diethylstilbestrol과 연관된 자궁기형이 거의 보고되지 않는다.

4. American Fertility Society의 분류에 포함되지 않은 뮐러관기형

(1) 질중격

질중격은 질의 융합장애로 인해 생긴다. 따라서 뮐러관기형을 주로 동반하지만 단독으로 발생할 수도 있다. 질형성 중 종축 방향의 융합장애는 가로질중격*transverse vaginal septum*을 만들고 외측 방향의 융합장애는 세로질중격을 만든다. 질중격 때문에 나타나는 가장 중요한 임상적 문제는 질폐쇄이다. 이로 인해 질자궁수종이나 질자궁혈종*hematocolpometra*이 생긴다. 질중격의 호발 부위는 상부와 중간 질이 만나는 부분이다. 중격은 섬유성 막으로, 얇으면 영상에서 잘 보이지 않는 경우가 많다. 질중격으로 인한 폐쇄 때문에 초경 이후의 여성에서는 자궁내막증이 동반될 수 있다. 자궁내막증이 생긴 경우 자궁내막강 내의 물질이 이미 복강으로 역류했기 때문에 자궁수종이 심하지 않을 수도 있으므로, 초경 전후의 젊은 여성에서 자궁내막증이 있다면 질중격으로 인한 자궁폐쇄의 가능성을 염두에 두고 판독에 임해야 오진을 줄일 수 있다.

(2) 처녀막막힘증

처녀막막힘증*imperforate hymen*(그림 3-13)은 가로질중격과 유사한 임상 소견과 영상 소견을 보이기 때문에 주의해서 감별해야 한다. 질중격은 대부분 뮐러관기형을 동반하지만 처녀막막힘증은 뮐러관기형을 동반하지 않는다. 자궁경으로 두 질환을 감별할 수 있다.

VI 성적 발달장애

성적 발달장애*disorders of sex development*와 관련해서 자궁, 질, 난관의 생성과 발달장애가 생기는 원인은 표 3-3에서 보듯이 매우 복잡하다. 따라서 영상검사, 염색체 검사, 이학적 검사, 혈액검사 등을 종합해서 최종적으로 진단하므로 영상진단의 일차 목표는 뮐러관발달장애와 성적 발달장애를 구별해서 진단 과정의 방향을 제시하는 것이다. 앞에서 살펴보았듯이 성적 발달장애와 자궁, 질, 난관 형성부전을 감별하는 가장 확실한 방법은 정상 난소의 존재 여부인데(그림 3-14), 이는 난소가 뮐러관 유도장기보다 먼저 형성되기 때문이다. 예외적으로 정상 난소이면서 자궁, 질, 난관의 형성부전이 일어나는 경우가 있는데, 이것이 바로 46,XX 성적 발달장애이다. 이는 난소와 여성염색체가 정상임에도 불구하고 선천부신과다형성*congenital adrenal hyperplasia*이 있거나 임신 중 산모가 남성호르몬*androgen*을 복용한 경우에 생긴다. 하지만 이 경우는 외부생식기로 성별을 구별하기가 모호하기 때문에 뮐러관발달장애와 구분할 수 있다.

[표 3-3] **자궁, 질, 난관의 형태이상을 초래하는 성적 발달장애**

1. Ovotesticular disorders of sex development
2. Complete gonadal dysgenesis
3. 46,XX disorders of sex development

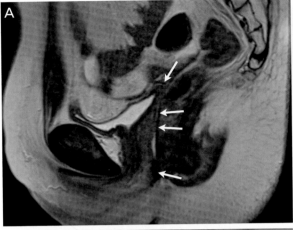

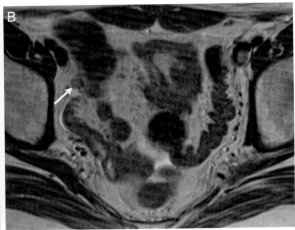

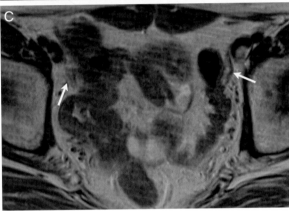

【그림 3-14】 **터너증후군**Turner's syndrome**과 연관된 성선형성부전** A. T2강조 시상면 MR영상에서 자궁과 질의 전반적인 형성부전이 있다 (화살표). B. C. T2강조 축상면 MR영상에서 양쪽 난소가 위축되어 있다(화살표).

참고문헌

1. Dykes TM, Siegel C, Dodson W. Imaging of congenital uterine anomalies: review and self-assessment module. AJR Am J Roentgenol 2007;189:S1-S10.

2. Roma Dalf'o A, Ubeda B, Ubeda A, et al. Diagnostic value of hysterosalpingography in the detection of intrauterine abnormalities: a comparison with hysteroscopy. AJR Am J Roentgenol 2004;183:1405-1409.

3. Troiano RN, McCarthy SM. Mullerian duct anomalies: imaging and clinical issues. Radiology 2004;233:19-34.

4. Imaoka I, Wada A, Matsuo M, et al. MR imaging of disorders associated with female infertility: use in diagnosis, treatment, and management. Radiographics 2003;23:1401-1421.

5. Saleem SN. MR imaging diagnosis of uterovaginal anomalies: current state of the art. Radiographics 2003;23:e13.

6. O'Neill MJ, Yoder IC, Connolly SA, et al. Imaging evaluation and classification of developmental anomalies of the female reproductive system with an emphasis on MR imaging. AJR Am J Roentgenol 1999; 173:407-416.

7. Brody JM, Koelliker SL, Frishman GN. Unicornuate uterus: Imaging appearance, associated anomalies, and clinical implications. AJR Am J Roentgenol 1998;171:1341-1347.

8. Choi HK, Cho KS, Lee HW, et al. MR imaging of intersexuality. Radiographics 1998;18:83-96.

9. Fielding JR. MR imaging of Mullerian anomalies: impact on therapy. AJR Am J Roentgenol 1996;167:1491-1495.

10. Moshiri M, Chapman T, Fechner PY, et al. Evaluation and Management of Disorders of Sex Development: Multidisciplinary Approach to a Complex Diagnosis. RadioGraphics 2012;32:1599-1618.

11. Hughes IA, Houk C, Ahmed SF, Lee PA. Consensus statement on management of intersex disorders. Arc Dis Child 2006;91:554-563.

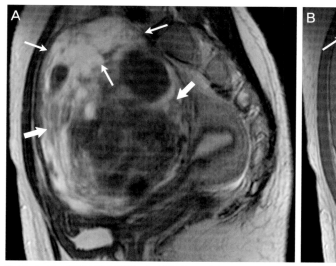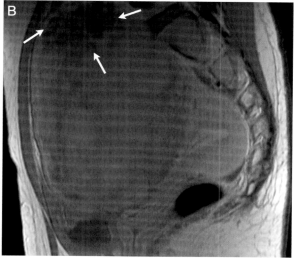

【그림 4-8】 점액변성을 동반한 자궁근종의 MR영상 소견 A. T2강조 시상면 영상에서 신호강도가 비균질한 커다란 자궁종괴(굵은 화살표)가 있고 종괴 상부가 고신호강도(화살표)를 보인다. B. 조영증강 T1강조 시상면 영상에서 점액변성 부분(화살표)은 조영증강되지 않는다.

(2) 점액변성

점액변성*myxoid degeneration*은 자궁근종 내에 점액다당류*mucopolysaccharide*를 포함한 아교질 부위*gelatinous area*가 존재하는 경우를 가리킨다. 조직학적으로 양성이지만 광범위한 점액변성이 있는 경우 점액성 평활근육종*leiomyosarcoma*과 유사하기 때문에 혼동할 수 있다. T2강조 MR영상에서 고신호강도로 보이고 조영증강되지 않는다(그림 4-8).

(3) 낭변성

낭변성*cystic degeneration*은 부종의 심한 후유증*sequela*으로 간주되며 자궁근종변성의 4%를 차지한다. 낭변성은 자궁근종의 부종성 무세포 부위에서 생긴다. 물처럼 경계가 분명하고 T1강조영상에서 저신호강도, T2강조영상에서 고신호강도 부위로 보이고 조영증강되지 않는다.

(4) 적색변성

적색변성*red degeneration*은 자궁근종 주변부에서 정맥혈유출 폐쇄로 인해 생기는 출혈성 경색의 일종이다. 이 변성은 흔히 임신이나 경구피임제 사용과 연관되어 나타난다. 적색변성이 있는 자궁근종의 절단면은 육안조직검사에서 특징적인 출혈모양을 띤다. 자궁근종의 신호강도는 출혈 시기에 따라 다양하게 나타난다. T1강조 MR영상에서 미만성 또는 가장자리 부분의 고신호강도를 보이고, T2강조 MR영상에서 다양한 신호강도를 보이는데 저신호강도의 테두리를 동반하기도 한다(그림 4-9).

(5) 석회화(그림 4-6)

석회화는 노인에서 자궁근종의 순환기능 저하로 인해 생기기 쉽다. 자궁종괴 내에 석회화가 존재하는 것은 자궁근종의 특이소견이지만, 이러한 소견은 자궁근종의 3~5%에서만 발견된다. 자궁근종의 석회화는 모든 MR영상에서 저신호강도로 보인다.

5. 자궁근종의 드문 소견
(1) 세포성 자궁근종

세포성 자궁근종*cellular uterine leiomyoma*은 자궁근종의 특이한 아형이다. 조직검사에서 아교질*collagen*이 거의 없는 밀집한 평활근 다발로 구성된 모습을 볼 수 있다. T2강조 MR영상에서 상대적으로 고신호강

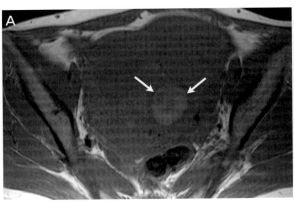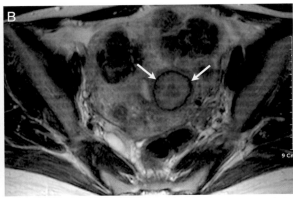

【그림 4-9】 **자궁근종 적색변성의 MR영상 소견** A. T1강조영상에서 고신호강도의 자궁내종괴가 보인다(화살표). B. T2강조영상에서 저신호강도의 테두리를 동반한다(화살표).

도로 보이고(그림 4-10) 역동적 조영증강 초기에 균질한 조영증강을 보인다.

(2) 자궁근종의 비전형적 성장형태(표 4-2)

1) 정맥내평활근종증

정맥 내 평활근종증*intravenous leiomyomatosis*은 조직학적으로 양성인 평활근세포가 인접한 골반정맥으로 직접 침입해서 발생하는 드문 형태의 자궁근종이다. MR영상 소견으로는 T2강조영상에서 고형성 종양으

[표 4-2] **자궁근종의 비전형적 성장형태**

1. 정맥내평활근종증
2. 양성 전이성 평활근종증
3. 미만평활근종증
4. 복막내파종평활근종증

로 차서 팽창한 사행성*serpentine*의 관모양 구조가 고신호강도로 보이고, 뚜렷하고 균질한 조영증강을 보인다(그림 4-11).

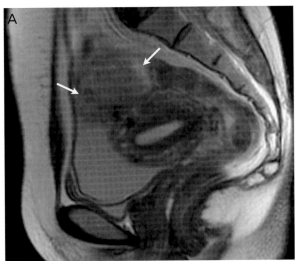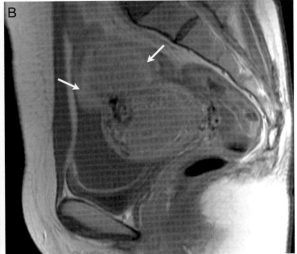

【그림 4-10】 **장막하 세포성 자궁근종** A. T2강조 시상면 MR영상에서 자궁 기저부에서부터 외장성으로 자란 고신호강도의 종괴(화살표)가 보인다. B. 조영증강 T1강조 시상면 MR영상에서 종괴는 중등도의 조영증강을 보인다(화살표).

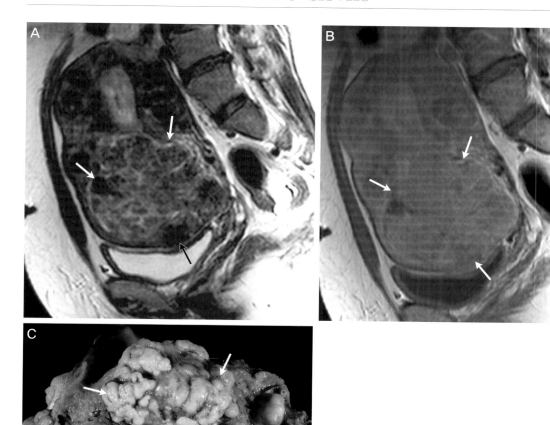

【그림 4-11】 **정맥내평활근종증** A. T2강조 시상면 MR영상에서 저신호강도의 큰 자궁종괴(화살표)가 있고 내부가 사행의 관모양 구조를 보인다. B. 조영증강 T1강조 시상면 MR영상에서 종괴는 자궁근층과 비슷한 정도의 조영증강을 보인다(화살표). C. 수술 후 육안병리 소견에서 사행성의 관모양 구조(화살표)가 보인다.

2) 양성 전이성 평활근종증

양성 전이성 평활근종증benign metastasizing leiomyomatosis은 양성 자궁근종이 폐, 림프절lymph node, 복막강내 기관 등에서 전이성으로 발견되는 경우를 말한다. 원발 자궁종양이 몇 년 전에 제거되었음에도 불구하고 이러한 부위에서 자궁근종이 발견될 수 있다.

3) 미만평활근종증

미만평활근종증diffuse leiomyomatosis은 자궁근층이 수많은 작은 자궁근종들로 거의 대체되는 상태로서, 자궁이 대칭적으로 비대해진다.

4) 복막내파종평활근종증

복막내파종평활근종증disseminated peritoneal leiomyomatosis은 조직학적으로 양성인 평활근세포들로 구성된 다발성 결절들이 복막하 표면을 따라 파종되어 마치 복막암종증peritoneal carcinomatosis처럼 보이는 상태를 말한다(그림 4-12).

6. 감별진단(표 4-3)

(1) 선근증

자궁근종과 비교해서 선근증adenomyosis은 경계가 불분명하며 자궁내강에 대해 종괴효과mass effect가 적고

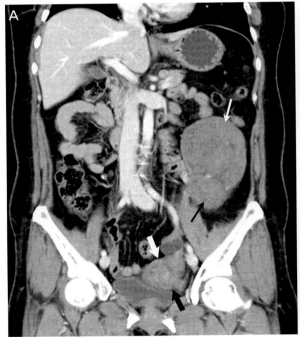

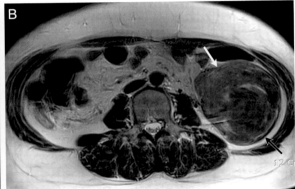

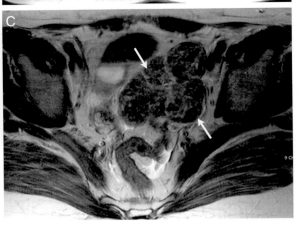

【그림 4-12】 **복막내파종평활근종증** A. 조영증강 CT의 관상면 재구성영상에서 왼쪽 골반강(굵은 화살표)과 왼쪽 하복부(화살표)에 조영증강된 고형 종괴들이 있다. B, C. T2강조 축상면 MR영상에서 왼쪽 하복부(B의 화살표)와 왼쪽 골반강내 종괴(C의 화살표)는 저신호강도를 보인다.

[표 4-3] **자궁근종의 감별진단**

1. 선근증
2. 자궁외 종양
3. 자궁근수축
4. 평활근육종

타원형이며 병변 가장자리에 큰 혈관이 없다. 선근증을 시사하는 초음파검사 소견은 에코발생결절*echogenic nodule* 또는 줄모양무늬*linear striation*가 있지만 석회화, 가장자리음영*edge shadowing*, 소용돌이모양 *whorled appearance*은 없는 것이다. T2강조 MR영상에서 고신호강도의 줄모양무늬는 선근증의 특징적 소견이다. 국소선근증*focal adenomyosis*은 선근증의 특징적 소견이 분명하지 않은 경우 자궁근종과 감별하기 어려울 수 있다.

(2) 자궁외 종양

초음파와 MR영상에서 자궁근종과 자궁 사이의 경계면혈관 또는 연결혈관(그림 4-3, 4-5)은 민감도와 특이도가 높으며 장막하 자궁근종과 자궁외 종양*extra-uterine tumor*을 감별진단하는 데 유용하다(그림 4-13).

(3) 자궁근수축

국소적 자궁근수축*focal myometrial contraction*은 T2강조영상에서 자궁근종이나 선근증에서처럼 저신호강도의 종괴로 보일 수 있다. 그러나 수축은 일시적이므로 반복 촬영한 MR영상으로 쉽게 진단할 수 있다.

(4) 평활근육종

평활근육종의 특이적 영상 소견이 잘 정립되지 않았기 때문에 양성 자궁근종과 평활근육종을 감별하기

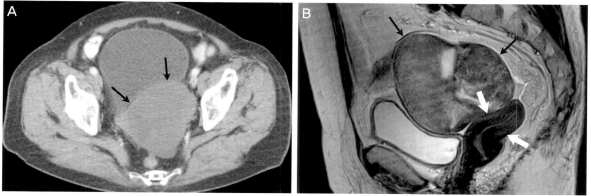

【그림 4-13】 **점막하 자궁근종과 자궁에 연한 난소섬유종의 감별** A. 조영증강 CT에서 골반강 내에 조영증강된 고형성 종괴(화살표)가 있다. 종괴의 성상만으로는 자궁근종과 감별하기가 어렵다. B. T2강조 시상면 MR영상에서 자궁(굵은 화살표)과 접한 저신호강도의 종괴(화살표)가 보인다. 종괴와 자궁 사이에서 경계면혈관은 보이지 않는다.

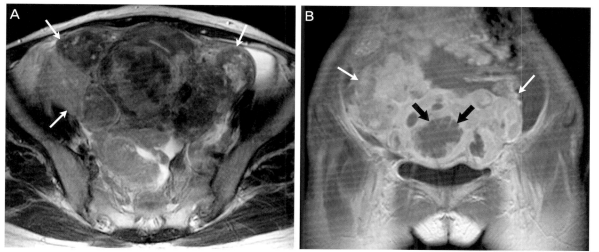

【그림 4-14】 **평활근육종** A. T2강조 축상면 MR영상에서 경계가 불규칙하고 비균질한 저신호강도의 자궁종괴(화살표)가 있다. B. 조영증강 지방억제 T1강조 관상면 MR영상에서 종괴는 강한 조영증강을 보이며(화살표), 내부에 괴사 부위(굵은 화살표)를 포함하고 있다.

가 어렵다. 평활근육종의 MR영상 소견에 대한 보고는 거의 없다. 평활근육종이 매우 드물게 발생하고 수술 전에 진단하기가 어렵기 때문이다. MR영상에서 변성된 자궁근종이 불규칙한 윤곽, 출혈, 괴사를 보이면 평활근육종으로 의심할 수 있지만(그림 4-14), 진단을 위한 특징적 소견으로 입증되지는 못했다. 조직학적으로 유사분열*mitosis*, 세포 또는 핵의 이형성 *atypism*과 가장자리침윤*marginal infiltration*에 근거해서 진단한다.

II 선근증

1. 임상 소견

자궁의 선근증은 자궁근육 내에 자궁내막선*endometrial gland*과 기질이 이소성으로 존재하는 질환이며 대개 자궁근층 증식이 동반된다. 비교적 흔한 부인과 질환으로 골반통, 월경과다, 자궁비대 같은 비특이적 증상과 징후를 초래해서 기능부전자궁출혈*dysfunctional uterine bleeding*, 자궁근종, 자궁내막증 같은 다른 부인과 질환과 임상적으로 감별하기 어려울 수 있다. 선근증은 일반적으로 자궁절제술hysterectomy로 치료하는 반면 자궁근종은 대부분 근종절제술myomectomy만으로 치료할 수 있기 때문에 이 두 가지를 감별하는 것이 치료방법을 결정하는 데 있어 중요하다.

2. 영상 소견

(1) 자궁난관조영술

과거에는 자궁난관조영술hysterosalpingography이 선근증의 영상진단법으로 사용되었지만 진단 정확도가 매우 낮아 현재는 선근증 영상진단의 일차적 방법으로 이용되지 않는다. 자궁근층내 자궁내막조직의 둥지nest들이 자궁강과 연결되어 있으면 자궁난관조영술에서 보이는데, 자궁강에서 자궁근층으로 확장한 작은 게실diverticula들로 보이게 된다(그림 2-21 참조).

(2) 초음파검사 (표 4-4, 그림 4-15)

복부초음파검사transabdominal ultrasonography에서 자궁근층내 국소적 벌집모양이나 불규칙한 낭성 공간, 자궁근층의 저에코성 비후 또는 미만성 자궁비대 등이 보일 수 있지만 비특이적이다.

질초음파검사transvaginal ultrasonography는 선근증이 의심되는 환자의 일차 영상검사로 유용하다. 가장 흔한 소견은 자궁근층내 경계가 불분명한 저에코성 영역으로 작은 낭종을 동반하기도 하며, 병리적으로는 평활근 증식과 이소성 자궁내막조직을 의미한다. 자궁근층 내에서 다발성 낭종들이 보일 수 있는데 대개 5mm 이하 크기로, 자궁내막선의 낭성 확장이나

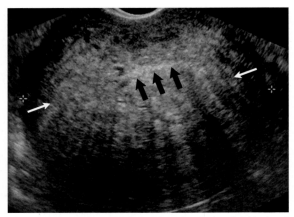

【그림 4-15】 **선근증의 질초음파검사 소견** 자궁(+ 사이)이 자궁내막강(굵은 화살표)을 기준으로 비대칭적으로 커져 있고 자궁근층 내에서 비균질한 에코의 경계가 불분명한 부위(화살표)가 보인다.

이소성 자궁내막조직 내의 출혈로 인해 생긴다.

(3) 컴퓨터단층촬영

CT는 초음파검사나 MR영상과 비교해서 선근증 진단에 유용한 도구는 아니다. 선근증의 감쇠는 조영증강 전후 CT 모두에서 정상 자궁근층과 유사하다. 불분명한 경계의 자궁근층내 병변, 자궁내막의 치우침, 자궁의 변형과 비대 등이 보일 수 있지만 비특이적이다.

(4) 자기공명영상 (표 4-5)

MR영상은 선근증 진단 시 질초음파검사보다 민감도

[표 4-5] **선근증의 MR영상 소견**

1. 접합구역의 미만성 또는 국소적 비후
2. T2강조영상에서 자궁근층의 비정상적 저신호강도 내 다발성 고신호강도 부위
3. 자궁내막에서 자궁근층으로 뻗는 고신호강도의 줄모양 무늬
4. T1강조영상에서 다발성 고신호강도 부위
5. 정상과 비정상 자궁근층 사이의 불분명한 경계
6. 경미한 종괴효과
7. 자궁근층의 타원형 비대
8. 자궁내막–근층접합부의 불명확한 경계

[표 4-4] **선근증의 초음파검사 소견**

1. 자궁근층내 경계가 불분명한 저에코성 영역
2. 자궁근층내 다발성 낭종
3. 자궁근층의 저에코성 비후 또는 미만성 자궁비대(타원형)

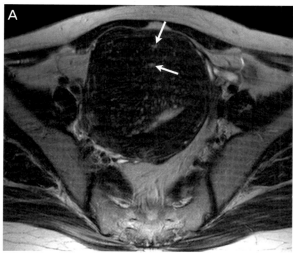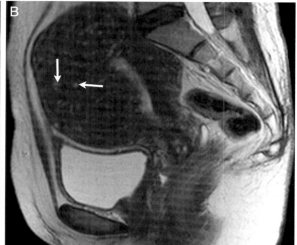

【그림 4-16】 선근증의 MR영상 소견 T2강조 축상면(A)과 시상면(B) 영상에서 비정상적 저신호강도를 보이는 자궁근층의 미만성 비후가 있고 내부에서 수많은 작은 고신호강도 부위들(화살표)이 보인다.

와 특이도가 높은 가장 정확한 영상진단 방법이다.

선근증의 가장 흔한 소견은 접합구역*junctional zone*의 미만성 또는 국소적 비후인데, 병리적으로 이소성 자궁내막조직을 동반한 자궁근층 과증식을 의미한다. 선근증을 진단하거나 배제할 수 있는 접합구역의 최대 두께 기준은 각각 12mm 이상과 8mm 이하로 알려져 있다. 최대 두께가 8~12mm인 환자에서는 접합구역의 상대적 국소 비후, 불분명한 경계, T2 또는 T1강조영상에서 고신호강도 부위 같은 이차 소견이 선근증을 진단하는 데 유용할 수 있다.

T2강조영상에서 비정상적으로 저신호강도를 보이는 자궁근층 내에 작은 다발성 고신호강도 부위들이 환자의 약 50%에서 보인다고 알려져 있다(그림 4-16). 이러한 부위들은 병리적으로 이소성 자궁내선의 낭성 확장 또는 출혈성 병소를 의미한다. 자궁내막에서 자궁근층으로 뻗는 고신호강도의 줄모양무늬가 보일 수 있는데, 이는 자궁근층으로 침습한 이소성 자궁내막조직을 의미한다. 이러한 줄모양무늬의 경계가 불분명할 때 마치 자궁내막의 확장처럼 보일 수 있으며 이를 자궁내막의 가성확장*pseudowidening*이라 한다. T1강조영상에서 보이는 다발성 고신호강도 부위들은 출혈을 의미하며, T2강조영상에서 보다 훨씬 덜 빈번하게 보인다(그림 4-17).

이 외에 정상과 비정상 자궁근층 사이의 불분명한 경계, 경미한 종괴효과, 자궁근층의 타원형 비대, 자궁내막-근층접합부*endomyometrial junction*의 불명확한 경계 등의 소견은 질초음파검사에서도 보일 수 있는 소견들이다.

3. 선근증의 비전형적 성장형태(표 4-6)

(1) 국소선근증

국소선근증은 선근종*adenomyoma* 또는 결절형 선근증*nodular form of adenomyosis*이라고도 하는데 접합구역이 국소적 비후를 보일 때 진단할 수 있다. 국소선근증은 영상검사에서 자궁근종과 감별하기 어려울 수 있다. 자궁근종보다 국소선근증을 시사하는 MR영상 소견은 T1 또는 T2강조영상에서 보이는 병변 내부의

[표 4-6] **선근증의 비전형적 성장형태**

1. 국소선근증
2. 폴립모양선근종
3. 선근증낭종

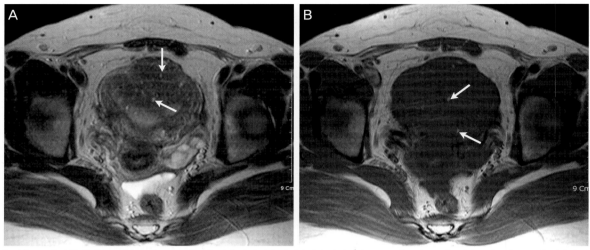

【그림 4-17】 **선근증의 MR영상 소견** A. T2강조 축상면 영상에서 비정상적인 저신호강도를 보이는 자궁근층 내에 고신호강도 부위들(화살표)이 보인다. B. T1강조 축상면 영상에서도 고신호강도 부위(화살표)가 보이지만 그 수가 T2강조영상에서보다 훨씬 적다.

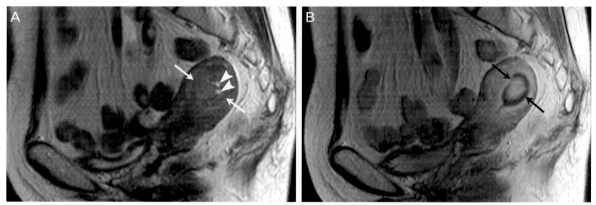

【그림 4-18】 **폴립모양선근종의 MR영상 소견** A. T2강조 시상면 영상에서 자궁내강에 고신호강도 부위들(화살촉)을 동반한 저신호강도의 폴립모양종괴(화살표)가 있다. B. 조영증강 T1강조 시상면 영상에서 종괴(화살표)는 조영증강이 잘된다.

고신호강도 부위이다.

(2) 폴립모양선근종

폴립모양선근종*polypoid adenomyoma, adenomyomatous polyp*은 자궁내강으로 돌출하는 폴립모양종괴로 나타나는 선근종으로, 전체 자궁내막폴립의 2%를 차지한다. 대개 폐경기 이전의 여성에서 생기며 비정상 질 출혈로 발현한다. T2강조 MR영상에서 고신호강도 부위를 포함한 저신호강도의 폴립모양종괴로 보인다 (그림 4-18).

(3) 선근증낭종

선근증낭종*adenomyotic cyst*은 이소성 자궁내막의 과다한 월경출혈로 인해 발생하는 매우 드문 선근증의 변형으로, 큰 출혈성 낭종 형태를 보이며 자궁 벽내, 점막하 또는 장막하 병변으로 나타난다. MR영상에서 낭종의 내용물은 T1강조영상에서 고신호강도로 보이고, 벽은 T2강조영상에서 저신호강도로 보인다 (그림 4-19).

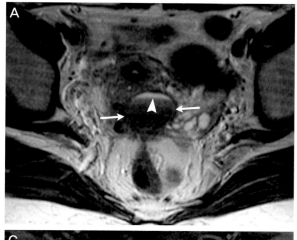
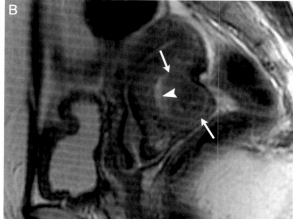
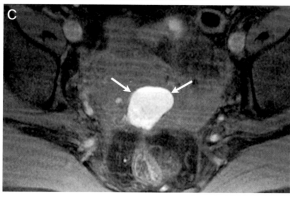

【그림 4-19】 **선근증낭종의 MR영상 소견** A, B. T2강조 축상면(A)과 시상면(B) 영상에서 자궁 장막하에 위치한 낭성 종괴(화살표)가 있고 내부에 액체-액체층이 보인다(화살촉). 낭성 종괴의 벽은 저신호강도를 보인다. C. 지방억제 T1강조 축상면 영상에서 종괴 내부가 고신호강도를 보여(화살표) 출혈성 낭종 소견을 보인다.

4. 감별진단(표 4-7)

(1) 자궁근종

자궁근종과의 감별점은 경계가 불분명하고 종괴효과가 적으며 타원형을 보이고 병변 경계에 확장된 혈관이 없다는 점이다.

(2) 자궁전이암

자궁에 전이된 암은 T2강조 MR영상에서 두꺼워진

[표 4-7] **선근증의 감별진단**

1. 자궁근종
2. 자궁전이암
3. 자궁내막암의 자궁근층 침습
4. 자궁근수축

자궁근층 내의 전반적인 저신호강도로 보이기 때문에 자궁선근증으로 오진할 수 있다. 유방암과 위장관암에서 전이되는 경우가 많다. 악성종양의 과거력이 있거나 복수, 림프절비대, 난소 종양 같은 동반 소견이 있으면 자궁전이암을 진단하는 데 도움이 된다.

(3) 자궁내막암의 자궁근층 침습

선근증에서 자궁내막의 가성확장은 자궁내막암과 유사한 소견을 보일 수 있다. 자궁내막암이 있는 환자에서 자궁내막이 자궁근층으로 침습하는 양성 선근증과 자궁내막암의 자궁근층 침습을 감별하는 것은 매우 어렵거나 거의 불가능하다. 따라서 자궁내막암과 선근증이 함께 있는 경우 자궁내막암의 병기를 잘못 높게 평가할 수 있다.

(4) 자궁근수축

자궁근수축은 초음파검사와 MR영상에서 각각 저에 코성 또는 저신호강도의 종괴처럼 보이기 때문에 선 근종으로 오인할 수 있다. 그러나 자궁근수축은 일시 적이므로 반복해서 검사하면 쉽게 진단할 수 있다.

참고문헌

1. Brown MA. MR imaging of benign uterine disease. Magn Reson Imaging Clin N Am 2006;14:439-453.

2. Cohen DT, Oliva E, Hahn PF, et al. Uterine smooth-muscle tumors with unusual growth patterns: imaging with pathologic correlation. AJR Am J Roentgenol 2007;188:246-255.

3. Kataoka ML, Togashi K, Konishi I, et al. MRI of adenomyotic cyst of the uterus. J Comput Assist Tomogr 1998;22:555-559.

4. Murase E, Siegelman ES, Outwater EK, et al. Uterine leiomyomas: histopathologic features, MR imaging findings, differential diagnosis, and treatment. Radiographics 1999;19:1179-1197.

5. Park BK, Kim JS. Uterine adenomyosis. In: Kim SH, McClennan BL, Outwater EK, eds. Radiology Illustrated: Gynecologic Imaging. Philadelphia: WB Saunders, 2005, pp.161-181.

6. Park BK. Uterine myoma. In: Kim SH, McClennan BL, Outwater EK, eds. Radiology Illustrated: Gynecologic Imaging. Philadelphia: WB Saunders, 2005, pp.89-160.

7. Tamai K, Togashi K, Ito T, et al. MR imaging findings of adenomyosis: Correlation with histopathologic features and diagnostic pitfalls. Radiographics 2005; 25:21-40.

8. Troiano RN, Flynn SD, McCarthy S. Cystic adenomyosis of the uterus: MRI. J Magn Reson Imaging 1998;8:1198-1202.

9. Ueda H, Togashi K, Konishi I, et al. Unusual appearances of uterine leiomyomas: MR imaging findings and their histopathologic backgrounds. Radiographics 1999;19:S131-S145.

10. Yamashita Y, Torashima M, Hatanaka Y, et al. MR imaging of atypical polypoid adenomyoma. Comput Med Imaging Graph 1995;19:351-355.

자궁경부암

CHAPTER 5

김찬교, 이은주

자궁경부암cervical cancer은 우리나라 전체 여성암 중 두 번째로 흔하고, 부인암 중 발생빈도가 가장 높으며, 사망률 역시 가장 높다. 하지만 자궁경부도말검사(Pap smear)가 보편적으로 사용되어 침습암의 빈도와 사망률이 감소하고 있으며, 자궁경부암의 중요 원인인 인유두종바이러스human papilloma virus; HPV의 아형, 특히 HPV-16와 HPV-18에 대한 예방 백신 보급으로 선진국에서 발생빈도가 급격히 감소하고 있다.

편평원주상피접합부squamocolumnar junction에서 발생하는 상피암으로, 편평세포암squamous cell carcinoma이 80~90%로 가장 흔하고 선암adenocarcinoma이 5~20%를 차지하며, 그 밖에 소세포암small cell carcinoma 등 신경내분비암neuroendocrine carcinoma, 선양낭성암adenoid cystic carcinoma 등이 있다.

자궁경부암은 자궁경부도말 액상세포검사liquid cytology와 질확대경펀치생검colposcopic punch biopsy으로 진단하며, 최근에는 인유두종바이러스검사를 이용하고 있다. 초기에는 증상이 없는 경우가 많고 자궁경관 내의 종양은 질확대경검사로 진단하기 어려우며, 자궁경부도말검사는 위음성률이 높다. 혈액내 종양지표인 편평세포암항원(SCC-Ag)과 세포각질항원(Cyfra 21-1)이 자궁경부암 환자의 60%와 46%에서 각각 증가하기 때문에 진단하는 데 도움이 된다.

자궁경부암의 예후는 종양의 크기 및 주변 조직 파급 정도, 림프절전이 등에 따라 결정된다. 전이자궁경부암은 FIGO(International Federation of Gynecology and Obstetrics) 병기를 바탕으로 한 임상병기를 따른다. 2018년에 개정된 FIGO 병기는 영상검사와 병리소견을 종양의 크기 및 병변의 파급 정도 평가에 허용했다. 따라서 최종 병기는 모든 결과를 토대로 결정되게 되었고 이때 종양의 크기와 병기 결정의 방법을 기록하게 되었다. 병기 ⅠA는 자궁경부 기질 미세침윤 깊이를 기준으로 ⅠA1과 ⅠA2로 구분되었고, 병기 ⅠB는 경부 기질 침윤 깊이 5mm 이상 및 종양 크기에 따라 ⅠB1, ⅠB2와 ⅠB3로 구분되었다. 병기 Ⅲ는 골반 혹은 대동맥주위 림프절 전이가 병기 ⅢC에 새롭게 추가되었다.

Ⅰ 치료방법 결정과 영상검사의 역할

자궁경부암 치료방법은 FIGO 병기에 따라 결정된다. FIGO 병기의 정확도는 병기 ⅠA~ⅠB3의 경우 85% 정도로 양호하나 병기 ⅡA의 경우 35% 이하, ⅡB의 경우 29~53%로 진행암에서는 현저히 떨어진다. 이때 영상검사가 자궁경부암의 치료법을 결정하는 데 유용한 정보를 제공할 수 있다.

CT는 국소병기 평가에 제한적이지만 림프절전이, 주변 장기 침범 및 원격전이 평가에 유용하다. MR영상은 연조직 해상도가 우수해 종양의 국소침범 정도 및 전이를 평가하는 데 매우 우수하다. 영상검사

[표 5-1] **자궁경부암의 FIGO 병기(2018)**

병기	정의
I 기	자궁경부에 국한(자궁체부 침범은 고려하지 않음)
I A	자궁경부 기질 미세침윤 깊이 5mm 미만
I A1	기질 미세침윤 깊이 3mm 미만
I A2	기질 미세침윤 깊이 3mm 이상 5mm 미만
I B	자궁경부 기질 침윤 깊이 5mm 이상(I A 이상)
I B1	자궁경부 기질 침윤 깊이 5mm 이상 및 종양 크기 2cm 미만
I B2	종양 크기 2cm 이상 4cm 미만
I B3	종양 크기 4cm 이상
II 기	자궁경부 외 파급
II A	질 상부 2/3 침범
II A1	종양 크기 4cm 미만
II A2	종양 크기 4cm 이상
II B	자궁주위조직 침범
III 기	골반벽 또는 질 하부 1/3 침범 및/혹은 수신증 또는 무기능신 및/혹은 골반 및/혹은 대동맥주위 림프절 전이
III A	질 하부 1/3 침범
III B	골반벽 침범 및/혹은 수신증 또는 무기능신
III C	골반 및/혹은 대동맥주위 림프절 전이
III C1	골반림프절전이만
III C2	대동맥주위림프절전이
IV 기	골반 외 파급 또는 방광 또는 직장점막 침범
IV A	방광 또는 직장 침범
IV B	원격전이

* FIGO 병기에서 요약

는 예후에 중요한 인자인 종양의 크기, 자궁주위조직 *parametrium* 및 골반벽 침범, 방광과 직장 침범, 림프절전이 등을 정확히 평가할 수 있어 적절한 치료법을 선택하는 데 중요한 정보를 제공한다. 양성자방출단층촬영술*positron emission tomography; PET*/CT는 림프절전이와 원격전이를 정확히 평가할 수 있고, 특히 림프절전이를 평가하는 데 민감도가 79~91%, 특이도가 93~100%에 이른다.

자궁경부암에서 병기 I B1, I B2와 II A의 일차 치료방법은 근치적 자궁절제술과 림프절절제술이다. 길이가 2cm 이상인 자궁경부에서 종양이 2cm 이하이고, 내구*internal OS*와 1cm 이상 거리를 유지한 경우에는 자궁목절제술*trachelectomy*을 받을 수 있다. 4cm 이상 종양의 병기 I B3와 II A2의 경우에는 예후가 나쁘기 때문에 병기 II B 이상과 같은 치료방법을 따르며, MR영상의 종양 크기 평가의 정확도는 93% 정도이다. 병기 II B 이상 진행암의 일차 치료방법은 동시화학방사선요법이다. 자궁주위조직 침범의 MR영상은 정확도가 88~100%, 음성예측도가 94~100%로 매우 우수하다. MR영상은 방광이나 직장 침범의 음성예측도가 100%로, 5% 미만인 FIGO 병기보다 우수하다.

II 자궁경부암의 병기와 영상 소견

2018년 개정된 FIGO 병기에서 초음파검사 CT나 MR영상은 병기 평가에 필수적이지는 않지만 추천 검사법이 되었다. CT, MR영상은 임상적으로 평가하기 어려운 큰 종양과 자궁경관 내의 종양 크기, 자궁경부 기질 침윤의 깊이, 자궁주위조직과 골반벽 침범, 주위 장기로의 국소 파급, 림프절과 원격 전이의 평가에 유용한 영상검사이다. 자궁경부암에서 영상 진단의 가장 중요한 역할은 병기결정이다. CT와 MR영상은 II A 이하의 조기암과 병기 II B 이상의 진행암을 구분할 수 있으며, 임상병기에 비해 병기결정의 정확도가 우수하다.

1. 초음파검사

초음파검사는 자궁경부암을 평가하는 데에 추천되지만 경험이 많은 병원에서 시행되어야 한다. 초음파검사는 빠르고 가격이 저렴하며 특별한 준비가 필요 없다는 장점이 있다. 질 혹은 직장 초음파검사 소견은 낮은메아리*hypoechoic* 고형 병변이지만(그림 5-1A) 간혹 과다메아리*hyperecohic*나 같은메아리*isoechoic* 소견을 보일 수 있다. 종양의 크기, 기질이나 자궁주

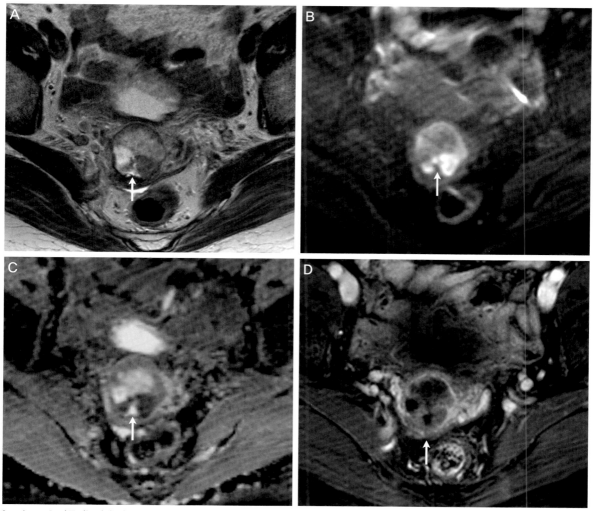

【그림 5-3】 **자궁경부선암 점액형**mucinous type**의 MR영상 소견** A. 축상면 T2강조영상에서 불균질한 신호강도의 종양(화살표)이 자궁경부에서 보인다. B, C. 축상면 확산강조영상(B)과 겉보기확산계수 영상(C)에서 종양이 불균질한 신호강도를 보이며, 종양 내부에서 확산제한(화살표)을 보이는 부위가 관찰된다. D. 축상면 지연기 조영증강 T1강조영상에서 종양이 불균질한 조영증강 소견을 보인다(화살표).

천되며, 종양의 크기를 비교적 정확히 평가할 수 있지만 주위조직의 부종이나 염증으로 인해 과장되어 보이는 경우가 많다. 또한 내장성으로 자라는 종양은 자궁경부 기질과의 대비가 뚜렷해서 명확하게 보이는 반면, 외장성으로 자라는 종양은 질천장 내의 액체나 점막 등도 신호강도가 높아 경계가 덜 명확하게 보일 수 있다. 병기 ⅠB에서는 중간신호에서 고신호강도의 종양이 자궁경부에 국한되고 저신호강도의 자궁경부 기질고리가 유지되는 소견이 유용하며, 기질고리의 두께가 3mm 이상일 때 특이도가 96~99%

로 높기 때문에 자궁주위조직 침범을 배제할 수 있다. 국소적 자궁경부 기질고리 파괴가 보여도 종양 가장자리가 명확하고 기질고리의 윤곽 내에 남아 있으며 밖으로 돌출하지 않은 경우에는 종양이 자궁경부에 국한된 것으로 볼 수 있다(그림 5-4).

2) 병기 Ⅱ

병기 Ⅱ는 자궁경부를 벗어났지만 골반벽에는 도달하지 않은 경우로서, 질상부 2/3까지만 침범하면 ⅡA, 자궁주위조직을 침범하면 ⅡB이다. 병기 ⅡA는

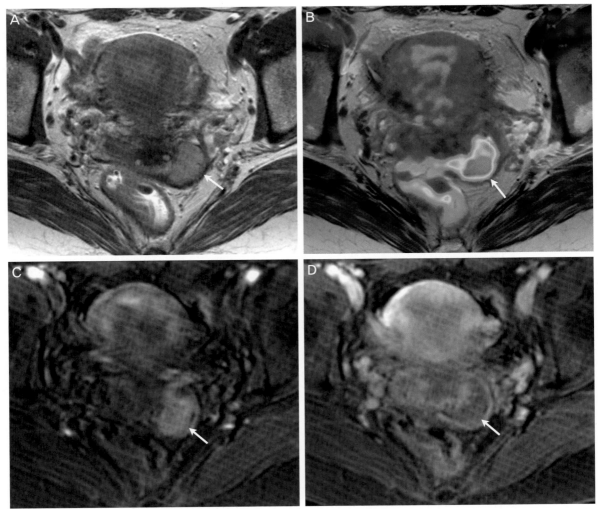

【그림 5-4】 병기 ⅠB2 자궁경부암의 MR영상 소견 A. 축상면 T2강조영상에서 자궁경부 왼쪽에서 질천장 부위로 돌출한 균질한 고신호강도의 3.5cm 종양(화살표)이 보인다. 자궁경부 기질고리의 윤곽이 잘 유지되어 있다. B. 융합 축상면 T2강조와 확산강조영상에서 종양이 확산제한 소견을 보인다(화살표). C, D. 축상면 조기(C) 조영증강 T1강조영상에서 종양이 자궁경부 기질에 비해 강하게 조영증강되며(화살표), 지연기(D) 조영증강 T1강조영상에서 급속 배출되어 저신호강도를 보인다(화살표).

종양 크기 4cm를 기준으로 ⅡA1과 ⅡA2로 구분된다. 질 침범이 있는 경우 T2강조영상에서 질벽의 저신호강도가 일부 소실되거나 벽 내에서 고신호강도를 보이는 종양이 관찰될 수 있으며 벽이 고신호강도로 두꺼워지는 소견을 보이기도 한다(그림 5-5). 그러나 질점막은 내진으로 시진이 가능하고 필요하면 생검할 수도 있으므로 병기 ⅡA를 정확히 진단하는 것이 임상적으로 크게 중요하지 않다.

병기 ⅡB는 자궁주위조직이 침범되었으나 골반벽 침범이 없는 경우이다. 자궁주위조직 침범 여부는 치료방침을 결정하는 데 가장 중요한 MR영상 소견이다. 축상면 혹은 축경사면 T2강조영상에서 저신호강도의 자궁경부 기질고리가 완전히 파괴된 경우는 기질의 완전침윤과 자궁주위조직 침범 가능성을 의미한다. 대부분의 자궁주위조직 침범은 자궁경부의 종양과 동일한 신호강도의 자궁경부주위 종양을 보이고 종양의 가장자리가 명확하지 않으며, 종양과 자궁주위조직 사이의 경계면이 불규칙하거나, 종양이 기

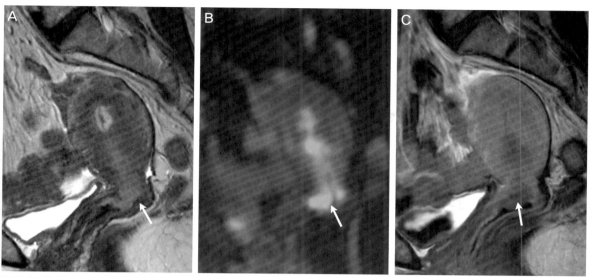

【그림 5-5】 병기 IIA2 자궁경부암의 MR영상 소견 A. 시상면 T2강조영상에서 6.5cm 고신호강도의 종양이 자궁경부 전체를 침범했으며, 질 상부로 파급되어 질벽의 국소적 파괴 소견이 보인다(화살표). B. 시상면 확산강조영상에서 종양이 확산제한 소견을 보인다(화살표). C. 시상면 지연기 조영증강 T1강조영상에서 자궁질벽을 국소적으로 파괴한 저신호강도의 종양이 보인다(화살표).

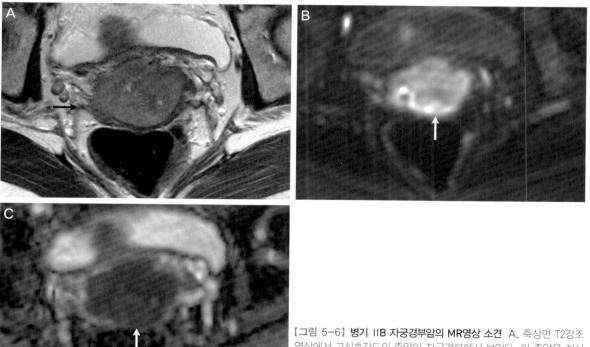

【그림 5-6】 병기 IIB 자궁경부암의 MR영상 소견 A. 축상면 T2강조 영상에서 고신호강도의 종양이 자궁경부에서 보인다. 이 종양은 저신 호강도의 자궁경부 우측 기질고리가 완전히 파괴되고, 종양의 경계가 불규칙하며, 자궁경부 가장자리 밖으로 돌출한 자궁주위조직 침습 소 견을 보인다(화살표). B, C. 축상면 확산강조(B)와 겉보기확산계수(C) 영상에서 종양은 확산제한 소견을 보인다(화살표).

질고리의 윤곽 또는 자궁경부 가장자리 밖으로 비대칭으로 돌출하거나, 자궁주위혈관-림프조직을 둘러싼 경우에 진단할 수 있다(그림 5-6). 자궁주위조직 침범이 더 진행되면 요관과 자궁주위혈관이 포위되고, 자궁천골인대 비후와 소결절형성 소견이 보인다(표 5-2).

MR영상에서 자궁주위조직 침범을 진단할 경우 전반적으로 과대평가되는 경우가 흔하다. 큰 종양의 경우 기질 가장자리가 크게 얇아지거나 종양주위 부종과 염증으로 인해 생긴 실가닥음영이 위양성 소견을 보일 수 있다. 반면 자궁주위조직을 미세침범하고 질천장으로 외장성 성장을 한 큰 종양은 위음성을 보일 수 있으며, 수술 후 출혈과 염증 또는 동반된 낭종 등으로 인해 평가하기가 어려울 수도 있다. 이때에는

[표 5-2] **자궁경부암 자궁주위조직 침범의 MR영상 소견**

1. T2강조영상에서 저신호강도의 자궁경부 기질고리 완전파괴
2. 자궁경부 가장자리 밖으로 돌출하거나 자궁경부주위조직의 실가닥음영 또는 연조직종괴
3. 불규칙한 종양 가장자리와 자궁주위조직 경계면
4. 요관과 자궁주위혈관의 포위
5. 자궁천골인대 비후와 소결절형성
6. 저신호강도의 질천장벽 파괴

확산강조영상이 수술 후 남은 종양이나 종양의 주변으로 침범 정도를 평가하는 데 유용하다(그림 5-7).

3) 병기 Ⅲ

병기 ⅢA는 종양이 질 하부 1/3까지 침범했지만 골반벽 침범은 없는 경우이다(그림 5-8A). 병기 ⅢB는 골

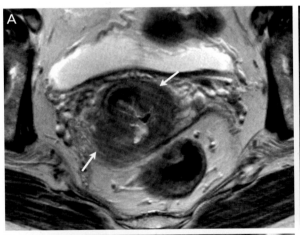
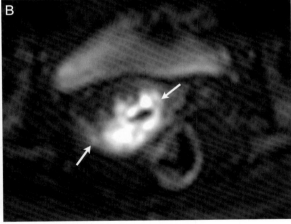
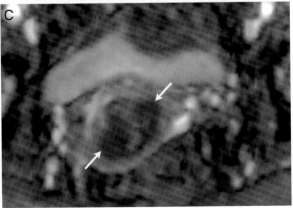

【그림 5-7】 **병기 ⅡB를 모방한 ⅠB3 자궁경부암의 MR영상 소견** A. 축상면 T2강조영상에서 고신호강도의 5.2cm 종양이 자궁경부에서 보인다. 이 종양은 저신호강도의 자궁경부 양측 기질고리가 완전히 파괴되고, 종양의 경계가 불규칙하며, 자궁경부 가장자리 밖으로 돌출한 자궁주위조직 침습 소견을 보인다(화살표). B, C. 축상면 확산강조영상(B)과 겉보기확산계수 영상(C)에서 확산제한 소견을 보이는 이 종양은 자궁경부에 국한되어 있으며 자궁주위조직 침범 소견을 보이지 않는다(화살표). 확산강조영상은 염증, 출혈, 부종 등에 의한 T2강조영상의 과잉병기를 줄일 수 있다.

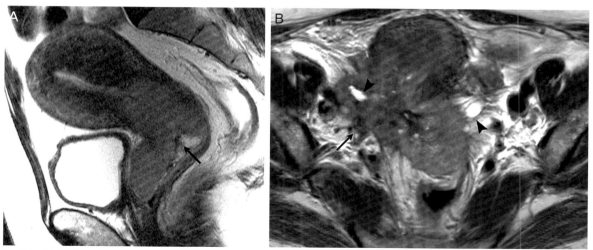

【그림 5-8】 병기 III 자궁경부암의 MR영상 소견 A. 병기 IIIA. 시상면 T2강조영상에서 고신호강도의 종양이 질 하부 1/3까지 침범한 소견을 보인다(화살표). B. 병기 IIIB. 축상면 T2강조영상에서 종양이 기인대와 자궁천골인대로 파급해서 장골혈관을 둘러싸면서 골반외벽 근육에 3mm 이내로 파급된 골반외벽 침범 소견을 보인다(화살표), 양측 요관을 종양이 침범하였다(화살촉).

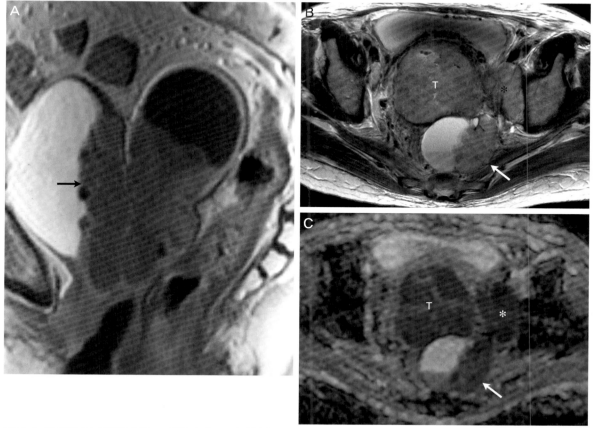

【그림 5-9】 병기 IVA 자궁경부암의 MR영상 소견 A. 방광 침범. 시상면 지연기 조영증강 T1강조영상에서 방광벽을 파괴한 저신호강도의 종양이 방광 점막으로 파급되어 내강으로 돌출해 있으며(화살표), 질 하부 1/3까지 파급되었다. B, C. 직장 침범. 축상면 T2강조영상(B)에서 고신호강도의 종양(T)이 자궁경부에서 보이며, 직장 좌측벽 점막을 침범했다(화살표). 축상면 겉보기확산계수 영상(C)에서 직장을 침범한 종양이 저신호강도를 보인다(화살표). 좌측 내장골림프절전이(*) 소견이 동반되었다.

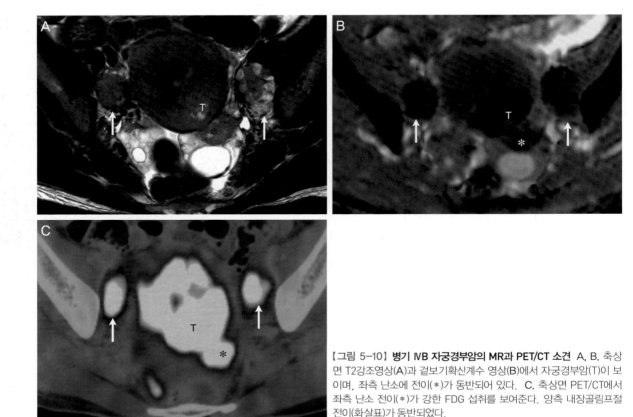

【그림 5-10】 병기 ⅣB 자궁경부암의 MR과 PET/CT 소견 A, B. 축상면 T2강조영상(A)과 겉보기확산계수 영상(B)에서 자궁경부암(T)이 보이며, 좌측 난소에 전이(*)가 동반되어 있다. C. 축상면 PET/CT에서 좌측 난소 전이(*)가 강한 FDG 섭취를 보여준다. 양측 내장골림프절전이(화살표)가 동반되었다.

반벽을 침범하거나 요관을 침범하여 수신증을 유발한 경우이다(그림 5-8B). 골반벽 침범 소견은 종양이 골반외벽 근육이나 장골혈관에 3mm 이내로 파급되거나 골반외벽 근육의 신호강도가 증가하는 것이다.

병기 ⅢC1은 골반림프절전이의 경우이고 ⅢC2는 대동맥주위림프절전이의 경우이다.

4) 병기 Ⅳ

병기 Ⅳ는 종양이 골반 밖을 침범한 경우이다. ⅣA는 종양이 주변 장기, 즉 방광 또는 직장점막을 침범한 경우이다. 방광 침범은 T2강조영상에서 고신호강도의 종양이 방광점막으로 파급되거나 방광벽의 저신호강도가 부분적으로 파괴된 소견을 보이며, 확산강조영상에서 확산억제 소견을 보인다(그림 5-9A). 자궁경부-방광 사이 공간의 침범으로 인한 방광벽의 수포성 부종bullous edema이 T2강조영상에서 고신호강도의 띠로 보이고 강한 조영증강을 보일 수 있는데 이는 방광점막 침범의 위양성 소견이다. 직장 침범은 종양에 인접한 직장의 앞쪽 벽이 국소적으로 두꺼워지거나 고신호강도가 소실된 소견을 보이고(그림 5-9B, C), 종양과 직장 사이에서 뚜렷한 실가닥음영들이 보일 수 있다.

병기 ⅣB는 종양이 서혜부나 후복강 림프절, 간, 폐, 뼈 등에 원격전이한 경우이다(그림 5-10).

(5) 림프절전이

림프절전이는 FIGO 병기에 새롭게 포함되었고 치료계획에 필수적이며 예후에 중요한 인자이다. 골반림프절전이의 빈도는 병기 ⅠA에서 5%, 병기 Ⅳ에서 55%이다. 병기 ⅡA 이하의 초기암은 골반림프절전이율이 8.5~21.4%, 대동맥주위림프절전이율이 5~10%이며, 선암이 편평세포암보다 전이 빈도가 높다. 일반적으로 가장 먼저 자궁경부주위조직과 자궁주위조직림프절로 파급되어 폐쇄림프절과 외장골림프절, 분기림프절, 총장골림프절에 주로 전이되고, 그다음 내장골림프절, 천골전림프절, 서혜부림프절, 대동맥주위림프절로 전이된다(그림 5-11). 흔하지는 않지만 횡격막 후방, 종격동, 쇄골상부림프절 등의 복강외 림프절전이도 보일 수 있다. 골반림프절전이와 달리 대동맥주위림프절과 서혜부림프절의 전이는 원격전이로 간주해서 병기 IVB에 해당한다.

림프절 단축*short axis* 지름 1cm 이상을 전이의 기준으로 삼는다. 그 밖에 한 림프절계에 1cm 이하의 림프절이 여러 개인 경우나 중심부 괴사 등이 전이 여부를 판단하는 데 도움이 되는 소견이다. MR영상의 림프절전이 진단 정확도는 83~90%로, CT의 86~90%와 비슷하다. 중심부 괴사가 있는 경우에 양성예측도는 100%이며, 림프절에 특이하게 집적되는 조영제를 이용하면 민감도와 특이도를 91~100%까지 향상할 수 있다. 확산강조영상이 림프절전이를 평가하는 데 유용하다는 보고가 있다. 최근 메타분석에서는 PET/CT가 림프절전이에 대해 민감도 82%, 특이도 95%를 보여 CT(민감도 52%, 특이도 92%)와 MR영상

(민감도 56%, 특이도 91%)과 특이도가 비슷하나 민감도는 더 우수하다고 보고하고 있다.

III 자궁경부암의 치료 후 변화 및 재발의 영상 소견

1. 치료 후 변화

(1) 수술에 의한 변화

CT에서 자궁절제술 후의 질절주*vaginal stump*는 전형적인 선상의 연조직 형태를 띤다. 조영증강 후에는 측부 질천장의 소결절형성이나 충만*fullness*이 종괴로 혼동될 수 있다. 남아 있거나 전위*transposition*된 난소의 위치를 확인할 수 있고, 금속클립이 골반벽 또는 후복막강림프절 절제 부위를 따라 관찰된다. 원추조직절제 후에는 자궁경부폐쇄 때문에 액체에 의해 자궁내강이 확장될 수 있다.

림프류*lymphocele*는 30%에서 수술 후 2~4주에 흔히 관찰된다. 대부분 크기가 작고 증상이 없으며 자연히 흡수되어 치료가 필요 없지만, 일부에서 피막을 형성하고 크기가 크거나, 골반통, 감염 소견을 보이는 경우에는 배액술과 경화요법이 필요하다. 림프류는 농양과 유사한 저음영 병변으로 주요 림프관 경로를 따르는 특징적 위치를 보인다.

CT는 치료와 연관된 합병증을 진단하는 데 유용하다. 골반농양은 종괴효과*mass effect*를 보이는 복합음영의 낭성 병변으로 공기가 관찰될 수 있다. 장액종*seroma*, 혈종*hematoma* 등도 유사한 소견을 보일 수 있으며, 그 밖에 수술 후 유착으로 인한 장폐쇄, 요관손상으로 인한 천공 또는 협착, 수신증, 방광 또는 장누공, 정맥혈전증, 천골골절 등의 합병증을 발견할 수 있다.

MR영상에서 질절주는 대칭적이고 정상 전후 지름이 2cm 이하이며, T2강조영상에서 대부분 매끈한 저신호강도의 근벽을 보이지만 간혹 질천장의 섬유성

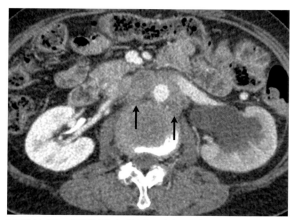

【그림 5-11】 **자궁경부암의 대동맥주위림프절전이** 조영증강 CT에서 대동맥주위림프절전이 소견이 보인다(화살표). 좌측 수신증이 동반되었다.

반흔조직이 중간에서 저신호강도로 보인다.

자궁목절제술은 병기 ⅠA1이나 ⅠB1에 대해 선택적으로 시행한다. 자궁경부는 내구 부위까지 그리고 질천장 및 자궁주변조직을 제거한 후 질과 자궁체하부를 문합하는 수술로 생식 보존을 원하는 경우에 시행한다.

(2) 방사선치료에 의한 변화

방사선치료에 반응하는 대부분의 종양은 6개월 이내에 크기와 MR영상 신호강도가 감소하지만 큰 종괴는 반응이 더 늦게 나타날 수 있다. MR영상이 방사선치료 결과를 판단하는 데 CT보다 유용하다.

방사선치료 후 자궁과 난소의 크기가 감소하며 양쪽 자궁주위조직의 경계가 불분명해진다. 방광벽비후와 용량 감소, 골반인대 비후, 직장주위지방 증가,

골반내 지방조직의 음영 증가와 침윤, 장벽비후 소견을 보인다. 자궁경부폐쇄로 인해 자궁내강이 혈액이나 농액으로 차서 늘어나 보일 수 있다.

자궁경부는 몇 주 이내에 MR T2강조영상에서 정상적인 층구조를 회복하고 현저한 섬유성 반응으로 인해 균질한 저신호강도의 기질을 보인다. 자궁의 크기가 감소하고, 자궁체부 접합구역의 소실과 저신호강도가 보이며 자궁내막 두께가 얇아진다(그림 5-12). 골반벽 근육은 6개월 이내에는 대칭적인 고신호강도이고 이후 신호강도가 감소하며 미만성 조영증강을 보인다. 골수는 T1강조영상에서 치료 범위와 경계가 일치하는 고신호강도를 보인다.

방사선치료의 합병증으로 드물게 요관협착, 직장-방광누공, 구불결장염, 직장협착, 골반골골절과 대퇴골두괴사 등이 발생한다.

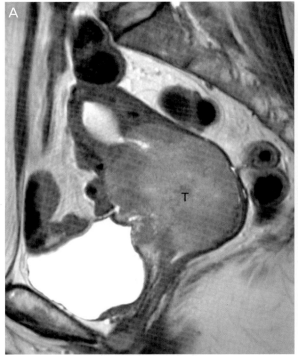
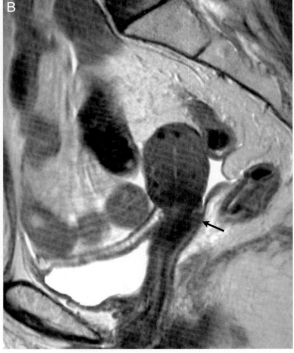

【그림 5-12】 **자궁경부암의 동시화학방사선요법 전후 MR영상 소견** A. 치료 전 시상면 T2강조영상에서 커다란 고신호강도의 병기 ⅡB 자궁경부암이 보인다(T). B. 치료 2년 후 시상면 T2강조영상에서 종양이 사라졌으며 자궁경부를 포함한 자궁이 전반적으로 위축되었고, 정상적인 층구조가 회복되었다(화살표).

2. 잔류암 및 재발암

치료기술의 발전으로 환자의 생존율은 높아졌지만 약 30%에서 잔류암이나 재발암이 나타난다. 재발암의 80%는 2년 이내에 발생하며, 그 빈도는 진단 당시의 세포분화도, 조직학적 유형, 종양 크기, 림프절전이 여부에 따라 다르다.

CT와 MR영상이 수술과 방사선치료 후의 결과를 추적해서 잔류암과 재발암을 평가하는 데 중요한 역할을 한다. MR영상은 CT에 비해 잔류암과 국소 재발을 진단하는 데 보다 유용한 반면, CT는 광범위한 원격 재발과 림프절전이를 평가하는 데 우수하다. 또한 재발암과 방사선섬유증을 감별하는 데 있어 CT는 제한적인 데 비해 MR영상은 유용하다.

(1) 잔류암

자궁경부의 잔류암은 조영증강 CT에서 자궁경부를 확장하고 정상 자궁경부조직에 비해 약하게 조영증강되는 연조직종괴로 보인다. MR영상은 CT보다 잔류암을 잘 보여준다. T2강조영상에서 자궁경관을 둘러싼 저신호강도의 자궁경부 기질과 정상 자궁경부 주위조직 소견은 97%의 음성예측도로 잔류암을 배제할 수 있다. 자궁경부 또는 질절주의 중간 또는 고신호강도의 명확한 종괴가 보이는 경우에는 86%의 양성예측도로 강력히 잔류암을 의심할 수 있다. 확산강조영상이 원추절제술 후 잔류암을 평가하는 데 유용할 수 있다(그림 5-13).

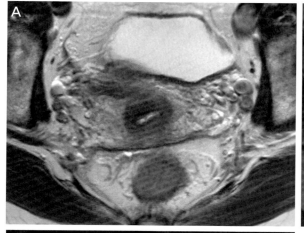
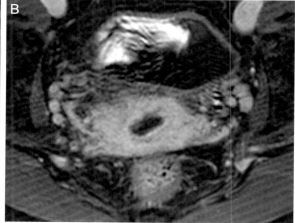
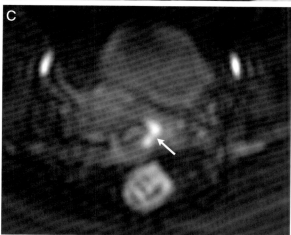

【그림 5-13】 **자궁경부암의 원추절제술 후 잔류암의 MR영상 소견** A, B. 축상면 T2강조영상(A)과 지연기 조영증강 T1강조영상(B)에서 원추절제술 후 잔류암은 보이지 않는다. C. 축상면 확산강조영상에서 자궁경부 좌측에 있는 잔류암이 고신호강도의 확산제한 소견을 보인다(화살표).

(2) 재발암

1) 국소 재발

골반은 자궁경부암의 가장 흔한 재발 부위로 중앙 또는 외벽에서 발생한다. 중앙골반 재발은 남아 있는 자궁경부 또는 질절주의 비대칭적이고 저음영 부위를 가진 연조직종괴가 특징적 소견이다. 앞쪽으로 파급해서 요관을 직접 포위해 요관폐쇄를 일으키거나, 방광벽을 연속적으로 침범해 요관개구부 폐쇄와 수신증, 방광-질누공을 야기할 수 있으며, 심지어 전복벽으로 파급하게 된다. 뒤쪽으로 파급해서 직장을 침범하면 직장-질누공이 생길 수 있다. 옆쪽으로 자궁주위조직과 자궁부속기를 침범하면 종괴가 골반벽 근육과 골로 파급하고, 골반림프절비대가 골반외벽에서 재발한다(그림 5-14).

CT는 병기를 결정할 때와 달리 자궁주위조직, 골반벽과 방광, 직장 침범, 림프절전이, 골 미란*ero-sion*, 요관폐쇄, 방광, 직장-질누공과 정맥혈전증 등의 골반 재발을 진단하는 데 유용하지만 방사선치료와 수술로 인한 섬유증과 방광, 직장-질누공을 감별하기는 어렵다.

MR영상은 국소 재발, 특히 중앙골반 재발을 진단하고 방광, 직장 침범을 평가하는 데 CT보다 유용하다. 조영증강 MR영상은 자궁부속기 또는 골반외벽에서 재발하고 누공을 형성한 환자에서 도움이 되며,

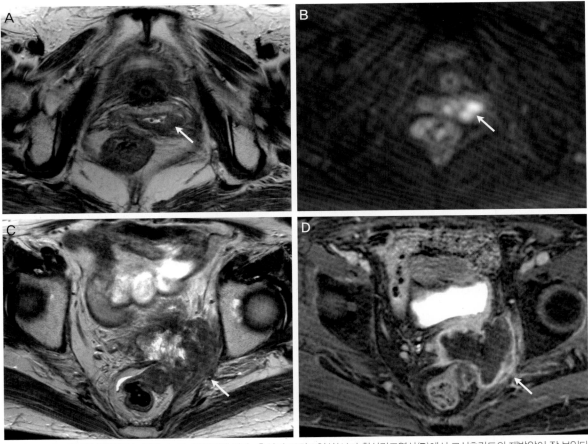

【그림 5-14】 **자궁경부암의 국소 재발** A, B. 중앙골반 재발. 축상면 T2강조영상(A)과 확산강조영상(B)에서 고신호강도의 재발암이 잘 보인다(화살표). C, D. 골반외벽 재발. 축상면 T2강조영상(C)과 지연기 조영증강 T1강조영상(D)에서 내부에 괴사를 동반한 재발암이 좌측 골반외벽에서 보인다(화살표).

재발암과 방사선섬유증을 감별할 수 있는 유일한 검사이다. 재발암은 T2강조영상에서 불규칙하고 비균질한 고신호강도와 다양한 정도의 조영증강을 보인다. 남아 있는 자궁경부에서 재발한 경우 자궁경관폐쇄로 인한 자궁내강 확장을 보일 수 있다. 이러한 소견의 진단 정확도는 64~80%이지만 1cm 이하의 작은 병변은 발견하기 어려울 수 있다. 후기 방사선섬유증은 전형적으로 T1과 T2 강조영상에서 규칙적인 저신호강도를 보이지만, 초기 1년 이내에는 주로 혈류가 풍부한 육아조직*granulation tissue*을 포함하여 고신호강도와 조영증강을 보이므로 이 시기에는 재발암과 감별하기 어려울 수 있다. 그러나 역동적 조영증강영상에서 재발암은 초기에 조영증강되고 지연기에 급속 배출되지만, 방사선섬유증은 지연기에도 조영제가 잔류해서 조영증강이 지속되는 소견을 보이는데, 진단 정확도가 82~83%에 이른다. 또한 시간이 지날수록 방사선섬유증은 변화가 없거나 점차 크기가 감소하는 반면 재발암은 진행하므로 추적 MR영상도 감별하는 데 도움이 된다.

2) 원격 재발

골반의 방사선치료는 원격 재발의 빈도를 증가시켜 재발한 환자의 약 70%에서 원격 재발을 동반한다. 대동맥주위림프절, 서혜부림프절, 쇄골상림프절 등 골반외림프절 재발이 흔하다. 재발빈도는 수술을 받은 환자보다 방사선치료를 받은 환자와 골반외벽 침범이 있었던 환자에서 높은데, 이는 병기가 보다 높은 진행암이기 때문이다. 골반과 림프절 재발 다음으로 복부 실질장기가 흔한 재발 부위인데, 이 중 간(약 30%)이 가장 흔하고 그다음이 부신(14~16%)이며, 그 밖에 비장, 신장, 췌장, 위장관 등의 부위에서 드물게 재발한다. 복막암종증을 포함한 복막전이는 발생빈도가 5~27%이며 복수, 간표면전이, 복막의 결절성 비후와 연조직종괴를 보인다. 흉부전이의 발생빈도는 15% 이하이며, 그중 1/3이 종격동과 폐문부림프절비대, 늑막전이를 동반한다. 골전이는 15~29%에서 발생하는데 척추, 특히 요추가 가장 흔하고 다음으로 골반, 늑골, 사지골의 순이다. 골파괴와 연조직종괴가 동반되므로 방사선골괴사와 구분된다.

참고문헌

1. Akin O, Mironov S, Pandit-Taskar N, et al. Imaging of uterine cancer. Radiol Clin North Am 2007;45:167-182.
2. Freeman SJ, Aly AM, Kataoka MY, et al. The revised FIGO staging system for uterine malignancies: implications for MR imaging. Radiographics 2012;32:1805-1827.
3. Kusmirek J, Robbins J, Allen H, et al. PET/CT and MRI in the imaging assessment of cervical cancer. Abdom Imaging 2015;40:2486-2511.
4. Patel-Lippmann K, Robbins JB, Barroilhet L, et al. MR Imaging of Cervical Cancer. Magn Reson Imaging Clin N Am 2017;25:635-649.
5. Rockall AG, Qureshi M, Papadopoulou I, et al. Role of Imaging in Fertility-sparing Treatment of Gynecologic Malignancies. Radiographics 2016;36:2214-2233.
6. Sala E, Rockall AG, Freeman SJ, et al. The added role of MR imaging in treatment stratification of patients with gynecologic malignancies: what the radiologist needs to know. Radiology 2013;266:717-740.
7. Testa AC, Di Legge A, De Blasis I, et al. Imaging techniques for the evaluation of cervical cancer. Best Pract Res Clin Obstet Gynaecol 2014;28:741-768.

자궁내막암

CHAPTER 6

이은주

I 총론

자궁내막암endometrial cancer은 미국에서 가장 흔한 부인암이며 최근 우리나라에서도 발생빈도가 증가하고 있다. 자궁출혈 증상 때문에 비교적 초기에 발견되며, 병기 I 또는 분화도 1인 경우 5년 생존율이 95%로 부인암 중 예후가 가장 좋다. 대부분 50세 이상의 나이가 많은 여성에서 발생하고 폐경 후 출혈 원인의 10~15%를 차지한다. 5%는 40세 이전의 젊은 여성에서 만성무배란chronic anovulation 증상이 있는 다낭성난소증후군polycystic ovarian syndrome 또는 여성호르몬estrogen 분비 난소종양과 연관되어 발생한다. 폐경 여성에서 시행하는 호르몬대체요법이나 타목시펜tamoxifen 치료가 자궁내막암의 발생 위험을 증가시킨다.

자궁내막의 선조직에서 기원하는 암으로, 자궁내막모양암endometrioid carcinoma이 가장 흔하고 1~3등급의 세포분화도로 구분된다. 그 밖에 투명세포암clear cell carcinoma, 장액암serous carcinoma, 점액암mucinous carcinoma, 선편평세포암adenosquamous cell carcinoma, 신경내분비암이 있다. 조직유형 1 자궁내막암은 분화도 1 또는 2의 자궁내막모양암으로 80% 이상을 차지하고 예후가 좋으며, 여성호르몬에 연관되어 이형성 자궁내막증식증atypical endometrial hyperplasia을 동반한다. 조직유형 2 자궁내막암은 분화도 3의 자궁내막모양암과 장액암 또는 투명세포암 등으로 여성호르몬과 연관되지 않으며, 발생빈도는 낮으나 진행된 상태에서 발견되고 복강내 파급의 가능성이 높아 예후가 나쁘다.

자궁내막암을 진단하고자 외래에서 가장 많이 시행하는 Pipelle 큐렛을 이용한 자궁내막흡인생검 또는 소파술은 국소 병변을 놓칠 위험이 높아서 위음성률이 11~15%이고, 자궁경부폐쇄 또는 기술적 문제 때문에 시행할 수 없거나 충분한 조직을 얻을 수 없는 경우가 있다. 자궁경검사는 정확하고 병변을 직접 눈으로 확인하면서 생검을 시행하고 절제술 등의 치료를 병행할 수 있다는 장점이 있는 반면, 침습적이고 실패하거나 육안적 관찰이 어려울 수 있다는 제한점이 있다. 혈액내 종양지표인 CA-125가 자궁내막암의 진단과 치료 후 추적에 도움이 된다.

자궁내막암의 예후와 치료는 조직학적 세포유형과 분화도, 자궁근층 침습 깊이와 림프절전이에 좌우되므로 병기결정이 매우 중요하다. 특히 자궁근층 침습 깊이는 림프절전이 위험을 예측하는 가장 중요한 인자이고, 간접적으로는 자궁 외부로의 파급과 재발, 5년 생존율 등 예후와도 밀접하게 연관되므로 치료방침을 결정하는 데 영향을 준다.

자궁내막암의 임상병기는 22%까지 병기를 낮게 진단하기 때문에 정확하지 않다. 가장 널리 사용되는 FIGO 병기는 수술-병리 병기로(표 6-1), 근치자궁절제술radical hysterectomy, 양쪽 난관난소절제술salpingo-oophorectomy, 복강내세포검사, 골반과 대동맥주

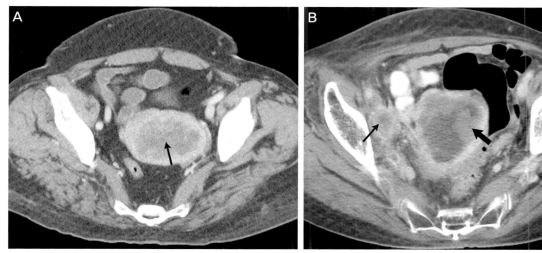

【그림 6-3】 **자궁내막암의 CT 소견** A. 조영증강 CT에서 자궁내강에 있는 비균질하게 조영증강된 저음영 종괴(화살표)가 보인다. 자궁근층 침습이 의심된다. B. 조영증강 CT에서 확장된 자궁내강에 있는 불규칙한 종괴(굵은 화살표)와 동반된 골반림프절종대(화살표)가 보인다.

윤성 암이거나 미세침습의 경우에는 역시 제한적이다. 초음파자궁조영술은 자궁경부 침범을 평가하는 데에도 도움을 줄 수 있다.

2. 컴퓨터단층촬영

조영증강 CT에서 자궁내강 내의 저음영 병변, 자궁근층의 조영증강된 병변 또는 종괴로 인한 폐쇄 때문에 자궁내강 확장 등의 소견을 보일 수 있다(그림 6-3A). CT는 전체적인 병기결정 정확도가 84~88%이고, 자궁근층 침습과 자궁경부 침범 평가에는 각각 민감도가 83%와 25%, 특이도가 42%와 70%이지만, 진행암을 평가하는 데 유용해서 자궁주위조직, 골반벽, 방광 또는 직장 등 주위 장기 침범을 보여줄 수 있다는 것이 가장 큰 장점이다(그림 6-3B). 가장 흔한 원격전이 부위인 림프절전이와 복막전이를 평가하는 데 있어 MR영상과 정확도가 비슷하지만 작은 림프절전이와 복막전이는 진단하기 어려울 수 있다.

3. 자기공명영상

(1) 자기공명영상 기법

T2강조영상은 고신호강도의 종양이 저신호강도의 자궁근층과 뚜렷이 구분되기 때문에 종양의 발견과 자궁근층 침습 깊이의 평가에 가장 유용하지만, 자궁내막에 국한되거나 내강으로 돌출한 종양은 주변 자궁내막 또는 내강액과 유사한 신호강도를 보이기 때문에 잘 구분되지 않을 수 있다. 시상면 영상을 기본으로 자궁의 장축과 직각으로 촬영한 비스듬한 축상면 영상이 필수적이고, 복강과 림프절을 평가하기 위해 T1강조영상은 신문부 높이까지 촬영해야 하며, 관상면 T2강조영상은 선택적으로 얻을 수 있다. 조영증강영상은 시상면과 축상면 영상을 얻는데, 이때 지방억제 기법을 함께 사용하는 경우가 많다. 약하게 조영증강되는 종양은 조영증강이 잘되는 주변 정상 자궁내막과 자궁근층 또는 내강액과 잘 구별되기 때문에 T2강조영상보다 정확할 수 있으므로 반드시 조영증강영상을 얻는다. 역동적 조영증강영상은 종양이 가장 잘 보이는 단면 영상을 선택하는데, 보통 시상면 영상을 얻으며 종양-근층 대조도가 가장 현저한 50~120초가 적절한 시기이다. 확산강조영상 및 겉보기확산계수 지도*apparent diffusion coefficient map*는 시상면과 축상면 영상을 얻는 데 T2강조영상과 동일하게 촬영해야 하며, 최소 2개의 b값*b value*으로 낮은

b값(0 또는 50 s/mm²)과 높은 b값(500~1000 s/mm²)을 사용한다.

(2) 영상 해부학 및 정상 자기공명영상 소견

자궁내막과 자궁근층은 T1강조영상에서는 중간신호강도로 구분되지 않지만 T2강조영상에서는 3층으로 구분된다. 자궁내막은 자궁근층에 비해 고신호강도로 보인다. 가임기 여성의 정상 자궁내막 두께는 월경주기에 따라 다르지만 보통 7~14mm이며, 폐경 후에는 위축되어 5mm 이하를 정상으로 본다. 자궁근층은 저신호강도의 내근층 또는 접합구역, 중간신호강도의 중간층, 외근층으로 나뉘어 보인다. 접합구역에는 근세포myocyte가 밀집해 있어 외근층보다 세포질 대 핵면적의 비율이 3배 정도 높으며, 세포외 간질과 수분함량이 적고 근섬유가 원형으로 분포하는 점 등으로 저신호강도를 보이는 이유를 설명할 수 있다. 정상적인 접합구역 두께는 5mm 이하로 규칙적인데, 접합구역이 소실되거나 파괴되면 자궁내막암의 자궁근층이 침습되었다고 판정할 수 있다. 폐경 여성에서는 접합구역이 두꺼워지고 불분명해지며 외근층은 상대적으로 저신호강도를 보여 층구조가 뚜렷하지 않은 경우가 많다.

조영증강영상에서 자궁근층은 강하게 조영증강되고, 역동적 조영증강영상에서 접합구역은 초기에 종종 강한 자궁내막하조영증강subendometrial enhancement을 보인다. 역동적 조영증강영상에서 자궁내막은 자궁근층보다 늦게 조영증강되어 초기에는 상대적으로 저신호강도를 보이고 지연기에는 자궁근층과 같거나 약간 높은 신호강도를 보인다.

(3) 자궁내막암의 자기공명영상 병기결정과 소견

MR영상은 연조직 대조도가 좋고 여러 평면의 재구성 영상을 얻을 수 있는 최선의 영상검사로, 병기 I 자궁내막암에서 임상적으로 유용하다. 하지만 자궁내막암은 일차적으로 수술로 병기결정과 치료를 동시

에 시행하기 때문에 수술 전에 자궁근층 침습 깊이를 결정하는 것이 가치가 적을 수 있다. 그러나 조직유형 2 자궁내막암, 임상적으로 진행암이 의심되는 경우, 나이가 많거나 수술 위험이 높아 수술적 병기결정을 시행하기 어려운 환자 등에서는 암의 파급 정도와 절제 가능성을 평가하기 위해 영상 병기결정이 꼭 필요하다.

MR영상의 병기결정 정확도는 83~92%로 알려져 있다. MR영상의 자궁근층 침습 깊이 진단 정확도는 74~95%이며, 역동적 조영증강영상이 조영증강 T1강조영상이나 T2강조영상보다 우수하다는 보고가 있다. 자궁근층 침습 평가에 있어 T2강조영상과 조영증강 T1강조영상의 가치에 대해서는 논란이 있다. 접합구역이 명확히 구분되는 가임기 여성에서는 T2강조영상이 보다 우수한 반면, 접합구역이 불분명한 폐경 여성, 내장성으로 자란 종양, 근종 또는 선근증adenomyosis이 동반되거나 자궁내강에 혈액이 찬 경우 등에는 조영증강 T1강조영상이 더 유용하다. MR영상의 자궁경부 침범 진단 정확도는 92%로 역동적 조영증강영상이 가장 높고, 림프절전이 진단 정확도는 90%로 CT와 비슷하다. 최근에 확산강조영상이 자궁근층 침습 깊이를 정확하게 진단하고, 자궁경부 및 질 침범, 자궁부속기와 복막전이 등의 자궁외 파급, 재발, 림프절전이 진단에 유용하다고 알려져 있다.

자궁내막암의 MR영상 소견은 폐경 여성에서 5mm 이상의 국소성 또는 미만성 자궁내막비후 또는 폴립모양 자궁내막종괴이다. T1강조영상에서 자궁근층과 유사한 신호강도를, T2강조영상에서 정상 자궁내막과 같거나 약간 낮은 신호강도를, 자궁근층과 같거나 높은 비교적 균질한 신호강도를 보인다(그림 6-4A). 조영증강영상에서는 자궁근층보다 약하게 조영증강되며, 이러한 조영증강의 차이는 초기보다 지연기에 덜 뚜렷해진다(그림 6-4B). 그러나 분화도가 좋고 자궁내막에 국한되거나 폴립모양 종양 또는 내강액이 있는 경우 보이지 않을 수 있다. 확산강조영

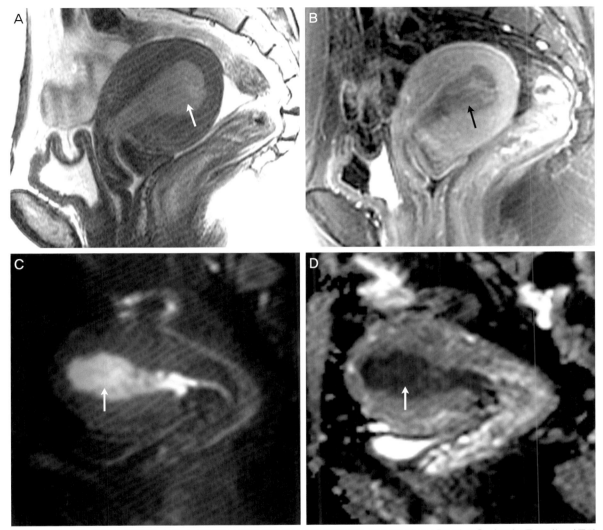

【그림 6-4】 **자궁내막암의 MR영상 소견**　A. T2강조 시상면 영상에서 정상 자궁내막보다 낮고 자궁근층보다 높은 신호강도를 보이는 자궁강내 종괴(화살표)가 있다.　B. 조영증강 지방억제 T1강조 시상면 영상에서 종괴는 자궁근층보다 약하게 조영증강된다(화살표).　C, D. 종괴는 확산강조 시상면 영상(C)에서 고신호강도(화살표)를, 겉보기확산계수 지도(D)에서 저신호강도(화살표)를 보인다.

상에서 자궁내막암은 정상 자궁근층에 비하여 제한확산*restricted diffusion*을 보이므로 고신호강도를(그림 6-4C), 겉보기확산계수 지도에서 저신호강도를 보인다(그림 6-4D).

　자궁내막암의 자궁근층 침습 여부를 평가할 때는 T2강조영상에서 접합구역, 역동적 조영증강영상에서 자궁내막하 조영증강층, 조영증강 T1강조영상에서 저신호강도의 내근층이 기준이 된다(표 6-4).

[표 6-4] **자궁내막암 자궁근층 침습의 MR영상 평가 기준**

1. T2강조영상에서 저신호강도의 접합구역
2. 역동적 조영증강영상에서 자궁내막하 조영증강층
3. 조영증강 T1강조영상에서 저신호강도의 내근층

　병기 Ⅰ은 자궁체부에 국한된 경우이다. 자궁근층의 1/2 이내 표층 침습의 병기 ⅠA에서 자궁내막에 국한된 경우에는 접합구역, 자궁내막하 조영증강층,

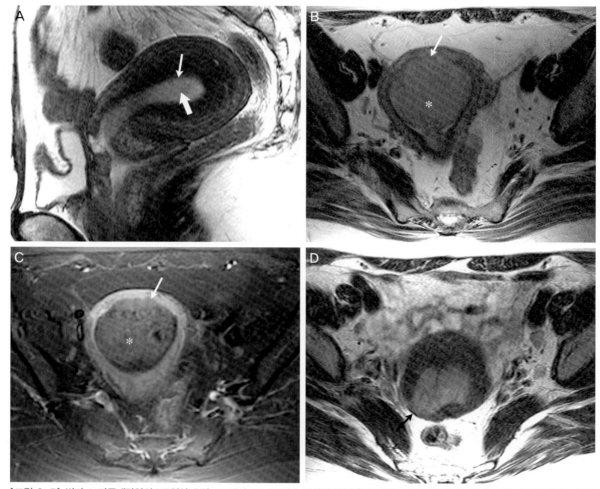

【그림 6-5】 병기 Ⅰ 자궁내막암의 MR영상 소견 A. 병기 ⅠA. T2강조 시상면 영상에서 자궁내막종괴가 있지만(굵은 화살표) 저신호강도의 접합구역(화살표)이 잘 유지되어 있어 자궁근층 침습 소견은 보이지 않는다. B. C. 병기 ⅠA. T2강조 축상면 영상(B)에서 자궁내강을 채운 저신호강도의 종괴(*)가 있고 접합구역이 일부 소실(화살표)되었다. 조영증강 지방억제 T1강조 축상면 영상(C)에서 자궁내막하 조영증강층(화살표)이 일부 소실된 모습을 볼 수 있다. D. 병기 ⅠB. T2강조 축상면 영상에서 고신호강도의 종양이 자궁근층의 1/2 이상을 침습했다(화살표).

저신호강도의 내근층이 각각 유지되고, 접합구역이 보이지 않는 경우에는 종양-근층 경계가 규칙적이고 분명하며, 자궁근층 내에 이상 신호강도가 없다(그림 6-5A). 표층 침습은 접합구역, 자궁내막하 조영증강층, 저신호강도 내근층의 국소적 소실 또는 부분적 파괴를 보이고, 불규칙한 종양-근층 경계와 근층내 종양이 관찰되지만 자궁근층의 1/2 이하로 침습되고 외근층은 유지된다(그림 6-5B, C).

자궁근층의 1/2 이상 심층 침습의 병기 ⅠB는 접합구역, 자궁내막하 조영증강층, 저신호강도의 내근층이 완전 소실되거나 전부 파괴되고, 종양이 자궁근층의 1/2 이상을 침습하고, 외근층의 가장자리는 유지된다(그림 6-5D). 그러나 전반적으로 과소평가보다 과대평가가 많고, 큰 폴립모양 종양 또는 내강폐쇄로 인해 얇아진 자궁근층, 근종으로 인한 자궁 윤곽 변형, 선근증, 불명확한 층구조, 낮은 종양-근층 대조도 등으로 인해 평가하기가 어려울 수 있다.

자궁경부 기질 침범의 병기 Ⅱ는 자궁경부 기질내

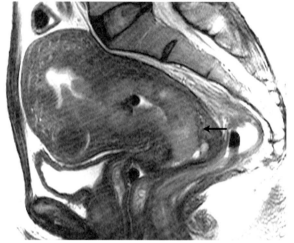

고신호강도의 종양이 명확히 관찰되고, 저신호강도의 자궁경부 기질의 파괴 소견을 보인다(그림 6-6). 이때 저신호강도의 자궁경부 기질이 유지된 자궁경관선 침범은 병기 Ⅰ에 해당되며, 종양의 용종성 파급, 조직 파편 또는 동반된 자궁경부폴립으로 인한 자궁경관 확장을 자궁경부 침범으로 오진할 수 있다.

병기 Ⅲ은 자궁 외로 파급된 단계이다. 병기 ⅢA는 종양이 자궁장막 또는 난소 및 난관의 자궁부속기로 파급한 경우로, 자궁근층의 가장자리가 불규칙하고 파괴되며, 암의 직접적 파급 또는 전이로 인한 난소와 난관의 종괴, 자궁장막 파괴와 자궁주위조직의 종괴를 보인다(그림 6-7A). 병기 ⅢB는 질 침범과 자궁방조직을 침범한 경우로, 질 상부를 침범해서 질종

【그림 6-6】 병기 Ⅱ 자궁내막암의 MR영상 소견 T2강조 시상면 영상에서 종양이 자궁경부 기질로 침습해서 저신호강도의 자궁경부 기질고리가 파괴되었다(화살표).

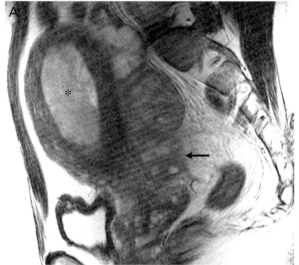

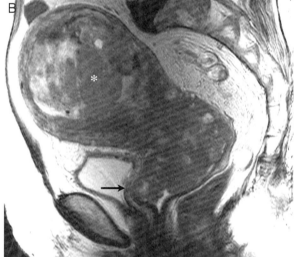

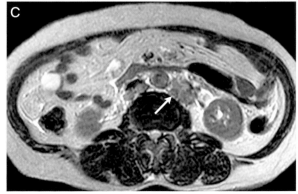

【그림 6-7】 병기 Ⅲ 자궁내막암의 MR영상 소견 A. 병기 ⅢA. T2강조 시상면 영상에서 자궁강내 종괴(*)가 있고 자궁주위조직으로 파급해서 종괴를 형성했다(화살표). B. 병기 ⅢB. T2강조 시상면 영상에서 자궁근층을 침습한 큰 자궁내막암(*)이 질 상부까지 침범했다(화살표). C. 병기 ⅢC2. T2강조 축상면 영상에서 대동맥주위림프절전이 소견을 보인다(화살표).

괴 또는 저신호강도의 질벽이 부분적으로 소실되는 소견(그림 6-7B), 자궁방조직 종괴 소견을 보인다. 병기 ⅢC는 골반림프절전이의 ⅢC1과 대동맥주위림프절전이의 ⅢC2로, 골반림프절 중 외장골림프절과 폐쇄림프절에 주로 전이된다. 특징적으로 림프절전이의 15%는 골반림프절전이가 없는 대동맥주위림프절전이이다(그림 6-7C). 림프절 단축의 지름이 1cm 이상이면 전이로 진단하고, 신호강도로는 반응성 비대와 전이를 구별할 수 없다. T1강조영상과 조영증강 지방억제 T1강조영상에서 잘 보이며, 최근 림프절에 특이하게 집적되는 조영제를 이용한 MR림프조영술 *MR lymphography*이 진단 정확도를 높일 수 있다고 보고된 바 있다.

병기 Ⅳ는 인접장기 침범과 원격전이가 있는 경우이다. 병기 ⅣA는 방광과 장점막 침범으로 방광벽과 장벽 저신호강도의 부분 소실 또는 종괴의 파급 소견을 보이고(그림 6-8A), 병기 ⅣB는 악성 복수, 복막전이 등의 복강내전이(그림 6-8B), 복강내림프절전이와 서혜부림프절전이(그림 6-8C), 폐, 간, 뼈 등의 원격전이 소견을 보인다. 복막 병변은 조영증강 지방억제 T1강조영상에서 복수가 있는 경우 가장 잘 보이고, MR영상이 CT보다 진단에 우수하다는 보고가 있었지만, 1cm 이하 크기의 작은 전이는 어떠한 영상으로도 진단하기가 어렵다.

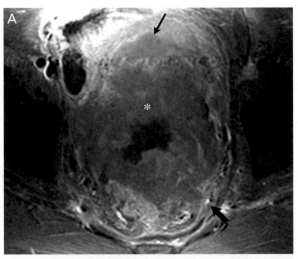
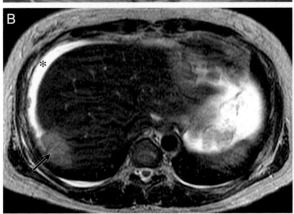
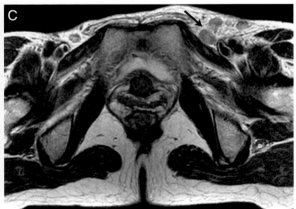

【그림 6-8】 **병기 Ⅳ 자궁내막암의 MR영상 소견** A. 병기 ⅣA. 조영증강 지방억제 T1강조 축상면 영상에서 방광(화살표)과 직장(굵은 화살표)벽 파괴를 동반한 큰 자궁종괴(*)가 보인다. B, C. 병기 ⅣB. T2강조 축상면 영상에서 복수(*)와 복막전이(B의 화살표), 서혜부림프절전이(C의 화살표) 소견이 보인다.

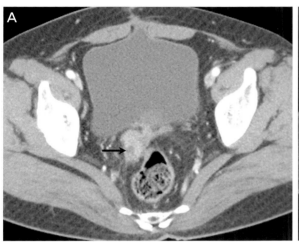 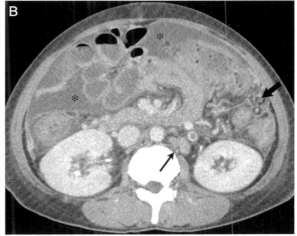

【그림 6-9】자궁내막암의 재발 A. 질 재발. 조영증강 CT에서 질절주 오른쪽에 가장자리가 불규칙한 종괴가 있다(화살표). B. 림프절과 복막 재발. 조영증강 CT에서 다수의 대동맥주위림프절전이(화살표), 복수(*)와 대망비후(굵은 화살표) 등 복막전이 소견이 보인다(화살표).

Ⅳ 자궁내막암 재발의 영상진단

자궁내막암의 재발빈도는 저위험군에서 3~15%, 고위험군에서 25~45%로 전체적으로는 17% 정도로 알려져 있다. 치료 후 3년 이내에 가장 많이 재발하며, 재발 부위는 치료방법에 따라 다르다. CT와 MR영상으로 재발 부위와 파급 정도를 잘 볼 수 있다. CT가 더 널리 이용되지만, MR영상은 재발암의 국소 파급을 평가하는 데 좀 더 좋고 CT는 보다 광범위한 재발을 평가하는 데 유용하다.

1. 국소 재발

질절주 또는 골반 외벽에서 가장 흔히 재발하는데,

질 재발은 저위험군과 방사선 보조치료를 받지 않은 수술 환자에서 빈도가 높으며 질첨부에 가장 많이 발생한다(그림 6-9A). 림프절 재발 역시 흔한데 일차적으로 외장골림프절과 대동맥주위림프절의 국소림프절을 침범하며, 쇄골상부림프절과 서혜부림프절 재발도 드물지 않다.

2. 원격 재발

간, 폐, 복막, 뇌, 골 등에 전이된다. 간과 폐 전이로 인한 재발이 흔하고 복막 재발 역시 드물지 않으며 복수와 대망비후, 장간막과 복막 전이, 간표면전이 소견을 보인다(그림 6-9B).

참고문헌

1. Ascher SM, Reinhold C. Imaging of cancer of the endometrium. Radiol Clin North Am 2002;40:563-576.
2. Barwick TD, Rockall AG, Barton DP, et al. Imaging of endometrial adenocarcinoma. Clin Radiol 2006;61:545-555.
3. Beddy P, O'Neill AC, Yamamoto AK, et al. FIGO staging system for endometrial cancer: Added benefits of MR imaging. Radiographics 2012;32:241-251.
4. Fielding JR. MR imaging of the female pelvis. Radiol Clin North

Am 2003;41:179-192.
5. Freeman S, Aly AM, Kataoka MY, et al. The revised FIGO staging system for uterine malignancies: Implications for MR imaging. Radiographics 2012;32:1805-1827.
6. Kim SH. Endometrial carcinoma. In: Kim SH, McClennan BL, Outwater EK, eds. Radiology Illustrated: Gynecologic Imaging. Philadelphia: WB Saunders, 2005, pp.235-260.
7. Koyama T, Tamai K, Togashi K. Staging of carcinoma of the uter-

ine cervix and endometrium. Eur Radiol 2007;17:2009–2019.

8. Laifer-Narin SL, Ragavendra N, Lu DSK, et al. Transvaginal saline hysterosonography: Characteristics distinguishing malignant and various benign conditions. AJR Am J Roentgenol 1999;172:1513–1520.

9. Lee EJ, Kim MJ, Ryu HS, et al. Usefulness of sonohysterography in differentiating endometrial cancer from endometrial hyperplasia. Korean J Radiol 1999; 18:91–97.

10. Lee EJ. Sonohysterography. In: Kim SH, McClennan BL, Outwater EK, eds. Radiology Illustrated: Gynecologic Imaging. Philadelphia: WB Saunders, 2005, pp.977–1020.

11. Nougaret S, Lakhman Y, Vargas HA, et al. From staging to prognostication: Achievements and challenges of MR imaging in the assessment of endometrial cancer. Magn Reson Imaging Clin N Am 2017;25:611–633.

12. Siddall KA, Rubens DJ. Multidetector CT of the female pelvis. Radiol Clin North Am 2005;43:1097–1118.

13. Sugimura K, Okizuka H. Postsurgical pelvis: Treatment follow-up. Radiol Clin North Am 2002;40:659–680.

기타 자궁종양과 임신성영양막질환

CHAPTER 7

나성은

I 자궁육종

자궁육종uterine sarcoma은 자궁의 중배엽에서 기원한 종양으로 자궁 악성종양 중 10% 미만을 차지하는 드문 종양이다. 자궁육종은 자궁에서 발생하는 종양 중 예후가 가장 나쁘며 진단, 임상양상, 전파양식, 치료와 예후 면에서 자궁내막암과 차이가 있다는 점에 근거하여 2009년 국제산부인과학회International Society of Obstetrics and Gynecology(FIGO)에서 자궁육종에 대한 새로운 병기 시스템을 제안하였다(표 7-1, 7-2).

새 병기 시스템에서는 암육종carcinosarcoma(악성혼합 뮐러종양malignant mixed Müllerian tumor)을 육종으로 구분하지 않고 자궁내막암의 역분화dedifferentiated 또는 이형성metaplastic 형태로 간주한다. 따라서 일차성 자궁육종에는 평활근육종leiomyosarcoma, 자궁내막기질육종endometrial stromal sarcoma; ESS, 선육종adenosarcoma 등이 속한다. 자궁육종의 임상 소견은 비특이적이어서 자궁육종 각 분류 간의 감별진단이나 자궁내막암 또는 자궁근종과의 감별이 쉽지 않지만, MR영상이 종괴의 평가, 병기 결정 및 적절한 치료법

[표 7-1] **자궁 평활근육종과 자궁내막기질육종의 FIGO 병기 (2009)**

병기	정의
I기	자궁에 국한된 종양
IA	< 5cm
IB	> 5cm
II기	자궁외 골반강 침범 종양
IIA	자궁부속기 침범
IIB	다른 골반강 조직 침범
III기	복부조직 침범 (직접 복부로 튀어나간 경우 제외)
IIIA	한 곳만 침범
IIIB	한 곳 이상 침범
IIIC	골반림프절 및/혹은 대동맥주위림프절 전이
IV기	인접장기 침범 및/혹은 원격전이
IVA	방광 및/혹은 직장 침범
IVB	원격전이

[표 7-2] **선육종의 FIGO 병기(2009)**

병기	정의
I기	자궁에 국한된 종양
IA	자궁내막/속자궁경부에 국한
IB	자궁근층의 1/2 이내 침습
IC	자궁근층의 1/2 이상 침습
II기	자궁외 골반강 침범 종양
IIA	자궁부속기 침범
IIB	자궁 외 다른 골반강 조직 침범
III기	복부조직 침범(직접 복부로 튀어나간 경우 제외)
IIIA	한 곳만 침범
IIIB	한 곳 이상 침범
IIIC	골반림프절 및/혹은 대동맥주위림프절 전이
IV기	인접장기 침범 및/혹은 원격전이
IVA	방광 및/혹은 직장 침범
IVB	원격전이

[표 7-3] 자궁육종과 자궁근종, 자궁내막암의 MR영상 소견 특징

	LMS	LG ESS	UUS	AS	LM	EC
주 위치	자궁근층	자궁내막 및/또는 자궁근층	자궁내막 및/또는 자궁근층	자궁내막	자궁근층	자궁내막
경계	불규칙하고 불분명	불규칙하고 결절성	매우 불규칙하고 결절성	비교적 규칙적	규칙적이고 명확	규칙적 또는 불규칙적
T2신호강도	중등도~고신호강도	불균일한 고신호강도; 자궁근층 내에 띠모양의 저신호강도	매우 불균일(광범위한 출혈과 괴사)	다방성 낭종 형태	저신호강도(변성이 없을 경우), 변성 동반 시에는 고신호강도	정상 자궁내막에 비해 낮고 불균일한 신호강도
확산강조영상	강한 확산제한	확산제한	강한 확산제한	약한 확산제한	다양한 정도의 확산제한	확산제한

*LMS, 평활근육종; LG ESS, 저등급 자궁내막기질육종; UUS, 미분화 자궁육종; AS, 선육종; LM, 자궁근종; EC, 자궁내막암

을 결정하는 데 도움이 될 수 있다(표 7-3). 대개 자궁육종은 종괴의 크기가 크고 출혈과 괴사로 인해 비균질하게 보이며 침습적 또는 결절성 경계를 보인다.

1. 평활근육종

평활근육종은 자궁육종 중 가장 흔한 종양이지만 전체 자궁 악성종양의 1.3%에 불과하다. 평활근육종의 거의 대부분은 자궁근육이나 자궁혈관의 결합조직connective tissue에서 발생하지만 아주 드물게 이전에 있던 자궁근종uterine leiomyoma에서 육종 변성이 0.2% 빈도로 보고되어 있다. 평균 60세에 발생하고, 증상은 질출혈, 골반통증, 압박감 등으로 비특이적이다. 중요한 이학적 소견은 골반종괴이고, 특히 폐경 후 여성에서 갑작스럽고 심한 자궁비대가 있으면 자궁 평활근육종을 의심해야 한다. 예후는 좋지 않아 5년 생존률이 병기에 따라 18.8~68%로 다양하고, 재발률은 45~73%로 다양하게 보고되어 있다.

최근 자궁근종 치료법 중 호르몬치료, 자궁동맥색전술, 집속초음파치료high intensity focused ultrasound 등 다양한 자궁 보존 치료법이 증가하는 추세이기 때문에 치료 전 자궁근종과 자궁육종의 감별이 더욱 중요해졌다. 육안병리적으로 자궁 평활근육종은 자궁벽을 침범하는 커다란 종괴로 보이거나 자궁강 내로 돌출한 폴립모양 종괴로 보일 수 있다. 영상 소견은 비특이적이지만 자궁비대와 함께 내부에 심한 괴사를 동반한 불규칙하고 불분명한 경계를 가진 종괴로 보인다(그림 7-1, 7-2). 내부에 출혈이 흔하고, 석회화calcification도 보일 수 있다. 종괴 내부의 괴사와 출혈 부위 때문에 비균질 조영증강을 보인다. 종양은 자궁근층, 골반강내 혈관과 림프절을 따라 퍼지고, 폐전이가 흔하게 발생한다(그림 7-3). 자궁근종과 감별하기가 어렵지만 불규칙한 경계, 괴사, 갑작스런 종괴의 성장 등이 악성을 시사하는 소견이라는 주장이 있다. 최근 여러 연구에서 확산강조영상 기법이 자궁근종과 자궁육종을 감별하는 데 도움이 된다고 발표하고 있다(그림 7-4).

2. 자궁내막기질육종

자궁내막기질종양endometrial stromal tumor의 분류는 종양병리와 분자생물학에 대한 지식이 발전함에 따라 수차례 개정되었는데, 2014년 WHO 분류에서 자궁내막기질결절endometrial stromal nodule, 저등급 자궁내막기질육종low-grade ESS, 고등급 자궁내막기질육종high-grade ESS, 미분화 자궁육종undifferentiated uterine sarcoma의 네 범주로 재분류되었다. 병리적으로 자궁내막기질종양은 정상적인 증식기 자궁내막기

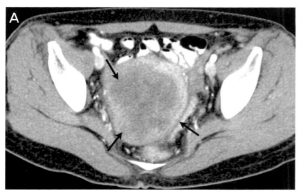

【그림 7-1】 **49세 여자에서 발생한 자궁 평활근육종** A. 조영증강 CT에서 자궁체부를 침범한 큰 저음영의 종괴(화살표)가 보인다. B. T2강조 시상면 MR영상에서 분엽성 윤곽의 종괴(화살표)는 주로 자궁체부 후벽에 위치하며 비균질한 신호강도를 보인다. C. 조영증강 T1강조 시상면 MR영상에서 조영증강이 잘되고 내부에 불규칙한 괴사가 있는 종괴(화살표)가 보인다.

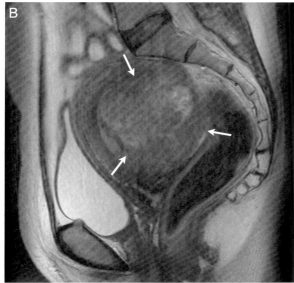

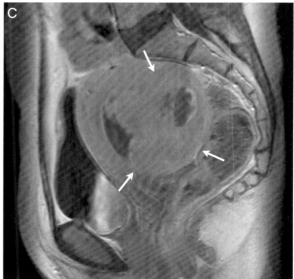

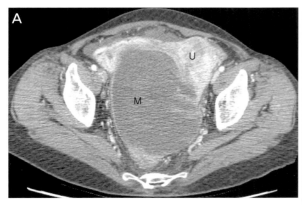

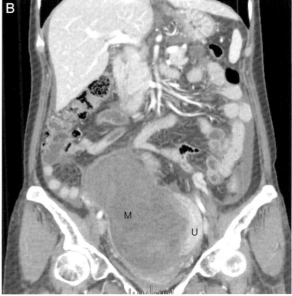

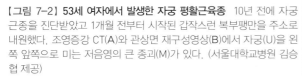

【그림 7-2】 **53세 여자에서 발생한 자궁 평활근육종** 10년 전에 자궁근종을 진단받았고 1개월 전부터 시작된 갑작스런 복부팽만을 주소로 내원했다. 조영증강 CT(A)와 관상면 재구성영상(B)에서 자궁(U)을 왼쪽 앞쪽으로 미는 저음영의 큰 종괴(M)가 있다. (서울대학교병원 김승협 제공)

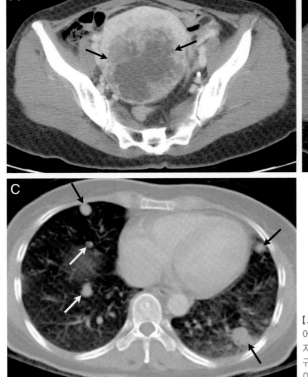

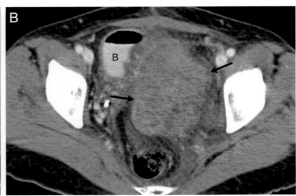

【그림 7-3】 53세 여자에서 발생한 자궁 평활근육종 A. 조영증강 CT에서 자궁체부에 비균질한 저음영을 보이는 종괴(화살표)가 있다. B. 자궁절제술 후 1개월 뒤 시행한 조영증강 CT에서 골반강 내에 크고 불규칙한 종괴(화살표)로 재발했다(B: 방광). C. 양쪽 폐에 다발성 폐전이(화살표)가 있다.

질세포proliferative phase endometrial stromal cell와 유사한 세포로 구성된 종양이다. 자궁내막기질결절은 드문 양성종양으로 경계가 좋은 팽창성 종괴이고, 나머지 육종은 자궁근층을 침범하며 전이성이 있다.

(1) 저등급 자궁내막기질육종

저등급 자궁내막기질육종은 전체 자궁악성종양의 1% 미만을 차지하지만 자궁육종 중 두 번째로 흔한 종양이다. 대부분 발견 당시 병기 Ⅰ이고, 병기 Ⅰ, Ⅱ 종양은 5년 생존률이 90% 이상으로 예후가 좋다. 그러나 병기 Ⅲ, Ⅳ 종양의 경우 5년 생존률이 50%로 급격히 떨어진다. 병기가 Ⅰ이더라도 늦게 재발하는 것이 특징이므로 장기간 추적검사가 필수적이다.

저등급 자궁내막기질육종은 주로 45~50세 사이 폐경기 전후의 여성에서 발생하며 약 1/3은 폐경 후 여성에서 발생한다. 임상적으로 비정상 자궁출혈, 골반통 등의 증상을 보이지만, 증상이 없는 경우도 많다.

자궁내막 조직검사로 확진할 수도 있지만 수술 전에는 대부분 자궁근종으로 오진된다.

병리적으로 뚜렷한 종괴 없이 자궁근층의 미만성 비후로 보이거나, 결절성 또는 경계가 좋지 않은 종괴가 있으면서 벌레모양 결절worm-like nodule이 자궁근층으로 침투하는 양상으로 나타난다. 이형성이 별로 없음에도 불구하고 자궁근층과 주변 구조물을 광범위하게 침범하는 경향을 보이며 국소적 침습이 자궁 광인대broad ligament, 난관 또는 난소를 타고 퍼질 수도 있다.

저등급 자궁내막기질육종의 영상 소견은 경계가 좋거나 미만성의 자궁강 내의 폴립모양 종괴로 보이거나, 낭성 변성을 동반한 자궁근종과 유사한 자궁근층의 종괴 등으로 다양하게 보일 수 있다(그림 7-5, 7-6). MR영상에서 자궁근층 내에 띠모양의 저신호들

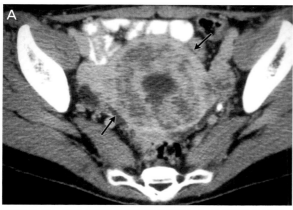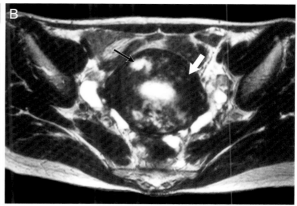

【그림 7-10】 **48세 여자에서 위암의 자궁전이** A. 조영증강 CT에서 자궁(화살표)이 미만성으로 커져 있고 자궁근층 내에 불규칙하게 조영증강이 감소된 부위가 보인다. B. T2강조 MR영상에서 자궁근층은 비정상적인 저신호강도(굵은 화살표)를 보이며 내부에 다발성의 고신호강도 부위들(화살표)을 포함하고 있다. (서울대학교병원 김승협 제공)

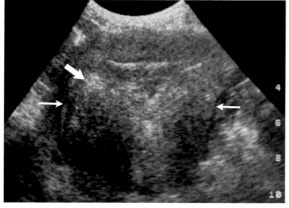

【그림 7-11】 **43세 위암 환자에서 자궁전이의 초음파검사 소견** 자궁(화살표)이 커져 있고 비균질한 에코를 보인다. 자궁근층 내부에 석회화로 생각되는 고에코 부위들(굵은 화살표)이 있다. (서울대학교병원 김승협 제공)

혀지지 않았지만, 난소로부터 난관을 통한 직접적인 자궁강 침범과 림프절이나 혈관을 통한 전이 등이 그 기전으로 생각된다. 자궁 전이암의 영상 소견에 대한 보고는 적지만, 자궁내막과 자궁근층을 전반적으로 침윤하는 것이 흔한 소견이다(그림 7-10). 위장의 점액분비선암*mucin-secreting adenocarcinoma*에서 전이한 경우에는 자궁 내에 흩어진 종양 석회화를 보일 수 있다(그림 7-11).

Ⅳ 지방성 자궁종양

지방성 자궁종양은 드문 양성종양으로 발생빈도는 0.005~0.2%로 보고되어 있다. 병리적으로 순수한 지방종*lipoma*, 지방평활근종*lipoleiomyoma*, 섬유근지방종*fibromyolipoma*, 혈관지방평활근종*angiolipoleiomyoma* 등이 지방성 자궁종양에 속한다. 자궁 내에 지방 성분이 보이는 것은 지방성 자궁종양의 특이적인 영상 소견이다. 초음파검사에서는 자궁에서 경계가 좋은 고에코 종괴로 보이고, 지방성 자궁종양에 눌린 주위 자궁근층이 저에코의 테두리로 보일 수 있다. CT와 MR영상에서는 종괴의 위치가 자궁에 있으면서 지방음영 또는 지방의 특징적인 신호강도를 보이면 확진할 수 있다(그림 7-12, 7-13).

지방성 자궁종양은 난소의 성숙기형종*mature cystic teratoma*과 감별해야 한다. 왜냐하면 난소기형종의 경우 비교적 높은 합병증 발생빈도 때문에 수술적으로 제거해야 하지만 지방성 자궁종양은 대부분 증상을 유발하지 않아 치료할 필요가 없기 때문이다. 지방성 종괴가 자궁근층에서 기원했는지를 확인하는 것이 난소기형종과 지방성 자궁종양을 감별하는 가장 중요한 소견이다.

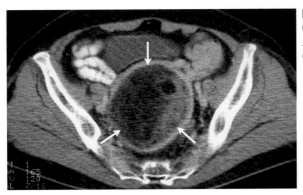

【그림 7-12】 **45세 여자에서 발생한 자궁 지방평활근종** 조영증강 CT에서 자궁에 경계가 좋고 내부에 지방음영을 보이는 종괴가 있다(화살표). 종괴 주위로 종괴에 눌린 자궁근층이 두꺼운 띠처럼 조영증강되어 있다. (고려대학교 구로병원 김경아 제공)

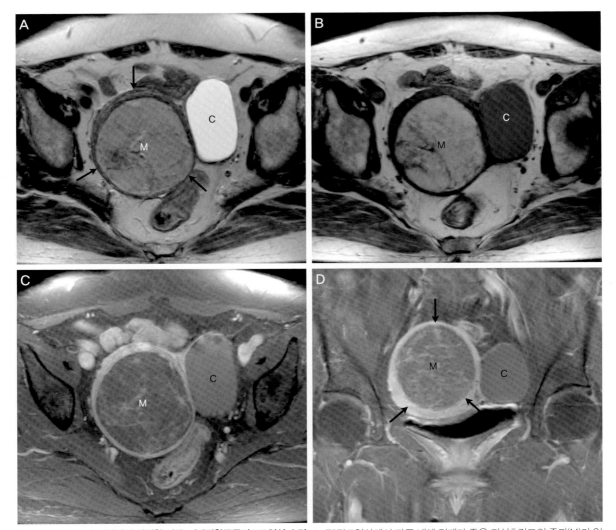

【그림 7-13】 **41세 여자에서 발생한 자궁 지방평활근종의 MR영상 소견** A. T2강조영상에서 자궁 내에 경계가 좋은 저신호강도의 종괴(M)가 있으며 얇아진 자궁근층으로 둘러싸여 있다(화살표). 자궁의 왼쪽에는 단방성 낭종(C)이 있다. B. T1강조영상에서 종괴는 골반강내 지방과 유사한 고신호강도를 보인다. C. 조영증강 지방억제 T1강조영상에서 종괴의 신호가 감소해서 지방성분을 확인했다. D. 조영증강 지방억제 T1강조 관상면 영상에서 종괴를 둘러싼 자궁근층이 잘 조영된다(화살표). 수술로 자궁의 지방평활근종과 왼쪽 난소의 장액낭선종이 확인되었다.

V 임신성영양막질환

임신성영양막질환gestational trophoblastic disease; GTD 은 임신과 연관된 영양막trophoblast이 비정상적으로 증식하는 질환이다. 임상증상과 악성 가능성, 예후에 따라 양성인 포상기태hydatidiform mole와 악성인 임신성영양막종양gestational trophoblastic tumor; GTT 으로 나뉜다. 사람융모성선자극호르몬human chorionic gonadotropin; hCG을 연속적으로 측정하면 이 질환의 유무와 임상경과를 추적할 수 있다는 것이 특징이다. 초음파검사가 기태임신을 진단하는 데 신뢰도가 높지만 임신성영양막종양의 병기결정에는 MR영상이 유용하다. 그러나 임신성영양막질환 간 조직적 유사성 때문에 항상 정확한 영상진단이 늘 가능하지는 않으므로 임상 소견을 고려하는 것이 중요하다.

1. 포상기태

포상기태는 임신성영양막질환 중 80% 정도를 차지하고 가장 생명을 덜 위협하는 질환이다. 그러나 악성인 융모막암choriocarcinoma의 50%가 포상기태에서 발생한다고 알려져 있으므로 임상적으로 주의해야 하는 질환이다. 포상기태는 세포유전학적, 조직학적 차이에 따라 완전포상기태complete hydatidiform mole와 부분포상기태partial hydatidiform mole로 나뉜다(표 7-4).

[표 7-4] 완전포상기태와 부분포상기태의 비교

	완전포상기태	부분포상기태
핵형	46, XX	69, XX
병리		
동반된 태아 혹은 배아조직	없음	있음
융모의 포상종창	전반적	부분적
영양배엽세포의 증식	전반적	부분적
임상증상	비정상적 질출혈	계류유산
지속성 임신성영양막종양 빈도		
비전이성	15~25%	3~4%
전이성	4%	0%

(1) 완전포상기태

완전포상기태는 조직학적으로 영양막세포trophoblastic cell 증식과 융모기질villous stroma 부종으로 이루어진 융모막융모chorionic villi 이상을 보인다. 융모기질이 수포변성hydropic degeneration을 보이고 부풀어 오른 융모에 혈관이 없으며 배아embryo나 태아조직이 없는 것이 특징이다. 완전포상기태의 90%는 핵형karyotype 이 46XX인데, 이는 23X를 가진 정자와 난자가 수정되었지만 난자 쪽 염색체가 없어지고 정자 쪽 염색체만 중복duplication되었음을 의미한다. 이와 같은 유전적 이상이 융합영양막syncytiotrophoblast과 세포영양막cytotrophoblast의 광범위한 증식을 일으킨다.

완전포상기태를 임신한 환자의 97%에서 질출혈이 나타난다. 그 밖에 거대자궁(51%), 6cm 이상의 난포막황체낭theca lutein cyst(50%), 자간전증preeclampsia(27%), 임신과다구토hyperemesis gravidarum(25%), 갑상선항진증hyperthyroidism(7%) 등이 나타난다. 드물지만 기태 제거수술 후 갑작스런 호흡곤란을 보이는 경우에는 영양막세포색전증trophoblastic embolism 의 가능성을 의심해봐야 한다.

포상기태뿐만 아니라 정상 임신일 때도 hCG가 증가하기 때문에 hCG 수치를 포상기태의 확진에 이용할 수는 없지만, 포상기태가 의심되면 hCG를 연속적으로 측정하여 임상경과를 추적한다.

초음파검사는 포상기태와 정상 임신을 구별하는 데 가장 좋은 검사법이다. 완전포상기태는 수없이 많은 무에코 낭종들로 이루어진 특징적인 포도송이 모양의 종괴 소견을 보인다(그림 7-14A). 수포vesicle의 크기는 1~30mm가량으로 임신 주수에 따라 증가하는 경향이 있다. 과거 보고에서는 수많은 에코들이 눈보라 모양snowstorm appearance으로 기술되었지만, 최근에는 장비가 발달하여 수없이 많은 무에코 낭종들을 뚜렷이 볼 수 있다. 이러한 작은 낭종들은 융모의 수포성 변화hydropic villi에 해당한다. 임신초기에 융모의 크기가 작을수록 자궁은 좀 더 균질하게 보인다.

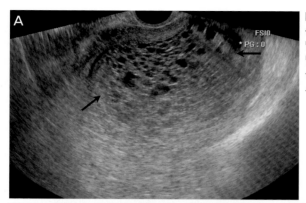

【그림 7-14】 3개월간의 무월경이 주소인 35세 여자의 포상기태 A. 질초음파에서 자궁강 내에 수많은 작은 무에코 낭종으로 이루어진 종괴(화살표)가 있다. B. T2강조 시상면 MR영상에서 수많은 낭종들이 고신호강도를 보인다(화살표). C. 조영증강 지방억제 T1강조 시상면 MR영상에서 포상기태(화살표) 내부의 중격들이 조영증강되어 있다.

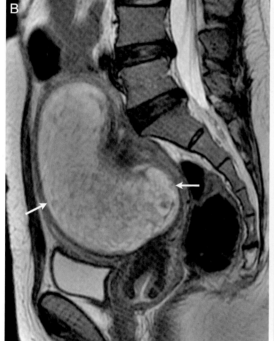

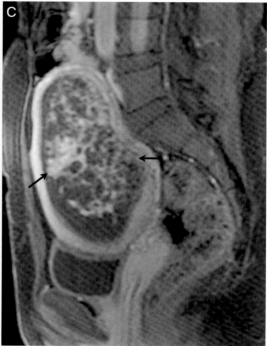

특징적인 수포 형태를 보이지 않고 자궁내강을 채운 작은 에코성 종괴로 보이는 경우에는 hCG 수치를 고려해 강하게 의심해야 진단이 가능하다.

색도플러 초음파는 임신 첫 3개월의 이상임신을 평가하는 데 이용된다. 포상기태와 임신성영양막종양에서 자궁동맥의 도플러 초음파 소견은 정상 임신, 고사난자*blighted ovum*, 계류유산*missed abortion*, 절박유산*threatened abortion*에 비해 낮은 저항지수*resistive index*를 보인다.

CT는 기태조직이 자궁 밖으로 퍼졌는지를 진단하는 데 이용된다(그림 7-15). 저음영 병변 주위로 조영증강이 잘되는 부분이 자궁근층에서 보인다. 초음파가 초기 진단에 중요한 검사법이지만 MR영상도 임신성영양막질환의 발견과 질병의 진행 정도를 진단하는 데 중요한 역할을 한다. T2강조영상에서 포상기태는 자궁강을 확장시킨 수없이 많은 고신호강도의 낭성 공간을 가진 비균질한 종괴로 보인다(그림 7-14B, C).

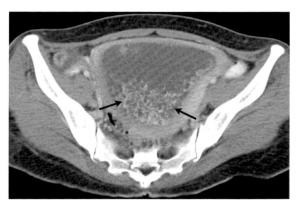

【그림 7-15】 25세 여자에서 발생한 포상기태 조영증강 CT에서 자궁내강이 확장되어 있고 내부에 강하게 조영증강된 중격들(화살표)을 포함한 낭성 종괴가 있다.

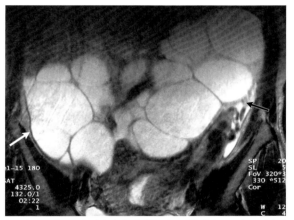

【그림 7-16】 40세 여자에서 발생한 난포막황체낭 T2강조 관상면 MR영상에서 양쪽 난소에 큰 다방성 낭종이 있다(화살표). 임신성영양막종양이 있는 환자에서 이러한 소견은 난포막황체낭을 의미한다.

포상기태 환자의 25~60%에서 난소의 난포막황체낭이 보인다. 이는 hCG가 과도하게 분비되어 난소가 심하게 자극을 받아 생기는데, 대개 양측성으로 나타나고 크기가 몇 mm에서 크게는 10cm 정도의 다방성 낭종으로 보인다(그림 7-16). 난소의 난포막황체낭은 포상기태 제거수술 후 2~4개월이면 자연 소실되지만 가끔 염전torsion, 경색infarction, 파열rupture 등의 합병증이 생길 수 있다.

포상기태의 치료로는 흡입소파술suction and curettage이 가장 효과적인 것으로 알려져 있다. 포상기

태의 80%는 기태 제거 후 완전히 치유되지만 15%는 침윤기태invasive mole 또는 융모막암 등의 임신성영양막종양으로 진행한다. 포상기태 제거 후 혈청 ß-hCG 값이 정상치로 돌아와서 지속적 임신성영양막질환이 없음을 확인해야 최종적으로 완전포상기태가 치료되었다고 진단할 수 있다.

(2) 부분포상기태

부분포상기태는 대부분 69XXX, 69XXY, 69XYY의 삼배수체triploid 핵형을 가지며 이는 대부분 정상 난자와 2개의 정자가 수정된 것이다. 조직학적으로 융모의 일부에서 포상종창을 보이고, 경미하고 국한된 영양막세포 증식을 보인다. 영양세포 중 융합영양막세포의 증식이 특징적이며 융모의 포상종창은 완전포상기태에 비해 심하지 않고 융모 외막이 불규칙하며(scalloping) 대부분 태아가 있다. 그러나 부분포상기태의 태아는 다양한 선천성 기형을 지니고 성장이 지연되며 결국 생존할 수 없게 된다. 부분포상기태는 완전포상기태와 달리 특징적인 임상증상이 없고 융모기질의 수포성 변화 소견이 미미하기 때문에 유산으로 소파술을 시행한 후 병리조직학적으로 진단한다. 초음파에서 태반이 커지고 내부에 많은 무에코 병변을 보이며 태아는 대개 잘 안 보이거나 비정상이고, 다양한 선천성 기형이나 성장지연 등 삼배수체 핵형의 소견을 보인다.

2. 임신성영양막종양

임신성영양막종양이란 침윤기태 또는 융모막암의 조직과 임상증상을 보이는 경우를 말한다. 지속성 임신성영양막종양persistent gestational trophoblastic tumor이란 임상적 용어로 선행 임신 종결 후 hCG 수치가 지속되거나 상승하는 경우를 뜻한다.

(1) 침윤기태

침윤기태는 완전포상기태의 병리학적 소견을 보이며

과다한 영양막 증식이 자궁근층을 깊이 침범했거나 여러 장기에 전이를 일으킨 경우를 말한다. 완전포상기태 치료 후 15%, 부분포상기태 치료 후 4～10%에서 침윤기태가 발생하며 대부분 기태 제거 후 6개월 이내에 나타난다. 현미경 소견상 과다한 영양막 증식과 함께 융모막이 보존되어 있고 영양막과 융모막이 자궁근층, 자궁외조직, 난관막 또는 질벽 등에 침윤되어 있다.

지속성 임신성영양막종양이 의심되는 환자에서 초음파의 가장 중요한 역할은 β-hCG 증가의 원인이 임신이 아님을 확인하는 것이다. 특징적으로 비균질한 종괴가 자궁근층과 자궁외조직으로 침윤된 소견을 초음파에서 확인할 수 있다. 도플러 초음파에서는 혈관이 매우 풍부한 종괴로 보이며, 높은 확장기혈류high diastolic flow를 볼 수 있다. 이는 증식성 종괴 내의 혈관긴장도vascular tone가 낮아진 결과로 생각된다.

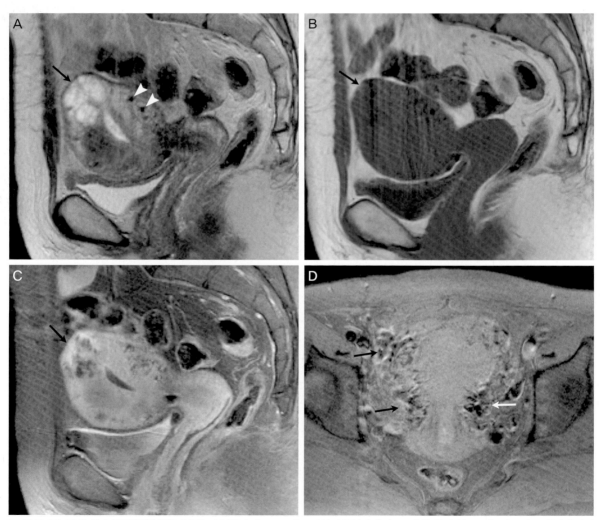

【그림 7-17】 53세 여자에서 발생한 침윤기태의 MR영상 소견 A. T2강조 시상면 영상에서 자궁근층을 침범하는 고신호강도의 종괴(화살표)가 있다. 자궁체부에 무신호로 보이는 혈관들이 증가되어 있다(화살촉). B. T1강조 시상면 영상에서 종괴(화살표)는 자궁근층과 동일한 신호강도로 보인다. C. 조영증강 지방억제 T1강조 시상면 영상에서 종괴(화살표)의 내부는 작은 낭들과 주변의 조영증강되는 조직들로 구성되어 있다. D. 지방억제 T1강조 축상면 영상에서 자궁 주변부 혈관들이 증가되어 있다(화살표).

MR영상에서는 T2강조영상에서 다양한 신호강도가 섞인 경계가 좋지 않은 종괴가 자궁근층 깊숙이 침범한 양상을 보인다. T1강조영상에서는 자궁근층과 동일한 신호강도의 종괴 내에 출혈로 인한 고신호강도를 보인다(그림 7-17). 기태 유사 구조물molar-like structures은 조영증강이 잘되는 영양막 증식으로 이루어진 종괴 내부의 작은 낭성 병변으로 보일 수 있다. 자궁 내부와 자궁 주변부에 혈관이 증가된 것은 융모막암보다 침윤기태에서 좀 더 흔히 보이는 소견이다. 침윤기태와 융모막암의 병리 소견과 MR영상 소견의 차이점은 표 7-5에 요약되어 있다.

(2) 융모막암

융모막암은 포상기태, 자연유산, 자궁외임신ectopic pregnancy, 사태임신quadruplet pregnancy 및 정상 분만 등 어떤 경우의 임신 수태물conceptus에서도 발생할 수 있는 영양막의 악성종양이다. 선행 임신 중 발생빈도는 포상기태가 50%, 유산이 25%, 정상 분만이 22.5%, 자궁외임신이 2.5%를 차지한다고 보고되어 있다.

융모막암의 조직학적 특징은 자궁근층 내의 무질서한 영양막 과다증식, 융모막 소실, 근주위조직의 파괴와 응고성 괴사 등이다. 양성 영양막은 동맥벽을 침범할 수 없기 때문에 정맥혈 내에서만 발견되고 궁극적으로는 폐모세혈관에 걸리게 된다. 그러나 악성 영양막은 침윤 성향을 띠므로 동맥혈관을 침범해 혈류를 통해 급속히 다른 장기로 전이하고, 심한 조직 괴사와 출혈성 종괴를 형성하며 조직을 파괴하고 심한 출혈을 일으킨다.

영상검사에서 융모막암은 자궁을 확장시킨 종괴로 보이고, 뚜렷한 중심부의 침윤성 종괴로 보이기도 한다. 내부가 비균질하게 보이는 것은 이 종양의 특징인 괴사와 출혈 때문이다. 종양은 정맥동venous sinus을 따라 자궁근층으로 침범하는 경향이 있기 때문에 종양의 경계가 비교적 뚜렷하고 결절모양으로 보인다. 조영증강 CT와 MR영상에서 종괴 내부는 괴사 때문에 저음영 또는 저신호강도로 보여 비균질한 조영증강을 보인다(그림 7-18). 침윤기태에 비해 융모막

[표 7-5] 침윤기태와 융모막암의 차이점

	침윤기태	융모막암
병리 소견	과다한 영양막 증식 영양막 융모막의 자궁근층으로의 심한 침범	악성 융모상피세포 침윤성 영양막 혈관 침범
융모 형태	침윤성 융모	융모가 없음
전이 양상	주위 조직 침범	조기 혈행성 전이
MR영상 소견		
종괴의 경계	불분명	분명
T2강조영상	다양한 신호강도	다양한 신호강도
T1강조영상에서 고신호강도의 양상	흩어져 있는 양상	결절모양
자궁근층 침범	깊숙이 침범	정맥동을 통한 침범
접합구역	완전 또는 부분 깨짐	완전 또는 부분 깨짐
종괴내 혈류 분포	증가	적거나 없음
조영증강되는 고형 부분	전반적	주변부
기태모양의 낭성 병변	있음	없음
자궁 주변의 혈류 분포	심하게 증가	없거나 약간 증가

암의 종괴내 혈관 분포는 낮은 경향을 띤다.

임신성영양막질환의 예후는 다양한 임상적 예후인자에 따라 다르며, 전이된 환자도 항암화학요법에 대한 반응이 좋아 흔히 완치된다. 항암화학요법에 반응이 좋은 경우에는 hCG 수치가 낮아지면서 자궁 용적과 혈류 증가 등이 정상으로 돌아오고 자궁의 정상 구역구조zonal anatomy가 보이게 된다.

(3) 태반부착부위 영양막종양

태반부착부위 영양막종양placental site trophoblastic tumor; PSTT은 매우 희귀한 융모막암의 변이형으로, 태반이 자궁에 부착된 장소에 발생한 종양이며 주로 단핵성 중간 영양막세포mononuclear intermediate trophoblastic cell로 구성된다. 태반부착부위 영양막종양은 종양 크기에 비해 아주 적은 양의 hCG와 태반락토겐

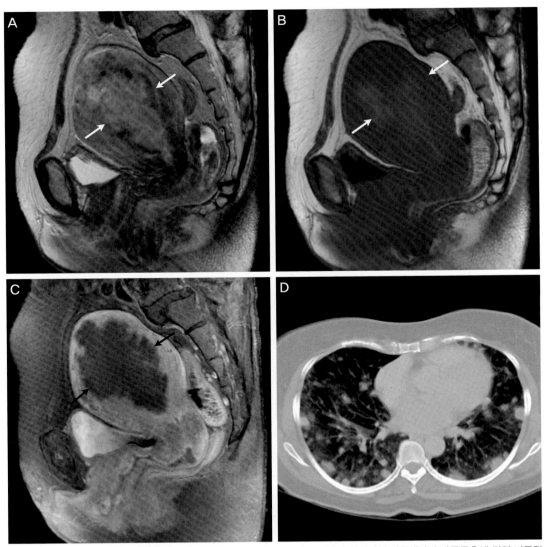

【그림 7-18】 56세 여자에서 발생한 융모막암의 MR영상 소견 A. T2강조 시상면 영상에서 자궁내강과 자궁근층에 걸쳐 비균질한 신호강도를 보이는 큰 종괴(화살표)가 있다. B. T1강조 시상면 영상에서 종괴(화살표)는 출혈로 인해 자궁근층보다 약간 높은 신호강도를 보인다. C. 조영증강 지방억제 T1강조 시상면 영상에서 종괴(화살표)의 대부분은 조영증강되지 않는 광범위한 괴사를 보인다. D. 양쪽 폐에 다발성 전이가 있다.

placental lactogen을 분비하며 일반적으로 항암화학요법에 잘 반응하지 않는 것이 특징이다. 임상양상은 다양한데, 대부분 양성종양의 진행 양상을 보이지만 간혹 심한 악성으로 진행된다. 육안으로 보았을 때 미세한 병변부터 자궁을 변형시킨 큰 종괴에 이르기까지 다양하며 국소적 출혈과 괴사를 동반하기도 한다. 폴립 모양의 종괴가 자궁강으로 돌출되거나 자궁근층으로 광범위하게 침윤될 수 있지만 자궁부속기의 침범은 매우 드물다. MR영상에서 자궁근층 종괴로 보이며, T1강조영상에서 자궁근층과 동일한 신호강도를 보이고 T2강조영상에서 동일하거나 약간 높은 신호강도를 보인다.

참고문헌

1. Allen SD, Lim AK, Seckl MJ, et al. Radiology of gestational trophoblastic neoplasia. Clin Radiol 2006;61:301-313.

2. D'Angelo E, Prat J. Uterine sarcomas: A review. Gynecol Oncol 2010;116:131-139.

3. FIGO Committee on Gynecologic Oncology. FIGO staging for uterine sarcomas. Int J Gynaecol Obstet 2009;106:277.

4. Goto N, Oishi-Tanaka Y, Tsunoda H, et al: Magnetic resonance findings of primary uterine malignant lymphoma. Magn Reson Med Sci 2007;6:7-13.

5. Green CL, Angtuaco TL, Shah HR, et al. Gestational trophoblastic disease: a spectrum of radiologic diagnosis. Radiographics 1996;16:1371-1384.

6. Huang YT, Huang YL, Ng KK, et al. Current Status of Magnetic Resonance Imaging in Patients with Malignant Uterine Neoplasms: A Review. Korean J Radiol 2019;21:18-33.

7. Kim SH, Hwang HY, Choi BI. Uterine metastasis from stomach cancer: Radiological findings. Clin Radiol 1990;42:285-286.

8. Kim YS, Koh BH, Cho OK, et al. MR imaging of primary uterine lymphoma. Abdom Imaging 1997;22:441-444.

9. Koyama T, Togashi K, Konishi I, et al. MR imaging of endometrial stromal sarcoma: correlation with pathologic findings. AJR Am J Roentgenol 1999;173:767-772.

10. Metser U, Haider MA, Khalili K, et al. MR imaging findings and patterns of spread in secondary tumor involvement of the uterine body and cervix. AJR Am J Roentgenol 2003;180:765-769.

11. Rha SE, Byun JY, Jung SE, et al. CT and MRI of uterine sarcomas and their mimickers. AJR Am J Roentgenol 2003;181:1369-1374.

12. Santos P, Cunha TM. Uterine sarcomas: clinical presentation and MRI features. Diagn Interv Radiol 2015;21:4-9.

13. Shaaban AM, Rezvani M, Haroun RR, et al. Gestational Trophoblastic Disease: Clinical and Imaging Features. Radiographics 2017;37:681-700.

14. Shanbhogue AK, Lalwani N, Menias CO. Gestational trophoblastic disease. Radiol Clin North Am 2013;51:1023-1034.

15. Sohaib SA, Verma H, Attygalle AD, et al. Imaging of uterine malignancies. Semin Ultrasound CT MR 2010;31:377-387.

16. Thomassin-Naggara I, Dechoux S, Bonneau C, et al. How to differentiate benign from malignant myometrial tumours using MR imaging. Eur Radiol 2013;23:2306-2314.

17. Tirumani SH, Ojili V, Shanbhogue AK, et al. Current concepts in the imaging of uterine sarcoma. Abdom Imaging 2013;38:397-411

18. Ueda M, Otsuka M, Hatakenaka M, et al. MR imaging findings of uterine endometrial stromal sarcoma: differentiation from endometrial carcinoma. Eur Radiol 2001;11:28-33.

19. Ueda M, Otsuka M, Hatakenaka M, et al. Uterine endometrial stromal sarcoma located in uterine myometrium: MRI appearance. Eur Radiol 2000;10:780-782.

20. Wagner BJ, Woodward PJ, Dickey GE. Gestational trophoblastic disease: radiologic-pathologic correlation. Radiographics 1996;16:131-148.

21. Wu TI, Yen TC, Lai CH. Clinical presentation and diagnosis of uterine sarcoma, including imaging. Best Pract Res Clin Obstet Gynaecol 2011;25:681-689.

CHAPTER 8

난소낭종과 낭성 질환

최문형, 오순남

I 기능성 낭종

골반강pelvic cavity의 양쪽에 위치한 난소는 난egg을 저장했다가 방출하는 역할을 한다. 정상 난소에는 난을 만들어내는 구조물로서 작은 낭이 있고 이들을 난포follicle라 한다. 폐경 전 여성에서 대부분의 난소낭ovarian cyst은 양성이며 암으로 진행되지 않는다. 기능성 낭종functional cyst은 난포형성과정folliculogenesis 중의 이상으로 인해 형성된다. 대부분 증상이 없고 2개월 내에 자연 소실되므로 정확한 유병률을 알기는 어렵다.

1. 난포낭

난소에서는 월경이 끝난 후에 몇 개의 난포들이 성숙되기 시작한다. 이 중 1개만이 완전성숙해서 배란에 이르고 나머지 난포들은 발육과정에서 시들어blighted 소실되는데 이 난포들이 커져서 생긴 낭이 난포낭follicular cyst이다. 난포낭은 대개 한쪽 난소에서 보인다. 성숙난포의 평균 크기는 15~20mm이고 난포낭은 성숙난포보다 커서 3~8cm이며 벽이 얇은 단방낭unilocular cyst이다. 이들은 대개 증상이 없지만 간혹 커지면서 출혈을 동반하면 급성복통을 유발할 수 있다.

질초음파검사transvaginal ultrasonography에서 난포낭은 무에코의 벽이 얇은 낭으로 보인다. 난포낭이 출혈을 동반할 경우 초음파에서 에코발생 부스러기echogenic debris를 보일 수 있다(그림 8-1). MR영상에서는 벽이 얇은 낭성 구조물로 보이며 출혈이 동반되지 않은 경우 내부는 물과 같은 신호강도, 즉 T1강조영상에서 저신호강도, T2강조영상에서 고신호강도를 보이지만 출혈이 동반된 경우에는 다양한 신호강도를 보일 수 있다(그림 8-2).

2. 황체낭

여성의 배란주기에 따른 호르몬 변화로 인해 난소는 배란기에 1개의 성숙난포에서 난자ovum를 방출한다. 이렇게 난자를 방출하고 남은 난포를 황체낭corpus luteal cyst이라 한다. 황체낭은 배란된 난자가 수정되지 않으면 일정 시간이 지난 후 퇴화한다. 난자가 수정되면 황체낭은 퇴화하지 않고 발달해서 커지며 초기 임신 유지에 필요한 여성호르몬estrogen과 프로게스테론progesterone을 생산하다가 임신 10~12주경 이후 태반에서 호르몬을 왕성하게 생산하면 퇴화된다.

조직학적으로 황체낭의 벽은 지방성분이 풍부하고 혈관조직이 발달해 있으며 두껍고 부분적으로 주름지거나 찌그러져 보일 수 있다. 초음파에서 황체낭은 벽이 두껍고 내부의 액이 출혈 정도에 따라 무에코, 저에코로 보인다. 낭벽을 따라 에코발생 부스러기가 있거나, 액체-액체층fluid-fluid level을 보일 수 있다. 황체낭 내부의 출혈 때문에 CT에서도 고감쇠로 보일 수 있고 T1강조 MR영상에서 증가된 신호강도를 보일 수 있다. 조영증강 후에 낭벽을 따라 조영증강이 매우 두드러져 보일 수 있는데 이는 혈관이 풍부한

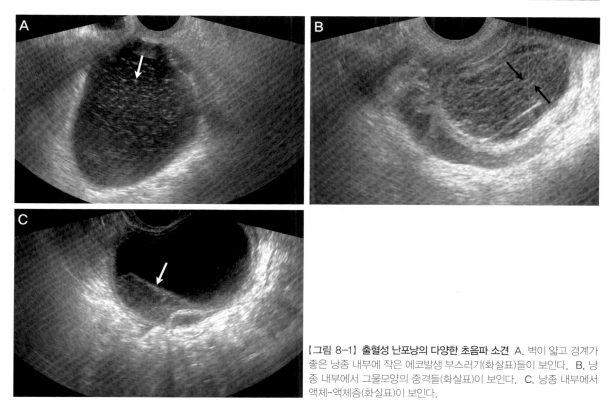

【그림 8-1】 출혈성 난포낭의 다양한 초음파 소견 A. 벽이 얇고 경계가 좋은 낭종 내부에 작은 에코발생 부스러기(화살표)들이 보인다. B. 낭종 내부에서 그물모양의 중격들(화살표)이 보인다. C. 낭종 내부에서 액체-액체층(화살표)이 보인다.

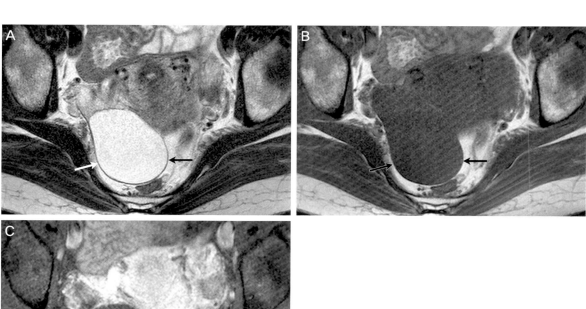

【그림 8-2】 43세 여자에서 난포낭의 MR영상 소견 A. T2강조영상에서 오른쪽 난소에 벽이 얇고 내부에 고신호강도를 보이는 낭성 병변(화살표)이 있다. B. T1강조영상에서 낭성 병변(화살표)은 저신호강도를 보인다. C. 조영증강 지방억제 T1강조영상에서 얇은 낭벽(화살표)이 보이며, 낭종 내에 조영증강되는 고형성분은 없다.

황체세포층*vasculized luteinizing zone*을 형성하기 때문이다(그림 8-3, 8-4, 표 8-1).

황체낭은 흔히 출혈을 동반할 수 있고 파열되어 혈액복강*hemoperitoneum*을 일으키기도 한다. 출혈성 난

[표 8-1] 황체낭의 영상 소견

1. 일측성, 단방낭
2. 두껍고 불규칙한 낭벽
3. 낭벽의 뚜렷한 조영증강
4. T1, T2강조 MR영상에서 고신호강도

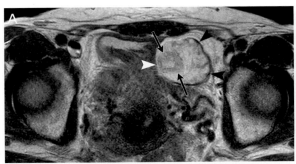
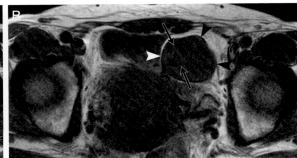
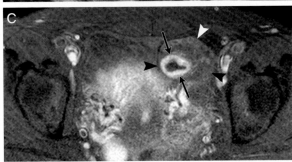

【그림 8-3】 41세 여자에서 황체낭의 MR영상 소견 A. T2강조영상에서 왼쪽 난소(화살촉)에 벽이 두꺼운 낭성 구조물(화살표)이 있다. B. T1강조영상에서 두꺼운 낭종벽은 주변 난소의 기질과 비교해서 약간 높은 신호강도를 보인다(화살표). C. 조영증강 지방억제 T1강조영상에서 두꺼운 낭종벽이 뚜렷이 조영증강된다(화살표).

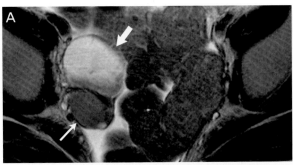
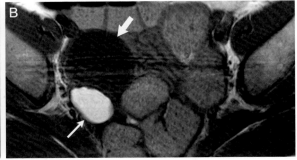
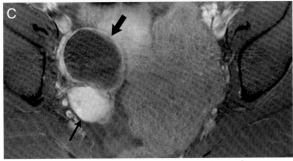

【그림 8-4】 36세 여자에서 오른쪽 난소에 발생한 황체낭과 자궁내막낭*endometrial cyst*의 MR영상 소견 A. T2강조영상에서 오른쪽 난소에 고신호강도를 보이는 황체낭(굵은 화살표)과 저신호강도를 보이는 자궁내막낭(화살표)이 함께 있다. B. T1강조영상에서 황체낭(굵은 화살표)은 저신호강도를 보이고 자궁내막낭(화살표)은 고신호강도를 보인다. C. 조영증강 지방억제 T1강조영상에서 황체낭의 벽이 뚜렷이 조영증강되고(굵은 화살표), 자궁내막낭(화살표)의 고신호강도는 억제되지 않는다.

소낭이 있는 환자는 급성복통을 주소로 내원하기 때문에 자궁외임신*ectopic pregnancy*, 난소염전*ovarian torsion*, 급성충수염*acute appendicitis* 등의 급성 질환과 감별해야 한다. 초음파에서 자궁부속기에 미만성 저에코 낭이 있거나 그 내부에 액체-액체층 또는 에코발생 부스러기가 있으면 출혈성 난소낭으로 의심할 수 있으며, CT에서 고감쇠를 보이는 복수*hyperdense ascites*가 골반강에 있고 난소낭에서 조영제 유출*extravasation*이 보인다면 출혈성 난소낭 파열로 진단할 수 있다(그림 8-5).

임신한 여성에서 대부분의 황체낭은 임신 제1분기*first trimester*가 지나면 저절로 없어지지만 임신 14주 이후까지 남아 있거나 6cm 이상 커져 있다면 수술적 절제가 필요할 수 있다.

3. 난포막황체낭(표 8-2)

난포막황체낭*theca lutein cyst*은 대부분 속난포막세포*theca interna cell*로 이루어진 기능성 낭종이다. 속난포막세포는 간질에서 기원해 난포를 둘러싼 세포층의 안쪽에 위치하고 여성호르몬을 생산한다. 속난포막세포는 혈중 hCG가 과도하게 높아진 경우 자극을 받아 증식한다. 따라서 다태임신, 불임 때문에 성선자

[표 8-2] 난포막황체낭

1. 발생할 수 있는 임상상(혈중 hCG가 과다하게 높아지는 경우)
   (1) 다태임신
   (2) 성선자극호르몬치료를 받는 경우
   (3) 임신성영양막질환
2. 영상 소견
   (1) 양측성, 대칭성 난소비대
   (2) 다방낭
   (3) 중격비후나 벽결절은 없음

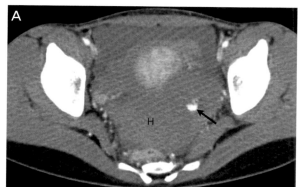

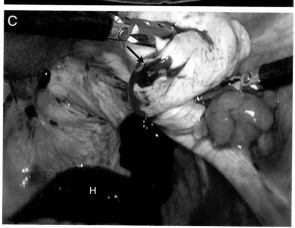

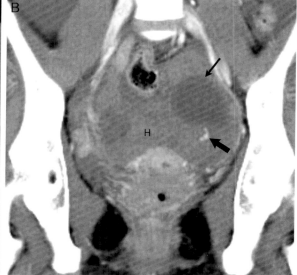

【그림 8-5】 **21세 여자의 파열된 황체낭** A. 조영증강 축상면 CT 영상에서 골반강에 고감쇠 혈종(H)이 있고 조영제 혈관 외 유출로 생각되는 고감쇠 부위(화살표)가 있다. B. 조영증강 관상면 CT 영상에서 왼쪽 난소에 있는 저감쇠 낭성 구조물(화살표)이 보인다. 조영제의 혈관 외 유출로 생각되는 선상의 고감쇠 부위(굵은 화살표)가 병변과 연결되어 있어 출혈 부위로 생각된다. 이 영상에서도 고감쇠 혈종(H)이 보인다. C. 복강경수술을 통해 황체낭 파열로 출혈하는 왼쪽 난소(화살표)와 그로 인한 혈액복강(H)을 확인했다.

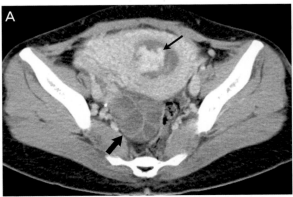
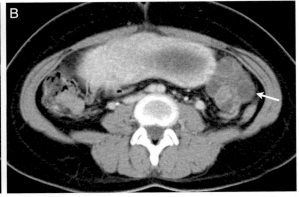

【그림 8-6】 자궁에 포상기태를 가진 34세 여자에서 양쪽 난소에 동반된 난포막황체낭 A. 조영증강 CT에서 자궁이 전반적으로 커져 있고 자궁내강에 조영증강이 매우 잘되는 불규칙한 병변이 있다(화살표). 오른쪽 난소(굵은 화살표)에 중격이 많은 낭이 있다. B. 왼쪽 난소에도 비슷한 낭(화살표)이 있다.

극호르몬gonadotropin 치료를 받는 경우, 임신성영양막질환 등에서 볼 수 있다. 혈중 hCG가 정상화되면 자연 소실된다.

난포막황체낭은 대개 양쪽 난소가 대칭적으로 커지고 다방성multiseptated이며, 중격비후나 벽결절mural nodule 같은 소견은 동반되지 않는다. 기능성 낭종 가운데 가장 크다(그림 8-6).

(1) Hyperreactio luteinalis와 난소과다자극증후군

Hyperreactio luteinalis는 양쪽 난소의 심한 비대가 특징인 드문 경우로, 양쪽 난소가 난포막황체낭들로 인해 비대해진다. 이는 난포막황체낭의 증식을 유발하는 혈중 hCG가 증가되는 경우들을(표 8-2 참조) 외에 드물게 정상 임신의 제3분기third trimester나 산후기puerperium에 생길 수 있다.

난소과다자극증후군ovarian hyperstimulation syndrome은 불임 때문에 배란 유도를 받는 여성에서 의인성으로 생긴 hyperreactio luteinalis를 말한다. hyperreactio luteinalis에서보다 난소가 더 빨리 팽창하고 복수나 흉막삼출이 더 흔하게 발생한다.

Ⅱ 난소위체낭

자궁 광인대broad ligament에 생기는 난소위체낭parovarian cyst은 중피세포mesothelial element, 중간신장곁잔유물paramesonephric remnant에서 발생하고 드물게 중간신장잔유물mesonephric remnant에서 발생하기도 한다. 이는 전체 자궁부속기 종괴의 약 10~20%를 차지한다. 20~30대에 가장 흔하게 발생하고 출혈, 염전 또는 파열 같은 합병증을 동반할 수 있다.

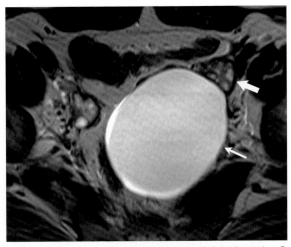

【그림 8-7】 29세 여자에서 난소위체낭의 MR영상 소견 T2강조 축상면 영상에서 왼쪽 자궁부속기 위치에 난소(굵은 화살표)와 구분되는 고신호강도의 단방성 낭종(화살표)이 있다.

[표 8-3] 난소위체낭의 영상 소견

1. 벽이 얇은 단방낭
2. 낭성 구조물과 구분되는 난소

모양만으로는 난소위체낭과 난소의 기능성 단순낭종을 구분하기가 어렵다. 벽이 얇은 단방낭종이 자궁부속기 근처에 있고, 같은 쪽에서 이와 뚜렷이 구별되는 난소가 발견되면 난소위체낭으로 진단할 수 있다(그림 8-7, 표 8-3). 난소위체낭에서도 양성 또는 악성 종양이 생길 수 있다(그림 8-8).

Ⅲ 다낭성난소병

다낭성난소병*polycystic ovarian disease*은 스타인－레벤탈증후군*Stein－Leventhal syndrome*이라고도 한다. 뇌하수체에서 황체형성호르몬*luteinizing hormone; LH*을 과도하게 생산해서 황체형성호르몬 대 난포자극호르몬*follicle-stimulating hormone; FSH*의 비율이 지속적으로 높아져서 생긴다. 황체형성호르몬이 과도하게 분비되면 난포막세포가 남성호르몬*androgen*을 생성하고, 이로 인해 남성화*virilization*되어 여드름, 다모증*hirsutism*, 근육과 골격 비대 등이 생긴다. 한편에서는 일부 남성호르몬이 여성호르몬으로 전환해서 다시 황체형성호르몬 분비를 증가시키고 난포자극호르몬 분비를 감소시켜 두 호르몬의 비율이 지속적으로

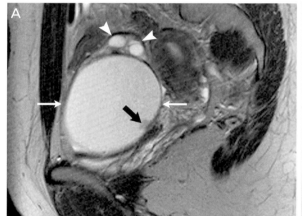
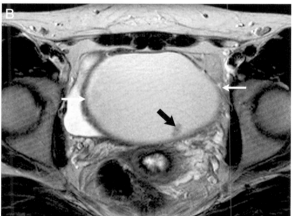
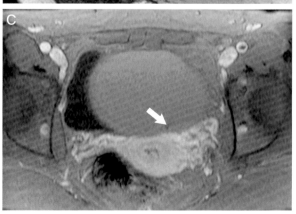

【그림 8-8】 난소위체낭에서 생긴 경계성 장액 낭성 종양의 MR영상 소견 A, B. T2강조 시상면(A)과 축상면(B) 영상에서 고신호강도를 보이는 단방성 낭성 종괴(화살표)가 같은 쪽 난소(화살촉)와 이웃해 있으며, 내부에서 작은 유두모양돌기(굵은 화살표)가 보인다. C. 조영증강 지방억제 T1강조 축상면 영상에서 유두모양돌기(굵은 화살표)가 약하게 조영증강된다.

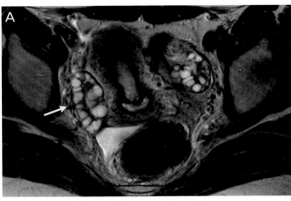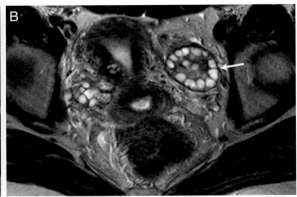

【그림 8-9】 28세 여자의 다낭성난소병 T2강조 MR영상에서 양쪽 난소(화살표)가 약간 커져 있고 여러 개의 작은 낭들이 난소의 가장자리를 따라서 형성되어 있다.

높은 상태가 된다. 정상적으로 배란은 난포자극호르몬과 에스트라디올*estradiol* 증가에 동반된 황체형성호르몬의 급증(LH surge)으로 유발된다. 따라서 이러한 호르몬 변화 체계가 깨진 다낭성난소병 환자는 배란하지 않으며, 불임*infertility*이 주요 증상 중 하나이다. 다낭성난소병이 치료되지 않고 오래되면 증가한 여성호르몬의 영향으로 자궁내막이 증식하게 되고, 이는 자궁내막암*endometrial cancer*의 위험인자로 작용한다.

다낭성난소병의 영상 소견은 전반적으로 커진 난소, 난소 가장자리에 나열된 작은 크기의 난포들이다(그림 8-9). 황체형성호르몬 과잉으로 인해 난소 기질부가 비대해지고, 난포자극호르몬이 지속적으로 낮기 때문에 작은 난포의 수가 증가한다. 작은 난포들의 크기는 5~8mm로 10~12개의 난포가 일렬로 나열된 것이 특징적 소견이지만, 이 같은 소견을 보인다고 해서 모두 다낭성난소병으로 진단할 수는 없으며 임상 소견을 함께 고려해서 진단해야 한다(표 8-4).

IV 복막포함물낭

난소에서 배란할 때 생기는 체액은 정상적인 복막에 흡수된다. 그러나 복막이 염증, 수술 등으로 인해 손상된 경우에는 배란 때 생긴 체액이 잘 흡수되지 못하고 고이면서 낭성 종괴를 만들 수 있다. 이 종괴는 다양한 자궁부속기의 종양성 또는 비종양성 낭성 병변들과 감별해야 한다. 복막포함물낭*peritoneal inclusion cyst*은 복막낭*peritoneal cyst*, 골반복막의 염증성 낭*inflammatory cyst of pelvic peritoneum* 등 여러 가지 용어로 알려져 있다. 복막을 손상하는 원인으로 복부 수술 또는 기타 외상, 골반감염, 자궁내막증*endometriosis* 등이 있다. 수술 후에도 30~50%가 재발한다.

영상 소견은 골반강 내에서 경계가 좋고 낭벽이 매우 얇은 낭성 종괴가 정상 구조물들을 감싸거나 사이사이로 파고드는 모양이다. 특징적으로 낭벽 일부에 난소가 포함되어 있기 때문에 난소의 낭성 병변이 복막포함물낭 내에 위치하게 되는데, 이를 낭종내 낭종 소견*cyst within cyst appearance*이라 한다(그림 8-10, 표 8-5).

[표 8-4] 다낭성난소병의 영상 소견

1. 양쪽 난소의 대칭적 비대
2. 많은 수의 작고 비슷한 크기의 난포들이 난소의 가장자리에 위치

[표 8-5] 복막포함물낭의 영상 소견

1. 벽이 얇은 낭성 구조물
2. 주변 정상 구조물을 둘러싸거나 사이사이로 파고든 모양
3. 낭종내 낭종 소견

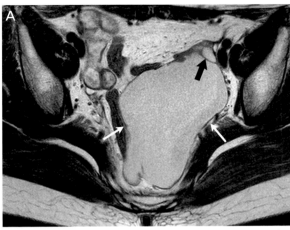
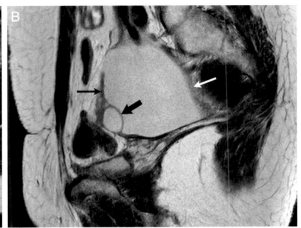

【그림 8-10】 **자궁절제술의 과거력이 있는 45세 여자에서 생긴 복막포함물낭** T2강조 축상면(A)과 시상면(B) MR영상에서 골반강 내에 고신호 강도를 보이는 낭성 종괴(화살표)가 있고 이 구조물의 왼쪽 앞쪽에 작은 낭을 가진 난소(굵은 화살표)가 포함되어 있다.

참고문헌

1. Borders RJ, Breiman RS, Yeh BM, et al. Computed tomography of corpus luteal cysts. J Comput Assist Tomogr 2004;28:340-342.

2. Choi HJ. Ovarian cysts and cystic diseases. In: Kim SH, McClennan BL, Outwater EK, eds. Radiology Illustrated: Gynecologic Imaging. Philadelphia: WB Saunders, 2005, pp.423-455.

3. Fried AM, Kenney CM 3rd, Stigers KB, et al. Benign pelvic masses: sonographic spectrum. Radiographics 1996;16:321-334.

4. Jung SE, Byun JY, Lee JM, et al. MR imaging of maternal diseases in pregnancy. AJR Am J Roentgenol 2001;177:1293-1300.

5. Kim JS, Lee HJ, Woo SK, et al. Peritoneal inclusion cysts and their relationship to the ovaries: Evaluation with sonography. Radiology 1997;204:481-484.

6. Kimura I, Togashi K, Kawakami S, et al. Polycystic ovaries: implications of diagnosis with MR imaging. Radiology 1996;201:549-552.

7. Outwater EK, Mitchell DG. Normal ovaries and functional cysts: MR appearance. Radiology 1996;198:397-402.

8. Sutton CL, Mckinney CD, Jones JE, et al. Ovarian masses revisited: Radiologic and pathologic correlation. Radiographics 1992;12:853-877.

난소종양: 총론

CHAPTER 9

최문형, 정승은

I 난소종양의 조직학적 분류

난소종양은 기원조직세포에 따라 분류하며 그중에서 가장 흔한 세 종류의 대표적인 종양이 상피종양epithelial tumor, 생식세포종양germ cell tumor, 성끈기질종양sex cord-stromal tumor이다(표 9-1). 난소의 표면상피세포에서 발생한 상피종양은 난소종양 중 가장 흔한 유형이고 원발성 난소암의 90%를 차지한다. 난소의 악성상피종양은 난관암, 일차 복막암과 비슷한 방법으로 치료하므로 동일한 병기 시스템을 사용한다. 생식세포종양은 두 번째로 흔한 유형으로 젊은 여성에서 가장 흔한 종양이다. 성끈기질종양은 성선기질gonadal stroma과 성끈sex cord에서 발생하며 남성호르몬androgen이나 여성호르몬estrogen을 분비할 수 있기 때문에 이로 인한 증상이 나타날 수 있다. 난소암의 약 10%는 전이암이며 가장 흔한 원발병소는 위와 대장이고 유방, 폐, 반대쪽 난소가 그다음으로 흔한 원발병소이다.

II 선별검사

난소암 초기에는 보통 증상이 없거나 경미하기 때문에 대부분 우연히 발견되며, 진단 당시 75%가 병기 II 이상이며 60% 이상이 병기 III이다. I기 난소암의 경우 생존율이 90% 이상이므로 완치 가능성이 있는 I기 난소암을 진단할 수 있는 선별검사screening test가 중요하다.

난소암의 종양표지자인 혈청 CA-125와 질초음파검사transvaginal ultrasonography가 중요한 역할을 한다. 혈청 CA-125는 난소암 환자의 85%에서 비정상적으로 증가되지만 병기 I에서 50%가 위음성을, 점액종양mucinous tumor의 30%가 위음성을 보인다. 폐경 전 환자의 양성종양이나 자궁내막증endometriosis 등에서 위양성으로 나타날 수 있다. 그러므로 병변의 진단보다는 병변의 완화와 재발을 감시하는 데 더 적절한 기준이다.

초음파검사에서 연령에 비해 난소가 커져 있거나

[표 9-1] **난소종양의 분류**

1. 상피종양
2. 중간엽종양
3. 혼합 상피–중간엽종양
4. 성끈기질종양
5. 혼합 성끈기질종양
6. 생식세포종양
7. 단배엽성 기형종과 유피낭종에서 유래한 체세포성 종양
8. 생식세포–성끈기질종양
9. 미분류 종양
10. 중피세포 종양
11. 연조직 종양
12. 종양유사 질환
13. 림프구성, 골수성 종양
14. 이차 종양

*세계보건기구World Health Organization; WHO 조직학적 분류(2014)에서 요약

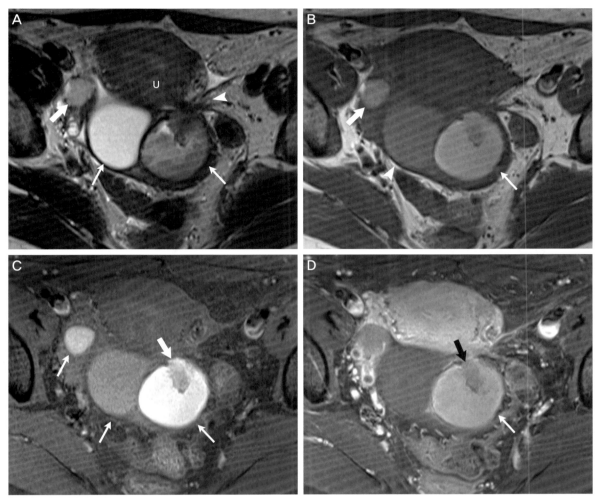

【그림 9-5】 자궁내막낭의 MR영상 소견 A. T2강조영상에서 다방성 종괴(화살표)가 왼쪽 난소에 있고 일부는 비균질한 저신호강도, 일부는 고신호강도를 보인다. 왼쪽 난소와 자궁(U)이 인접해 있고, 그 사이에 침상형 저신호강도(화살촉)가 있어 유착을 시사한다. 오른쪽 난소에도 물보다 약간 낮은 신호강도를 보이는 병변이 있다(굵은 화살표). B. T1강조영상에서 T2 저신호강도 부위(화살표)가 주변 지방과 비슷한 고신호강도를 보인다. 자궁내막낭의 특징적 소견이다. T2 고신호강도 부위(화살촉)는 자궁근층보다 신호강도가 높고, 오른쪽 난소의 병변도 고신호강도(굵은 화살표)를 보인다. C, D. 지방억제 T1강조영상(C)에서 양쪽 난소 병변들이 모두 고신호강도(화살표)를 보여 지방성분이 아님을 알수 있다. 왼쪽 난소 병변에서 보이는 저신호강도 부위(굵은 화살표)는 조영증강 지방억제 T1강조영상(D)에서 병변의 조영증강이 뚜렷하지 않고 부스러기*debris*로 생각된다.

3) 지질

지방은 T1강조영상에서 고신호강도, 스핀에코 T2강조영상에서 중간신호강도, 고속스핀에코 T2강조영상에서 고신호강도를 보인다. 난소에서 지질이 있는 종양은 대부분이 기형종이며 이 중 99%가 성숙낭성 기형종이다(그림 9-4). 기형종 내부의 지질은 지방조직*adipose tissue*이 아니라 피지액상물질*sebaceous liquid* *material*이다. 지방을 포함한 구조물을 진단할 수 있는 방법으로 화학변위영상, 양성자 선택적 지방포화영상*proton-selective fat saturation image*, 지방억제 T1강조영상, 짧은 역전시간 역전회복영상*short inversion time inversion-recovery; STIR* 등이 있다(표 9-3). 가끔 기형종 가운데 지방조직이 매우 소량이어서 일반적인 지방억제영상으로 지방을 발견하기 어려운 경우에는

[표 9-3] 난소종괴에서 지방성분을 검출할 수 있는 MR영상 기법

1. 화학변위영상
2. 양성자 선택적 지방포화영상
3. 지방억제 T1강조영상
4. 짧은 역전시간 역전회복영상

화학변위영상이 좀 더 유용하다.

4) 섬유화

아교질collagen이 풍부하고 세포와 혈관이 적기 때문에 T1강조영상에서 중간신호강도를, T2강조영상에서 저신호강도를 보인다. 섬유종fibroma과 브레너종양Brenner tumor이 이러한 특징적인 신호강도를 보일 수 있다(그림 9-6).

5) 점액

점액은 탄수화물이 풍부한 당단백질carbohydrate-rich glycoprotein을 포함한 분비물로, 저점성low viscosity을 보이고 일반적으로 T1강조영상에서 저신호강도, T2강조영상에서 고신호강도를 보이지만 점액 농도가 높아지면 심한 T2 단축shortening을 일으켜 신호가 감소한다. 난소의 점액종양은 크기가 크고 여러 개의 방으로 이루어지며 방마다 다양한 점성의 점액으로 차 있기 때문에 방마다 신호강도가 다양하다(그림 9-7). 기형종의 일종인 난소갑상선종struma ovarii은 흔히 다방성 낭성 종괴이며 각 방마다 신호강도가 다양한데, 특히 일부 방에서는 큰 소포의 아교성 콜로이드 물질로 인해 T1강조영상에서 저신호강도, T2강조영상에서 심한 저신호강도를 보일 수 있다.

(2) 악성종양과 양성종양의 감별

가장 흔한 난소종양인 표면상피-기질종양은 전형적으로 낭성 종괴로 보이며 단방성 또는 다방성이고 악성종양의 경우 다양한 정도의 고형성 부위를 포함한다. 양성종양, 악성종양, 경계성 종양borderline tumor으로 나누어지며 이 세 가지를 감별하는 것이 가장 중요하다. 경계성 종양은 악성종양보다 예후가 좋기 때문에 자궁을 보존하는 수술이 가능하고 보조항암화학요법adjuvant chemotherapy을 시행하지 않아도 되지만, 난소암의 경우와 마찬가지로 초기 병기결정을 위한 수술이 필요하다.

일반적으로 악성을 시사하는 소견은 4cm 이상의 크기, 3mm 이상의 두껍고 불규칙한 벽이나 중격, 유두모양돌기, 많은 고형성분이나 심한 괴사 등이다(그림 9-8~9-10). 그 밖에 골반벽과 복막 침범(그림

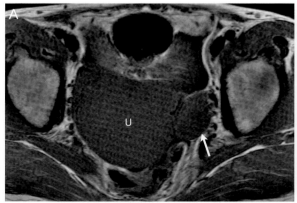
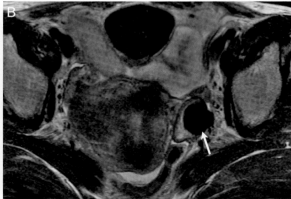

【그림 9-6】 브레너종양의 MR영상 소견 A. T1강조영상에서 왼쪽 난소에 자궁근층과 신호강도가 비슷한 종괴(화살표)가 있다(U: 자궁). B. T2강조영상에서 이 종괴(화살표)는 매우 낮은 신호강도를 보인다.

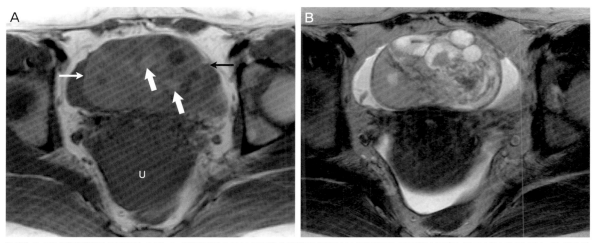

【그림 9-7】 **점액종양의 MR영상 소견** A. T1강조영상에서 자궁(U) 앞쪽에 약한 고신호강도의 종괴(화살표)가 있고 내부에 좀 더 높은 신호강도 부위들(굵은 화살표)을 포함한다. B. T2강조영상에서 다방성 종괴로 보이며, 각 방마다 신호강도가 다양하다.

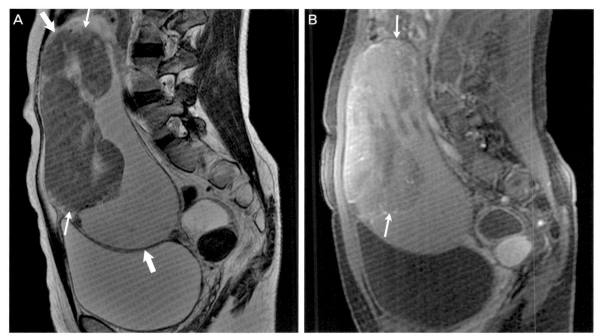

【그림 9-8】 **점액선암종의 MR영상 소견** A. T2강조 시상면 영상에서 매우 큰 낭성 종괴(굵은 화살표)가 하복부와 골반강에 걸쳐 있으며 내부에 크고 불규칙한 고형성분(화살표)을 포함한다. B. 조영증강 지방억제 T1강조 시상면 영상에서 고형성분(화살표)이 잘 조영증강된다.

9-11), 복수와 림프절종대 등이 부수적 소견이다. 종양의 크기가 크면 악성일 가능성이 높지만 양성종양도 크기가 클 수 있다. 두꺼운 벽이나 중격, 다방성은 악성을 시사하는 신뢰할 만한 소견이 아니다. 왜냐하면 낭선섬유종*cystadenofibroma*, 점액낭선종*muci-*

nous cystadenoma, 자궁내막낭 같은 양성종괴에서도 보일 수 있기 때문이다. 고형성 종괴 내의 괴사는 악성을 강력히 시사하는 소견이다(그림 9-9). 복수는 항상 악성을 시사하는 소견은 아니며 골반복수의 경우는 특히 비특이적이다. 자궁부속기염전, 골반염에도

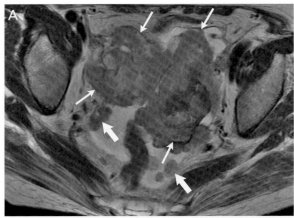

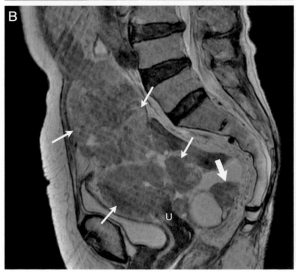

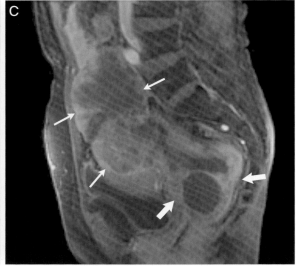

【그림 9-9】 장액선암종의 MR영상 소견 A, B. T2강조 축상면(A)과 시상면(B) 영상에서 가장자리가 불규칙한 고형성 종괴들(화살표)이 양쪽 난소에서 보인다. 자궁(U)을 직접 침범했다. 골반강 내에서 종양착상(굵은 화살표)이 보인다. C. 조영증강 지방억제 T1강조 시상면 영상에서 조영증강된 종괴 내에 큰 괴사 부위(화살표)가 있고 골반강 내에 역시 조영증강된 종양착상(굵은 화살표)이 보인다.

있을 수 있고 섬유종 등 양성 난소종양에 동반되는 메이그스증후군Meigs syndrome의 경우에도 나타날 수 있기 때문이다. 그러나 복강내 복수가 단독으로 있거나 복수가 자궁 앞쪽에 있는 경우는 악성복수를 시사한다(표 9-4).

유두모양돌기는 표면상피-기질종양의 특징적 소견으로, 조직학적으로 기질핵심stromal core을 둘러싼 증식성 신생상피이며, T2강조영상에서 저신호강도의 섬유핵심 주변에 있는 고신호강도의 부종성 기질로 보인다(그림 9-10). 영상검사에서 유두모양돌기를 발견하는 것이 중요한데, 이는 상피세포에서 발생한 종양임을 시사하는 소견이며 종양의 악성도와 연관되

[표 9-4] 표면상피-기질종양: MR영상에서 양성과 악성의 감별

	양성	악성
성분	거의 낭종	고형성 종괴, 괴사
중격 두께	얇음(3mm 이하)	두꺼움
내부 구조	없음	유두모양돌기
복수	없음	복강내 단독 복수 또는 자궁 앞쪽 복수
기타		복막 착상, 골반벽 침범, 림프절종대

기 때문이다. 유두모양돌기는 양성 낭선종에서는 거의 보이지 않고, 있더라도 크기가 작다. 경계성 종양에서 가장 많이 보이며, 진행성 난소암에서도 보이지

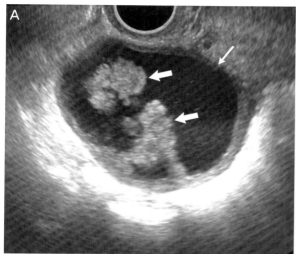

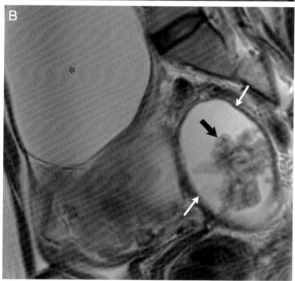

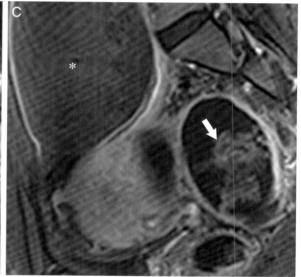

【그림 9-10】경계성 종양에서 보이는 유두모양돌기의 MR영상 소견
A. 질초음파에서 왼쪽 난소에 벽이 두꺼운 무에코 병변이 있고(화살표) 내부에 유두모양돌기가 있다(굵은 화살표).　B. 시상면 T2강조영상에서 왼쪽 난소에 낭성 종괴(화살표)가 있고 내부에 가지모양의 저신호 섬유성 기질핵심과 이를 둘러싼 부종성 기질로 구성된 유두모양돌기가 보인다(굵은 화살표). 오른쪽 난소의 낭종이 함께 보인다(＊).　C. 조영증강 지방억제 시상면 T1강조영상에서 뒤쪽 유두모양돌기가 조영증강된다(굵은 화살표). 오른쪽 난소의 낭종이 함께 보인다(＊).

만 돌기보다 대부분 고형성 종괴 형태로 보인다. CT와 MR영상에서 유두모양돌기가 양성종양의 13%, 경계성 종양의 67%, 악성종양의 38%에서 보였다는 보고가 있다. 초음파에서는 섬유소성 부스러기나 낭종 벽에 붙어 있는 응괴clot 등을 유두모양돌기로 오인할 수 있지만 MR영상에서는 조영증강 여부로 감별할 수 있다.

3. 컴퓨터단층촬영

종괴 자체의 진단과 감별에서 MR영상보다 유용성이 떨어지지만 조영증강된 벽결절이나 고형성분내 괴사 등 악성을 시사하는 소견들을 발견할 수 있고, 특히 난소암의 복막파종peritoneal seeding(그림 9-11)이나 전이 여부를 보는 데 가장 유용한 영상검사이다.

양성 표면상피-기질종양은 CT에서도 벽이 얇은 낭성 병변으로 보이며 악성을 시사하는 불규칙한 벽, 고형성분, 유두모양돌기 등은 보이지 않는다. 종괴에 석회화가 있으면 잘 보이고 조영증강 전 CT에서 고음영을 보이면 출혈이나 점액을 생각할 수 있다(그림 9-12).

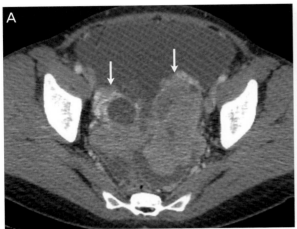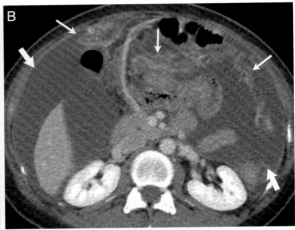

【그림 9-11】 복막전이를 보인 장액선암종 A. 조영증강 CT에서 양쪽 난소에 낭성 부위를 포함한 고형 종괴(화살표)가 있다. B. 조영증강 CT에서 대망에 퍼진 복막전이 병변들(화살표)이 대망케이크를 형성했고 복수(굵은 화살표)가 동반되었다.

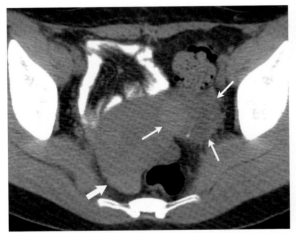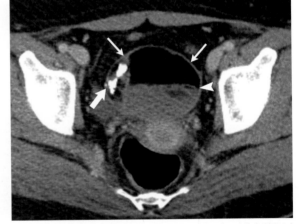

【그림 9-12】 자궁내막낭과 복강내혈종 조영증강 전 CT에서 왼쪽 난소에 생긴 자궁내막낭(화살표)과 복강내혈종(굵은 화살표)이 고음영으로 보인다.

【그림 9-13】 성숙낭성기형종의 CT 소견 조영증강 CT에서 왼쪽 난소에 지방과 석회화(굵은 화살표)를 포함한 종괴(화살표)가 있고 지방-액체층(화살촉)이 보여 성숙낭성기형종으로 쉽게 진단할 수 있다.

섬유종의 경우 비특이적인 고형 종괴로 보이므로 장막하*subserosal* 자궁근종과 감별하기가 어렵고 기형종(그림 9-13)의 경우 지방성분이나 특징적인 석회화 등이 보이므로 쉽게 진단할 수 있다.

4. 양전자방출단층촬영

포도당 대사가 일어나는 조직에서 FDG(fluorodeox-yglucose)가 섭취되는 점에 착안해 양전자방출단층촬영*positron emission tomography; PET*으로 영상을 취득

하고 원발성 난소암을 발견하고 진단하는 데 이용할 수 있다. 하지만 월경주기에 따라 정상적인 난소도 FDG를 섭취하기 때문에 난소암을 발견하는 데 제한이 있다. 또한 양성종괴인 장액낭선종, 점액낭선종, 황체낭*corpus luteal cyst*, 기형종 등에도 FDG가 축적되므로 위양성을 보일 수 있다. 따라서 PET 소견만으로는 양성과 악성 난소종괴를 감별하기가 어려우므로 병력과 초음파, CT, MR영상에서의 형태 등을 고려해야 한다.

Ⅳ 병기결정

FIGO의 병기결정 체계가 난소암 병기결정에 가장 흔히 쓰이고 요즘에는 TNM 병기도 사용한다(표 9-5). 병기는 개복해서 수술적으로 결정하는데 진단 당시 병의 범위에 따라서 결정된다. 일반적으로 제1기(FIGO Ⅰ, T1)는 난소에만 국한된 경우, 제2기(FIGO Ⅱ, T2)는 골반강 내에 국한된 경우, 제3기(FIGO Ⅲ, T3)는 골반강을 넘어 복강 내에 퍼져 있거나 국소 림프절전이가 있는 경우이다. 제4기(FIGO

[표 9-5] **난소암의 TNM 병기와 FIGO 병기(난소, 난관, 일차 복막암의 병기)**

TNM 병기	FIGO 병기	
원발암(T)		
TX		원발암을 평가하지 않음
T0		원발암의 증거 없음
T1	Ⅰ	종양이 난소(한쪽 또는 양쪽) 또는 난관에 국한됨
T1a	ⅠA	종양이 한쪽 난소(온전한 피막) 또는 난관 표면에 국한됨; 복수 또는 복막 세척액에 악성세포 없음
T1b	ⅠB	종양이 한쪽 또는 양쪽 난소(온전한 피막) 또는 난관에 국한됨; 난소 또는 난관 표면에 종양 없음; 복수 또는 복막 세척액에 악성세포 없음
T1c	ⅠC	종양이 한쪽 또는 양쪽 난소 또는 난관에 국한되고 다음 중 일부를 동반함
T1c1	ⅠC1	수술 중 유출*spill*
T1c2	ⅠC2	수술 중 피막 파열 또는 난소/난관 표면의 종양
T1c3	ⅠC3	복수 또는 복막 세척액의 악성세포
T2	Ⅱ	종양이 한쪽 또는 양쪽 난소에 있으면서 골반 가장자리 아래쪽 골반에 침범되었거나 일차 복막암
T2a	ⅡA	종양이 직접 또는 복막착상이 자궁 또는 난관 또는 난소를 침범한 경우
T2b	ⅡB	종양이 직접 또는 복막착상이 다른 골반 조직을 침범한 경우
T3	Ⅲ	한쪽 또는 양쪽 난소 또는 난관에 국한된 종양 또는 일차 복막암이 현미경적으로 확인된 골반 외 복막전이 또는 후복막강(골반 또는 대동맥주위)림프절에 전이를 동반한 경우
T3a	ⅢA2	현미경적 골반 외 복막전이, 후복막강림프절전이가 있거나 없을 수 있음
T3b	ⅢB	장경 2cm 이하의 육안적 복막전이, 후복막강림프절전이가 있거나 없을 수 있음
T3c	ⅢC	장경 2cm 초과의 육안적 복막전이, 후복막강림프절전이가 있거나 없을 수 있음 (간, 비장 실질 침범 없이 표면을 침범한 종양도 포함)
국소 림프절(N)		
NX		국소 림프절 평가하지 않음
N0		국소 림프절전이 없음
N0(i+)		국소 림프절에서 발견된 0.2mm보다 작은 고립된 종양 세포
N1	ⅢA1	조직학적으로 확인된 후복막강림프절전이
N1a	ⅢA1i	장경 10mm 이하
N1b	ⅢA1ii	장경 10mm 초과
원격전이(M)		
M0		원격전이 없음
M1	Ⅳ	원격전이 있음
M1a	ⅣA	세포검사 양성인 흉수
M1b	ⅣB	간/비장 실질로의 전이, 복강 외 장기로의 전이(서혜부림프절과 복강 외 림프절 전이 포함), 장벽 전층을 침범한 전이

Ⅳ, M1)는 혈행성 전이로 종양이 복강 밖으로 퍼지거나 간/비장 실질로 퍼진 경우이다. 복수가 있는 것이 종양의 복강이나 골반강 내로의 확산을 의미하지는 않으며 복막세척peritoneal washing검사에서 종양세포가 보이더라도 종양의 착상이 확진되지 않으면 제2기나 제3기로 진단할 수 없다.

환자의 예후는 병기와 조직병리학적 등급에 따라 다르고 병기에 따라 치료방법을 결정하므로 병기결정이 매우 중요하다. 포괄적인 병기결정 개복술에서는 복식전체자궁절제술total abdominal hysterectomy, 양쪽 난관난소절제술salpingo-oophorectomy, 대망절제술omentectomy, 복막세척, 복막 다발부위의 무작위 표본추출(골반강 측벽, 결장옆함몰paracolic gutter, 맹낭cul-de-sac, 방광, 직장, 횡격막하공간subdiaphragmatic space), 골반림프절과 후복막강림프절 절제를 시행한다.

수술 전에 종양의 특성이나 악성의 정도, 난소암의 확산 방식을 이해해두면 종양을 발견하고 위치를 결정하는 데 도움이 된다. 난소암은 일차적으로 골반강 내에서 국소적으로 반대쪽 난소(6~13%), 자궁(5~25%)으로 확산된다. 특히 복막파종이 가장 흔한데, 이는 난소의 해부구조와 연관된다. 암세포가 난소피막을 뚫으면 복막강 내로 퍼지게 된다. 복막강 안에서 복수의 시계방향 흐름에 따라 암세포가 전이되고 정상적인 장연동이 전이를 더욱 촉진한다. 정상적인 복수의 흐름은 오른쪽 결장옆함몰에서 위쪽으로 흘러 오른쪽 편측횡격막hemidiaphragm 하부로 가고 중앙을 건너서 아래쪽으로 왼쪽 결장옆함몰을 따라 골반강으로 내려온다. 복막전이는 다양한 크기의 결절이나 반점 같은 모양의 조영증강된 연조직으로 보인

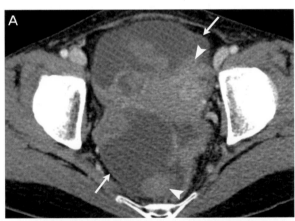
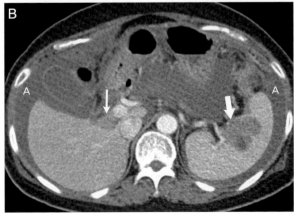
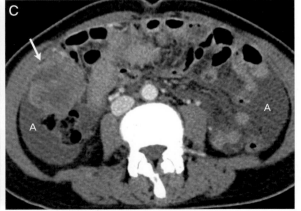

【그림 9-14】 **복막파종을 보인 장액선암종** A. 조영증강 CT에서 양쪽 난소에 낭성 종괴(화살표)가 있고 내벽을 따라 불규칙한 모양의 고형성분들(화살촉)이 조영증강을 보여 악성종양임을 시사한다. B. 조영증강 CT에서 간문부에 착상된 종괴(화살표)와 비문부에 착상된 종괴(굵은 화살표)가 보인다(A: 복수). C. 오른쪽 결장옆함몰에서 복막파종(화살표)이 보인다(A: 복수).

[표 9-6] 난소암 복막착상이 잘 생기는 부위

1. 맹낭
2. 결장옆함몰
3. 횡격막하공간
4. 비장문
5. 간문
6. 간겸상인대 주변
7. 기타: 회맹판, 직장구불결장경계부

다. 복막착상이 일어나는 가장 흔한 부위는 복수가 상대적으로 오래 고이는 복막강 부위들, 즉 맹낭, 결장옆함몰, 횡격막하공간, 비장문splenic hilum, 간문porta hepatis과 간겸상인대falciform ligament of liver 주변 등이다(그림 9-14, 표 9-6). 그 밖에 회맹판ileocecal valve, 직장구불결장경계부rectosigmoid junction 등에도 생길 수 있다. 그물막omentum에 광범위 침윤이 있으면 대망케이크omental cake라 한다.

난소암에서 림프절전이는 중요한 예후인자이다. 림프절전이의 경로를 알려면 난소의 림프 흐름을 이해해야 한다. 주로 골반누두인대infundibulopelvic ligament에서 복막강의 성선혈관gonadal vessel을 따라 림프절전이가 일어나며, 자궁 광인대broad ligament를 따라 자궁주위조직 측부에서 내장골internal iliac과 외장골external iliac, 폐쇄obturator 림프절로 전이된다. 또한 자궁 원인대round ligament를 따라 서혜부림프절로 전이될 수 있다. T1 또는 T2 질환에서는 림프절전이가 15% 이내에서 일어나지만 M1 질환에서는 65%까지 증가한다. CT와 MR영상에서 림프절 단축의 지름이 1cm 이상인 경우 악성으로 간주한다. 민감도가 50% 정도로 낮지만 특이도는 95%이다. 진행된 난소암 환자의 15% 정도에서 횡격막 위쪽의 림프절전이를 보일 수 있고 이 경우에는 예후가 나쁘다.

혈행성 전이는 초기에는 잘 일어나지 않지만 진행된 경우 종종 발생한다. 가장 흔한 부위는 간(45~48%, 그림 9-15), 폐(34~39%), 흉막(25%), 부신(21%), 비장(20%) 등이고 골이나 뇌 전이는 드물다(10% 이하).

최적용적축소optimal debulking는 남아 있는 종양의 크기가 1cm 미만인 것을 의미한다. 종양이 최적으로 잘 제거되면 항암화학요법에 잘 반응하고 예후도 좋다. CT와 MR영상이 FIGO병기에서는 기본적 평가 방법으로 사용되지 않지만 실제로는 수술 전 병기결정에 중요한 역할을 한다. CT의 수술 전 병기결정의 정확도는 70~90%로 보고되어 있고 MR영상도 비슷하다. CT와 MR영상의 중요한 제한점은 소장이나 장간막mesentery에 있는 작은 종양 착상을 발견하는 민감도가 낮다는 것이다. 다중검출기multidetector CT가 도입되면서 더 얇은 절편 두께의 영상과 다면재구성 영상multiplanar reformation image을 얻을 수 있어 1cm 미만 종양의 복막착상 발견의 정확도가 증가했다.

제3기와 제4기의 감별은 환자 치료방법에 중요한 영향을 준다. 제3기에는 수술적으로 종양을 먼저 제거하는 반면, 제4기에는 항암화학요법 후 수술을 시행하기 때문이다. 난소암 환자에서 흉수는 악성과 양성의 가능성이 모두 있으므로 영상검사에서 흉막이 두꺼워지거나 결절성 병변이 없는 경우 흉강천자pleurocentesis가 필요하다. CT의 횡단면 영상만으로는 횡격막하공간, 간 주위 복막착상과 간실질내 혈행성 전이를 감별하기 어려운데, 이때 다면재구성 영상이 도움이 된다.

PET-CT도 난소암의 병기결정에 도움이 될 수 있다. CT와 MR영상 소견이 불확실할 때나 전이를 발견하려 할 때 PET-CT를 이용할 수 있다. PET-CT의 진단 정확도는 민감도 90%, 양성예측도 86%, 음성예측도 75% 정도로 보고되고 있다.

난소암에서 영상검사는 원발암의 특성을 확인하고, 정확한 병기결정을 위해 전이암을 발견하며, 수술 전 항암화학요법을 해야 하는 환자를 구별해내기 위해서 시행한다. 수술할 수 없는 종양을 발견하고 종양 제거가 불충분함을 예측하는 데 있어 수술 전 CT와 MR영상은 정확도가 매우 높으며(민감도 76%, 특이도 92%, 양성예측도 94%, 음성예측도 96%), 수술할

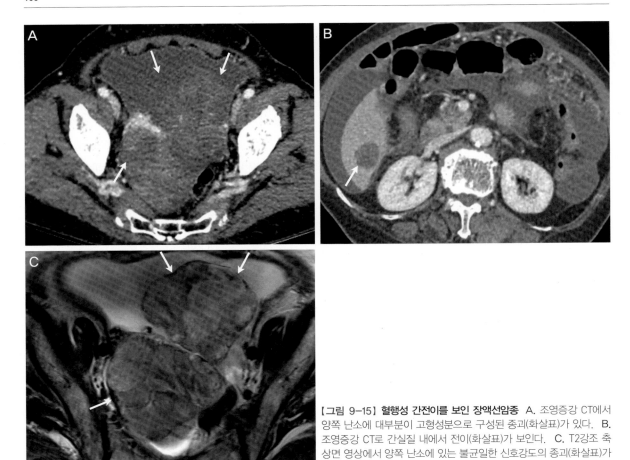

【그림 9-15】혈행성 간전이를 보인 장액선암종 A. 조영증강 CT에서 양쪽 난소에 대부분이 고형성분으로 구성된 종괴(화살표)가 있다. B. 조영증강 CT로 간실질 내에서 전이(화살표)가 보인다. C. T2강조 축상면 영상에서 양쪽 난소에 있는 불균일한 신호강도의 종괴(화살표)가 구별되어 보인다.

수 없는 종양을 진단하는 데는 CT와 MR영상의 정확도가 비슷하다.

V 치료 후 추적검사

난소암 환자의 치료 후 추적검사로 신체 검진, 혈액 검사, 혈청 CA-125 수치 측정을 시행하고 흉부/복부/골반 CT, MRI, PET-CT는 임상적 필요에 따라 시행할 수 있다. 혈청 CA-125는 상피세포암의 활성도를 확인하기 위한 강력한 지표이다. 치료 후 완전완화complete remission된 환자에서 1~3개월 동안 연속적으로 3번 검사를 시행해서 수치가 0~35U/mL의

정상 범위보다 높으면 재발했을 가능성이 높으며, 영상 소견보다 빨리 발견할 수 있다. 재발이 의심될 때는 영상검사를 통해 재발 위치를 파악할 수 있다. 일차 치료 후 완전완화된 지 6개월 후에 영상의학적, 임상적 재발이 확인되면 이차세포감퇴수술second cytoreductive surgery을 고려한다.

VI 재발암의 절제 가능성 판정

재발암의 종양이 골반강에 국한되면 절제가 가능하다. 골반 내의 재발은 질에 재발한 경우와 골반벽에 재발한 경우로 나뉜다. 종양의 크기는 수술 후 결과

와 상관없으며 종양이 골반벽에 있는 경우 골반벽과 종양 사이에 3mm 이상의 지방층이 있으면 절제 가능한 것으로 판정할 수 있다. 방광과 직장을 침범했을 경우 골반내용적출술pelvic exenteration을 시행하면 되므로 수술의 금기는 아니다. 수신증hydronephrosis이 있더라도 골반벽에 남아 있는 종양이 없으면 요로전환술urinary diversion을 함께 시행할 수 있다. 치료적 골반내용적출술을 시행하는 데에 수술 전 평가가 매우 중요하다.

대장폐쇄나 골반벽 침범이 있으면 절제가 불가능하다. 원발난소암에서와 마찬가지로 담낭오목gallbladder fossa, 위간인대gastrohepatic ligament 부위, 간문, 장간막뿌리mesenteric root 등에 재발암이 있으면 완전히 제거하기가 어렵다. CT로 수술 전에 재발암의 위치를 정확히 파악하고 수술했을 때 발생할 수 있는 합병증에 대해 외과의사에게 알려주어야 한다.

참고문헌

1. Funt SA, Hann LE. Detection and characterization of adnexal masses. Radiol Clin North Am 2002;40:591-608.

2. Jung SE, Lee JM, Rha SE, et al. CT and MR imaging of ovarian tumors with emphasis on differential diagnosis. Radiographics 2002;22:1305-1325.

3. Mironov S, Akin O, Pandit-Taskar N, et al. Ovarian cancer. Radiol Clin North Am 2007;45:149-166.

4. Moon MH. Ovarian tumors: General considerations and mode of spread. In: Kim SH, McClennan BL, Outwater EK, eds. Radiology Illustrated: Gynecologic Imaging. Philadelphia: WB Saunders, 2005, pp.453-499.

5. Occhipinti KA. Computed tomography and magnetic resonance imaging of the ovary. In: Anderson JC, ed. Gynecologic Imaging. London: Churchill Livingstone, 1999, pp.345-359.

6. Patel MD. Practical approach to the adnexal mass. Radiol Clin North Am 2006;44:879-899.

7. Pretorius ES, Outwater EK, Hunt JL, et al. Magnetic resonance imaging of the ovary. Top Magn Reson Imaging 2001;12:131-146.

8. Siegelman ES, Outwater EK. Tissue characterization in the female pelvis by means of MR imaging. Radiology 1999;215:5-18.

9. Togashi K. MR imaging of the ovaries: Normal appearance and benign disease. Radiol Clin North Am 2003;41:799-811.

10. Wagner BJ, Buck JL, Seidman JD, et al. Ovarian epithelial neoplasms: radiologic-pathologic correlation. Radiographics 1994;14:1351-1374.

I 표면상피-기질종양

표면상피-기질종양surface epithelial-stromal tumor은 전체 난소종양 중 약 60%를 차지하는 조직학적 유형으로서, 난소의 표면상피에서 기원한 하나 또는 그 이상의 상피조직과 다양한 양의 기질로 이루어져 있다. 장액종양serous tumor, 점액종양mucinous tumor, 자궁내막모양종양endometrioid tumor, 투명세포종양clear cell tumor, 장점액종양seromucinous tumor, 브레너종양Brenner tumor 등이 이에 속한다(표 10-1).

40~70세가 호발연령이며 연령이 높을수록 악성의 비율이 높아진다. 전체 악성 난소종양의 약 85%가 상피성 종양이다. 경계성 종양borderline tumor은 병리적으로 난소의 기질을 침범하지 않는 것이 특징이며 양성종양에 비해 증식이 좀 더 많고 전이할 수도 있다. 상피성 종양 중 약 60%가 양성, 35%가 악성, 5%가 경계성이다.

[표 10-1] **난소 표면상피-기질종양의 분류**

1. 장액종양
2. 점액종양
3. 자궁내막모양종양
4. 투명세포종양
5. 브레너종양
6. 장점액종양
7. 미분화암

* WHO 조직학적 분류(2014)에서 요약

1. 장액종양

전체 상피성 종양의 60~80%를 차지하는 가장 흔한 유형이다. 전체 양성 난소종양의 25%, 악성 난소종양의 50%를 차지한다. 약 60%가 양성종양이며 악성종양이 약 25%, 경계성 종양이 약 15%이다. 양측성 종양은 양성의 약 20%, 악성의 약 50%에서 볼 수 있다.

장액낭선종serous cystadenoma은 단방성 낭성 종괴 형태가 많으며, 내부 성분은 CT에서 물과 비슷한 감쇠attenuation를 보이고(그림 10-1) MR영상에서도 물과 비슷한 T1 저신호강도, T2 고신호강도를 보이는 경우가 많다.

악성도가 높아질수록 고형성분이나 유두모양돌기papillary projection를 보인다. 유두모양돌기는 CT와 MR영상에서 양성종양의 13%, 경계성 종양의 67%,

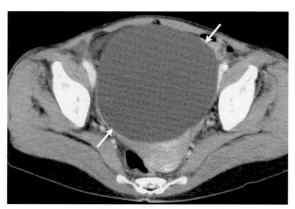

【그림 10-1】 **장액낭선종** 조영증강 축상면 CT에서 골반강 내에 큰 단방성 종괴(화살표)가 있으며 내부는 물과 비슷한 감쇠를 보인다. 조영증강되는 고형성분은 보이지 않는다.

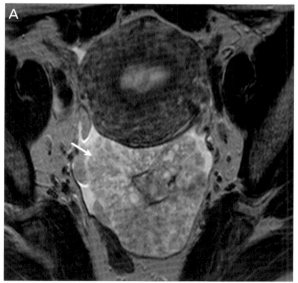
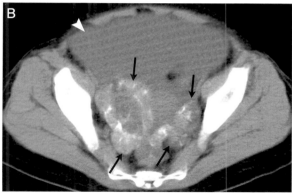

【그림 10-2】 **경계성 장액종양과 장액암** A. 경계성 장액종양의 유두모양돌기. T2강조 축상면 MR영상에서 난소를 둘러싼 저신호강도의 섬유 핵심과 이를 둘러싼 고신호강도의 부종성 기질로 보이는 유두모양돌기(화살표)가 보인다. B. 장액암의 사종체석회화. 조영증강 전 축상면 CT에서 양쪽 난소에 다량의 불규칙한 석회화를 동반한 종괴(화살표)가 보이며 다량의 복수(화살촉)가 있다.

악성종양의 38%에서 보였다는 보고가 있다. 유두모양돌기는 MR영상에서 T2 저신호강도의 섬유 핵심*fibrous core*과 이를 둘러싼 고신호강도의 부종성 기질로 보인다(그림 10-2A). 유두모양돌기 내부에 동반된 석회화*calcification*를 사종체석회화*psammomatous calci-* *fication*라고 하는데 저등급 악성종양에서 고등급보다 더 흔하게 보인다고 알려져 있다(그림 10-2B). 하지만 난소의 장액종양에서만 발견되는 특이소견은 아니며, 대장의 점액선암*mucinous adenocarcinoma*이나 갑상선암*thyroid carcinoma*에서도 볼 수 있다.

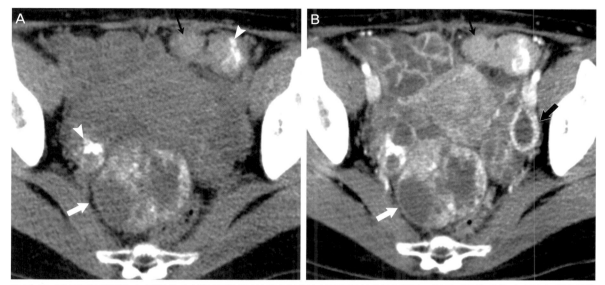

【그림 10-3】 **저등급 장액암** A. 조영 전 축상면 CT 영상에서 우측 난소에 석회화(화살촉)를 동반한 고형 종괴(굵은 화살표)가 있다. 왼쪽 골반강에 석회화(화살촉)를 동반한 파종성 종괴(화살표)가 보인다. B. 조영증강 축상면 CT 영상에서 양측 난소(굵은 화살표)에 낭성과 고형성의 혼합종괴가 있다. 파종성 종괴(화살표)가 강한 조영증강을 보인다.

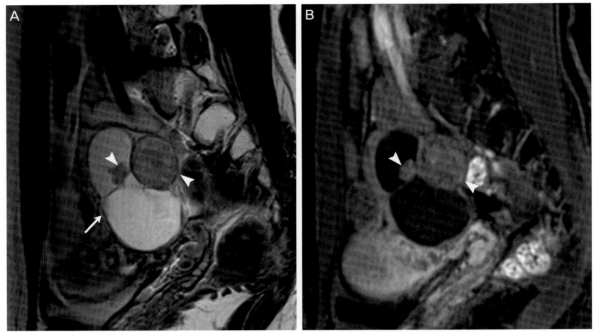

【그림 10-4】 **고등급 장액암** A. T2강조 시상면 MR영상에서 난소에 낭성 종괴(화살표)가 있으며 내부에 크고 불규칙한 유두모양돌기(화살촉)가 보인다. B. 조영증강 지방억제 T1강조 시상면 영상에서 유두모양돌기(화살촉)들이 강한 조영증강을 보인다.

악성 장액종양은 전암병변*precursor lesion*, 조직학적 소견, 항암화학요법에 대한 반응 및 예후에 따라 저등급*low grade*과 고등급*high grade*로 분류된다. 저등급 장액암은 난소 악성종양의 3~10%를 차지하며, 고등급에 비해 좀 더 젊은 연령대에 생기고 예후가 더 좋다고 알려져 있다. 장액낭선종이나 경계성 종양으로부터 발생하는 것으로 받아들여지고 있으며, 약 60%에서 경계성 종양과 연관이 있다. CT 영상에서 고형성 혹은 낭성과 고형성의 혼합 종괴로 보이며 약 절반에서 석회화를 동반했다는 보고가 있다(그림 10-3). 고등급 장액암은 난관 상피내 세포*tubal intraepithelial cell*에서 발생한다고 여겨지며, 고등급 난소 장액암, 난관암*tubal cancer* 및 일차 복막암*primary peritoneal cancer*의 공통된 발병기전으로 받아들여지고 있다. 고등급 난소 장액암은 대부분 낭성과 고형성 혼합종괴로 보이며 그 비율이 다양하다(그림 10-4). 이전에 장액표면유두모양암*serous surface papillary carci-*

*noma; SSPC*이라고 불린 형태는 난소 기질로 침범하지 않고 종양이 난소 표면에만 존재하거나 기질 침범 범위가 5×5mm보다 작은 종양을 말한다. 조기에 복막파종*peritoneal seeding*을 잘 일으키기 때문에 광범위한 복막강내 종괴를 형성하지만 난소 자체에서는 상대적으로 종괴가 작거나 거의 보이지 않는 경우가 흔하다. 드물지만 MR영상으로 종괴 내부에서 정상 난소가 발견되는 특이소견을 보일 수 있다.

2. 점액종양

장액종양에 비해 드물며 전체 양성 난소종양의 약 20%, 악성의 약 10%를 차지한다. 80%가 양성종양이며 10~15%가 경계성이고 악성은 10% 미만이다. 장액성과 달리 대부분 일측성이다.

영상검사에서 장액종양에 비해 크며 다방성인 경우가 많고 각 방의 성분이 다양한 MR 신호강도를 보일 수 있다. 이는 점액성분의 차이로 인해 발생하는

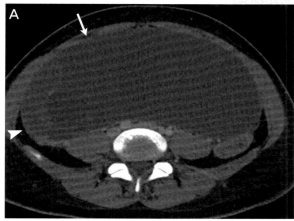

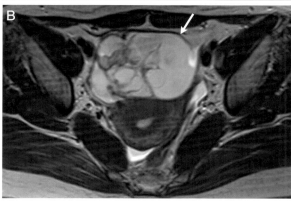

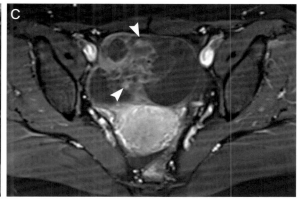

【그림 10-5】 점액종양 A. 점액낭선종. 조영증강 축상면 CT에서 골반강 내에 다방성의 낭성 종괴(화살표)가 있으며 방 일부의 내부는 상대적으로 높은 감쇠(화살촉)를 보인다. B. 점액낭선암. T2강조 축상면 MR영상에서 오른쪽 난소에 다방성의 낭성 종괴(화살표)가 있으며 내부는 다양한 신호강도를 보인다. C. 조영증강 지방억제 T1강조 축상면 MR영상에서 종괴 내부에 조영증강되는 불규칙한 모양의 고형성분(화살촉)이 보인다.

것으로, CT에서도 점액성 물질의 고단백성분 때문에 일부 또는 전체 성분이 고감쇠를 보일 수 있으며(그림 10-5A) 초음파에서 물보다 증가된 에코를 보이기도 한다. 유두모양돌기는 드물게 보이며 석회화도 선상으로 생기지만 드물다.

벽 또는 중격이 두껍고 불규칙하며 고형성분이 크거나 많을 때 악성을 의심할 수 있다(그림 10-5B, C).

점액종양과 장액종양의 임상 소견과 영상 소견의 차이점은 표 10-2에 요약되어 있다.

3. 자궁내막모양종양

거의 대부분 악성종양이며 전체 악성 난소종양의 약 10~15%를 차지한다. 자궁내막증endometriosis에서 발생하는 종양 중 투명세포종양과 더불어 가장 흔하다고 알려져 있으며 25%가 양측성으로 생긴다.

난소에는 원칙적으로 자궁내막에서 발생한 악성종양이 생길 수 있으며, 악성혼합뮐러종양malignant mixed Müllerian tumor도 자궁내막모양종양으로 분류된다.

약 15~30%에서 자궁내막암endometrial cancer이나 자궁내막증식증endometrial hyperplasia 등 자궁내막의

[표 10-2] 난소 장액종양과 점액종양의 비교

전체 난소종양 중 발생빈도	장액종양 > 점액종양
악성종양이 차지하는 비율	장액종양 > 점액종양
양측성	장액종양 > 점액종양
방의 수	장액종양 < 점액종양
CT 감쇠	장액종양 < 점액종양
MR 신호강도의 균질성	장액종양 > 점액종양
유두모양돌기	장액종양 > 점액종양
석회화	장액종양 > 점액종양

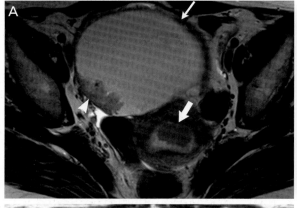
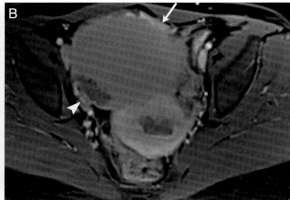
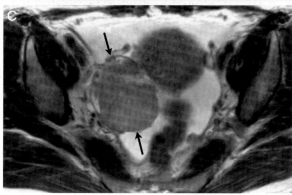

【그림 10-6】 자궁내막모양암 A. T2강조 축상면 MR영상에서 크고 불규칙한 저신호강도의 고형성분(화살촉)을 포함한 낭성 난소종괴(화살표)가 왼쪽 난소에 있다. 또한 자궁내막 안에 고형 종괴(굵은 화살표)가 있으며 이는 자궁내막암으로 확인되었다. B. 조영증강 지방억제 T1강조 축상면 MR영상에서 고형성분(화살촉)은 조영증강을 보이며 낭성 부위(화살표)는 고신호강도를 보인다. C. 다른 환자의 오른쪽 난소에서 발생한 자궁내막모양암이며 T2강조 축상면 MR영상에서 저신호강도의 고형성 종괴(화살표)로 보인다.

이상이 동반되는데, 전이되는 것이 아니라 동시에 생기는 것으로 알려져 있다. 따라서 난소의 종괴와 더불어 자궁내막 이상이 나타나면 이 종양을 의심해볼 수 있다(그림 10-6A).

영상 소견은 다른 악성 상피성 종양과 유사하며, 고형성 부위와 낭성 부위가 혼재된 종괴로 보이는 경우가 많다(그림 10-6A, B). 하지만 일부에서는 거의 전체가 고형성 종괴로 보일 수도 있다(그림 10-6C).

4. 투명세포종양

투명세포종양은 전체 악성 난소종양의 약 5%를 차지한다. 다른 난소암에 비해 예후가 좋으며 75%의 환자가 병기 Ⅰ에서 발견된다. 자궁내막증에서 발생하는 난소암 중 자궁내막모양종양과 함께 가장 흔하다.

영상 소견은 단방성 낭성 종괴에 소수의 벽결절*mural nodule*이나 고형성분을 포함한 형태이며, 장액종

양과 감별해야 한다(그림 10-7).

5. 브레너종양

이전에 이행세포종양*transitional cell tumor*으로 불렸으

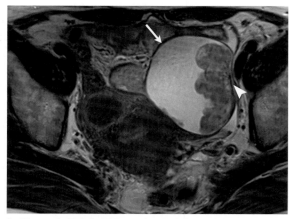

【그림 10-7】 투명세포종양 T2강조 축상면 MR영상에서 왼쪽 난소에 큰 단방성 낭성 종괴(화살표)가 있으며 크지만 경계가 매끈한 고형성분(화살촉)을 포함하고 있다.

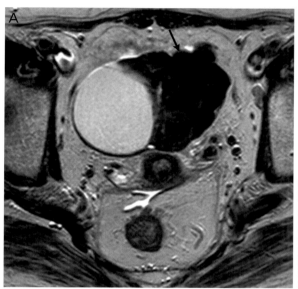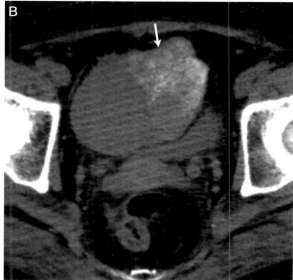

【그림 10-8】 브레너종양 A. T2강조 축상면 MR영상에서 고형성분을 동반한 낭성 종괴가 골반강 내에 있으며 고형성분(화살표)은 낮은 신호 강도를 보인다. B. 같은 환자의 조영 전 축상면 CT에서 종괴의 고형성분에 다량의 석회화(화살표)가 동반되어 있다.

며 브레너종양으로 재분류되었다. 양성 브레너종양, 경계성 브레너종양 및 악성 브레너종양으로 나뉘며 조직학적으로 기질 침범이 있는 경우 악성 브레너종양으로 진단된다.

브레너종양은 전체 난소종양의 2~3%를 차지하며 대부분 우연히 발견된다. 고형성분을 포함한 다방성 낭성 종괴나 작은 고형성 종괴 형태가 많으며 대부분 일측성이다. 섬유성 기질 때문에 고형성분은 T2강조 MR영상에서 저신호강도를 보인다(그림 10-8A). 약 20%에서 점액낭선종 등 다른 상피성 종양이 동반되기 때문에 이로 인한 소견을 보일 수 있다. 고형성분에 광범위한 무정형*amorphous* 석회화를 동반할 수 있다(그림 10-8B).

6. 장점액종양

장점액종양의 30~70%가 자궁내막증과 연관되며, 자궁내막증과 연관된 자궁내막모양암 및 투명세포암에 비해 예후가 더 좋다고 알려져 있다. 장점액암은 매우 드물다고 알려져 있으며, 경계성 장점액종양은 경계성 장액종양과 유사하게 CT와 MR영상에서 낭

성과 고형성의 혼합종괴 혹은 고형성 종괴로 보일 수 있으며 장액종양에서와 같은 유두모양돌기를 보일 수 있다고 보고되어 있다(그림 10-9A, B). 동반된 자궁내막증에 의해 T1강조 MR영상에서 낭성 부위 내부의 고신호강도 및 T2강조 MR영상에서 저신호강도를 보이는 점이 경계성 장액종양과의 감별점이라고 보고한 연구가 있다.

7. 미분화암

미분화암*undifferentiated carcinoma*이란 세포의 분화도가 좋지 않아 상피성 종양의 한 종류로 분류할 수 없는 종양을 말한다. 모두 악성종양이며 전체 난소암의 약 4%를 차지한다. 대부분 진행된 상태에서 발견된다.

8. 낭선섬유종

낭선섬유종*cystadenofibroma*은 상피성분과 기질성분을 모두 가지고 있으며 기질성분 중 섬유성 기질이 주가 되는 종양으로 상피성 종양으로 분류된다. 드물게 악성종양도 존재하지만(낭선암섬유종*cystadenocarci-*

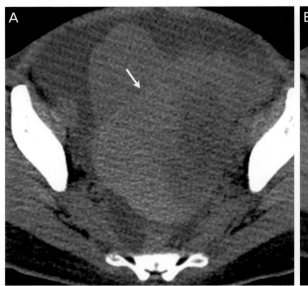
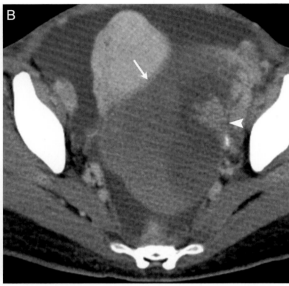

【그림 10-9】 경계성 장점액종양 A. 조영 전 축상면 CT 영상에서 왼쪽 난소에 큰 낭성 종괴가 있으며 낭성 부위(화살표)는 고감쇠를 보인다. B. 조영증강 축상면 CT 영상에서 낭성 종괴(화살표) 내부에 강하게 조영증강되는 고형성분(화살촉)이 보인다.

nofibroma) 대부분 양성종양이다. 상피성분의 종류에 따라 분류하며 장액 또는 점액 낭선섬유종이 가장 많다. 드물게 발생하는 종양으로 전체 난소종양의 1.7%를 차지한다는 보고가 있다.

영상 소견상 결절형 고형성분을 포함한 단방성이나 다방성 낭성 종괴로 보이며 고형성분은 CT와 MR 영상에서 조영증강이 잘되고 T2강조 MR영상에서 근육과 비슷한 정도의 저신호강도를 보이는 것이 특징이다. 이와 더불어 고형성분 내의 작은 낭들 때문에 스펀지 같은 형태를 보일 수도 있다(그림 10-10, 표 10-3). 하지만 이러한 특징적 소견이 보이는 비율은 50% 이하이며 나머지는 고형성분이 뚜렷하지 않은 낭성 종괴로 보이기 때문에 일반적인 낭선종과 감별하기가 어렵다. 또한 고형성분을 동반한 종괴는 경계성이나 악성 낭선종과 감별하기가 어려운데, 앞에서 살펴본 MR영상 소견이 감별하는 데 도움이 된다. 악성 낭선섬유종은 양성에 비해 고형성분이 크고 T2강조 MR영상에서 상대적으로 고신호강도를 보인다는 보고가 있다.

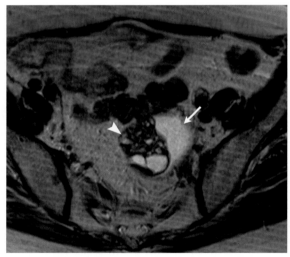

【그림 10-10】 점액낭선섬유종 T2강조 축상면 MR영상에서 왼쪽 난소에 낭성 종괴(화살표)가 있으며 작은 낭들을 동반한 저신호강도의 고형성분(화살촉)을 포함하고 있다.

[표 10-3] 낭선섬유종의 MR영상 소견

1. 벽결절을 가진 낭성 종괴
2. T2강조 MR영상에서 저신호강도의 벽결절
3. 벽결절 내의 작은 낭들(스펀지 형태)

Ⅱ 생식세포종양

생식세포종양germ cell tumor은 난소종양의 약 15~20%를 차지하는 두 번째로 흔한 조직학적 유형이다. 기형종teratoma, 미분화세포종dysgerminoma, 난황낭종양yolk sac tumor, 배아암종embryonal carcinoma, 융모막암choriocarcinoma, 악성 혼합생식세포종양malignant mixed germ cell tumor 등이 포함된다(표 10-4). 성숙기형종mature teratoma을 제외하고는 모두 악성이지만 성숙기형종이 매우 흔하기 때문에 전체 생식세포종양 중 악성의 비율은 5% 미만이다.

임상적으로 젊은 연령에서 호발하며, 악성 생식세포종양에서는 혈청 알파태아단백alpha-fetoprotein; AFP이나 hCG의 수치 상승이 진단에 도움을 줄 수 있다.

1. 기형종

(1) 성숙기형종

가장 흔한 기형종이며 전체 생식세포종양 중에서도 가장 흔하다. 전체 난소종양의 약 11.2~20%를 차지한다. 45세 이하 여성에서 가장 흔한 양성 난소종양으로 알려져 있다.

1) 정의와 병리 소견

외배엽ectoderm, 중배엽mesoderm, 내배엽endoderm 중 최소한 둘 이상에서 기원한 성숙조직으로 구성된 종양이다. 조직학적으로 대부분 내벽이 편평세포squamous cell로 둘러싸인 단방성 낭종 형태이며 내부가 피지sebaceous material로 채워져 있다. 로키탄스키융기Rokitansky protuberance라는 벽결절이 존재하는 것이 특징이며 그 내부에 뼈, 이teeth, 털hair, 지방조직 등을 포함한다.

2) 초음파 소견

크게 세 가지로 구분할 수 있으며(표 10-5), 가장 특징적인 소견은 벽결절을 가진 낭성 종괴이다(그림 10-

[표 10-4] **난소 생식세포종양의 분류**

1. 원시생식세포종양primitive germ cell tumors
   (1) 미분화세포종dysgerminoma
   (2) 난황낭종양yolk sac tumor
   (3) 배아암종embryonal carcinoma
   (4) 융모막암non-gestational choriocarcinoma
   (5) 혼합생식세포종양mixed germ cell tumor
2. 이상 혹은 삼상 기형종biphasic or triphasic teratoma
   (1) 미성숙기형종immature teratoma
   (2) 성숙기형종mature teratoma
3. 단배엽기형종monodermal teratoma
   (1) 난소갑상선종struma ovarii
   (2) 카르시노이드carcinoid
   (3) 신경외배엽종양neuroectodermal tumor

＊WHO 조직학적 분류(2014)에서 요약

[표 10-5] **성숙기형종의 초음파 소견**

1. 벽결절을 가진 낭성 종괴
2. 고형성과 낭성 혼합종괴(또는 전체 고형성 종괴)
3. 선이나 점모양의 에코를 포함한 낭성 종괴

11A). 벽결절은 그 내부의 석회화, 지방이나 털 등으로 인해서 고에코로 보인다. 가장 흔한 소견은 고형성과 낭성의 혼합종괴이다(그림 10-11B). 드물게 전체가 고형성 종괴로 보이는 경우(그림 10-11C)는 큰 로키탄스키융기가 낭 내부를 거의 차지해서 보이는 소견으로 생각된다. 세 번째는 낭성 종괴로 보이는 경우로, 내부에 액체-액체층fluid-fluid level이나 머리카락, 털 등으로 인해 선이나 점모양의 에코가 보일 수 있다(그림 10-11D).

초음파에서 성숙기형종과 유사하게 보일 수 있는 난소의 병변으로는 출혈성 낭종이나 벽결절을 동반한 기타 난소종양 등이 있다. 그 밖에 장내 공기나 충수석을 동반한 충수염appendicitis, 장막하 자궁근종subserosal uterine leiomyoma 등도 유사한 소견을 보일 수 있다(표 10-6).

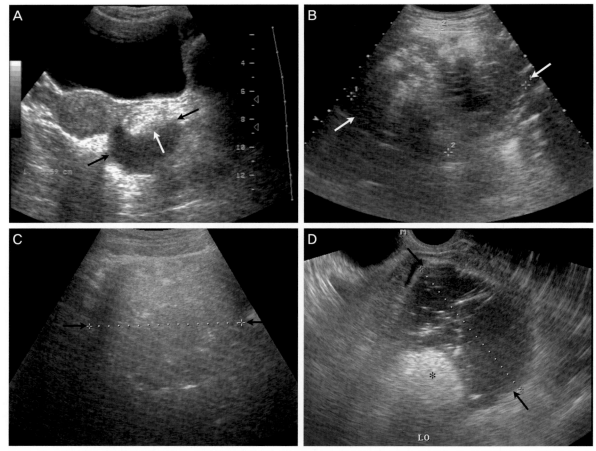

【그림 10-11】 **성숙기형종의 초음파 소견** A. 고에코의 벽결절(흰 화살표)을 동반한 낭성 종괴(검은 화살표). B. 혼합에코의 종괴(화살표). C. 전체적으로 고에코의 고형성 종괴(화살표). D. 내부에 선상 에코를 포함한 낭성 종괴(화살표). 고에코의 벽결절(*)도 보인다.

[표 10-6] 초음파상 성숙기형종의 감별진단

1. 출혈성 난소낭종
2. 벽결절을 가진 기타 낭성 난소종양
3. 장내 공기
4. 충수석을 동반한 충수염
5. 장막하 자궁근종

3) 컴퓨터단층촬영 소견

지방과 석회화에 민감한 CT는 때문에 성숙기형종 진단에 매우 유용한 검사이며 정확도가 약 98%로 알려져 있다. 기형종의 90% 이상에서 지방성분이, 50~60%에서 석회화가 발견된다. 그 밖에 로키탄스키융기, 지방-액체층*fat-fluid level* 등의 특징이 보일 수 있

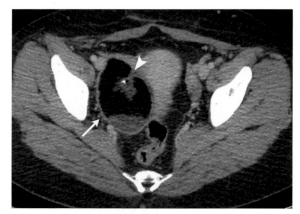

【그림 10-12】 **성숙기형종의 CT 소견** 조영증강 축상면 CT에서 내부에 석회화를 포함한 로키탄스키융기(화살촉)가 오른쪽 난소의 기형종(화살표) 내부에 있다. 낭성 부위 내부에 지방-액체층이 포함되어 있다.

다(그림 10-12).

4) 자기공명영상 소견

MR영상은 석회화에 민감하지 못하므로 기형종 진단은 지방성분의 검출력에 달려 있는데, T1강조영상에서 고신호강도, T2강조영상에서 다양하지만 비교적 고신호강도를 보이는 지방성분을 발견하면 어렵지 않게 진단할 수 있다(그림 10-13A). 하지만 출혈성 병변, 특히 자궁내막증이 유사한 신호양상을 보일 수 있으므로 주의해야 한다. 지방억제영상fat-suppression image이나 화학변위인공물chemical shift artifact이 감별하는 데 도움이 된다(그림 10-13B).

5) 합병증

성숙기형종은 천천히 자라는 양성종양이지만 합병증이 생길 수 있기 때문에 수술로 치료하는 것이 원칙이다(표 10-7). 합병증 중 가장 흔한 것이 염전torsion인데, 난소염전의 원인이 되는 종양 중에서 가장 흔하며 발생빈도는 3.5~16.1%이다. 도플러 초음파가 염전을 발견하는 데 도움이 되며, CT에서 1cm 이상의 비대칭적 벽비후, 종양 주위 침윤, 고형성 난관종괴tubal mass, 내부 출혈로 인해 증가된 감쇠 소견 등

[표 10-7] **성숙기형종의 합병증**

1. 염전
2. 파열
3. 악성세포전환

[표 10-8] **기형종 염전의 CT 소견**

1. 비대칭적 벽비후(1cm 이상)
2. 종양 주위 침윤
3. 고형성 난관종괴나 염전매듭
4. 내부 출혈로 인한 감쇠 증가

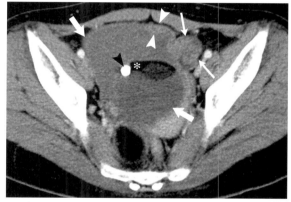

【그림 10-14】 **성숙기형종의 염전** 조영증강 축상면 CT에서 지방성분(*)과 석회화(검은 화살촉)를 포함한 낭성 종괴(굵은 화살표)가 골반강 내에 보이며 왼쪽 앞 벽의 국소적 비후(흰 화살촉)가 있다. 종괴와 인접해 염전매듭(화살표)이 보인다.

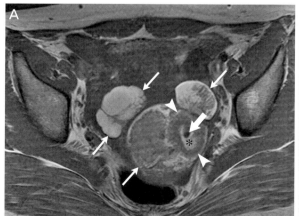
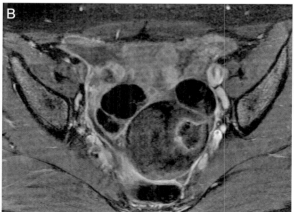

【그림 10-13】 **성숙기형종의 MR영상 소견** A. T1강조 축상면 영상에서 내부에 고신호강도의 지방성분을 포함한 기형종(화살표)이 양쪽 난소에 있다. 왼쪽 난소의 기형종은 석회화(굵은 화살표)와 지방성분(*)을 포함한 로키탄스키융기(화살촉)를 포함하고 있다. B. 같은 환자의 조영증강 지방억제 축상면 T1강조영상에서 지방성분들의 신호가 억제되었다.

이 보일 수 있다(그림 10-14, 표 10-8). MR영상에서 저신호강도의 염전매듭*torsion knot*을 보일 수 있고 출혈성 경색이 생기면 T1강조영상에서 고신호강도의 테두리를 보일 수 있다.

이 외에 드물지만 기형종이 파열해 내부 성분이 복강내 염증을 유발할 수 있다. 악성세포전환*malignant transformation*은 발생빈도가 1~2%로 보고되며 편평세포암*squamous cell carcinoma*이 가장 흔하다. 대부분 폐경기 이후의 여성에서 생긴다. 기형종의 악성세포전환을 시사하는 영상 소견 중 가장 중요한 것은 조영증강되는 고형성분인데, 조영증강이 잘되고 크기가 크며 주변 조직으로 침습하는 양상을 보일 때 의심할 수 있다(그림 10-15). 이러한 고형성분과 로키탄스키융기를 감별해야 하는데 후자는 거의 조영증강되지 않는다는 점이 다르다.

6) 충돌종양

충돌종양*collision tumor*이란 조직학적으로 다른 두 종양이 경계를 가지고 한 종양 내에 존재하는 것을 말한다. 기형종이 낭선종이나 낭선암과 함께 존재하는 유형이 가장 흔하다. 영상 소견상 일반적인 기형종 소견으로는 설명되지 않는 부위가 종양 내에 존재할 때 의심해볼 수 있다(그림 10-16).

(2) 미성숙기형종

미성숙기형종*immature teratoma*은 성숙기형종과 달리 미성숙조직으로 구성되며, 임상적으로 악성이다. 전체 기형종 중 약 1%를 차지하고 10대나 소아에서 주로 발생한다. 같은 쪽 또는 반대쪽 난소에 성숙기형종을 동반한 경우가 많다.

영상 소견상 성숙기형종과 달리 종괴가 더 크고 고형성분을 더 많이 포함하며, 고형성분이나 중격의 모양이 불규칙하고 조영증강된다(그림 10-17). 석회화와 지방성분은 성숙기형종에서는 로키탄스키융기 내부나 일부 방 내부에 국한되지만 미성숙기형종에서

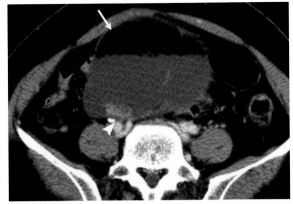

【그림 10-15】 **성숙기형종의 악성세포전환** 조영증강 축상면 CT에서 지방–액체층을 동반한 낭성 종괴(화살표)가 골반강 내에 보이며 뒤벽에 강하게 조영증강된 고형성분(화살촉)이 보인다. 수술로 성숙기형종에서 발생한 편평세포암종으로 확인되었다.

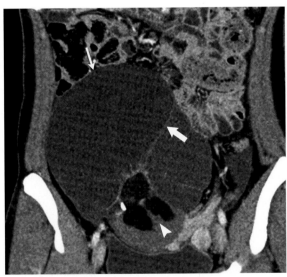

【그림 10-16】 **충돌종양** 조영증강 관상면 CT에서 오른쪽 난소에 있는 낭성 종괴(화살표) 내부에 지방성분을 포함한 기형종(화살촉)이 있다. 종괴의 다른 부위에는 조영증강된 중격(굵은 화살표)이 보인다. 수술로 성숙기형종과 점액낭선종의 충돌종양으로 확인되었다.

는 산재하고 불분명한 형태를 띤다. 주위에 침윤이나 전이를 보이기도 한다.

(3) 단배엽기형종

단배엽기형종*monodermal teratoma*이란 대부분 또는 전체가 한 종류의 조직으로 이루어진 기형종을 말한다.

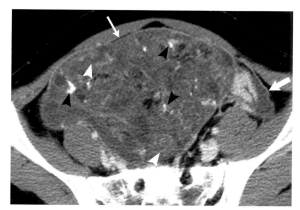

【그림 10-17】 **미성숙기형종** 조영증강 축상면 CT에서 큰 낭성 종괴 (화살표)가 골반강 내에 있으며 복수(굵은 화살표)가 동반되어 있다. 성숙기형종에 비해 석회화(검은 화살촉)가 작고 흩어져 있으며 조영 증강된 고형성분(흰 화살촉)이 많다.

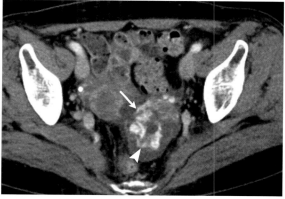

【그림 10-18】 **난소갑상선종** 조영증강 축상면 CT에서 왼쪽 난소에 강하게 조영증강된 고형성분(화살촉)을 포함한 낭성 종괴(화살표)가 있다.

갑상선조직으로 구성된 난소갑상선종*struma ovarii* 이 대표적이다. 발생빈도는 전체 기형종의 약 2.7%로 보고되고 있다. 다량의 복수나 흉막삼출을 동반할 수 있지만 악성은 드물며, 조직학적으로 악성이더라도 임상적으로는 양성종양의 행태를 보이는 경우가 많다. 무증상인 경우가 많고 갑상선항진증 증상은 소수에서만 보인다.

초음파에서는 대부분 낭성과 고형성의 혼합종괴로 보인다. 고형성 부위에서 도플러 초음파로 혈류가 검출될 수 있는데 이는 성숙기형종에서는 보기 힘든 소견이다. CT와 MR영상에서도 혼합종괴로 보이며 고형성분이 강하게 조영증강되는 것이 특징이다(그림 10-18). 석회화나 지방성분이 드물게 발견된다. 낭성부위는 보통 다방성인데, 각 방 간에 다른 MR 신호강도를 보일 수 있으며 이는 단백질 등 성분의 차이 때문이다. 고형성분이나 일부 방 성분은 MR T2강조영상에서 저신호강도를 보일 수 있다(표 10-9).

카르시노이드*carcinoid*는 드문 단배엽기형종이다. 보통 폐경기 이후 여성에서 생기며 카르시노이드증후군*carcinoid syndrome*이 동반되는 경우는 드물다. 잠재적 악성이지만 임상적으로는 대부분 양성종양의 양상을 보인다. 대개 고형성 종괴로 보이며 영상 소

[표 10-9] **난소갑상선종의 영상 소견**

1. 다방성 낭성 부위를 포함한 혼합종괴
2. 강하게 조영증강되는 고형성분
3. 방별로 다양한 MR 신호강도
4. MR T2강조영상에서 저신호강도를 보이는 고형성분이나 일부 방

견으로는 다른 난소 악성종양과 구분하기가 어렵다. 성숙기형종이나 점액종양이 동반될 수 있다.

2. 미분화세포종

가장 흔한 악성 생식세포종양으로 전체 악성 난소종양의 약 0.5~2%를 차지한다. 주로 10~20대에 호발하며 다른 악성 생식세포종양에 비해 예후가 좋다.

순수한 미분화세포종에는 혈청 AFP나 hCG 수치의 상승이 동반되지 않지만 약 5%에서 hCG를 생성하는 융합영양막거대세포*syncytiotrophoblastic giant cell*를 가진 경우 hCG 수치 상승이 동반된다.

고형성 종괴이며 작은 낭성 부분을 포함하기도 한다(그림 10-19A). 고형성분은 다소엽화*multilobulation*되어 있고 소엽들은 섬유혈관중격*fibrovascular septa*으로 나뉘어 있다. 이 중격에 혈류가 풍부하기 때문에 도플러 초음파에서 증가된 혈류를 관찰할 수 있고

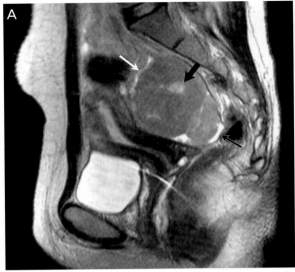

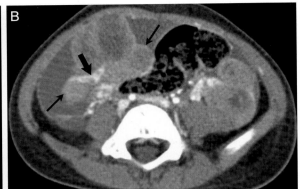

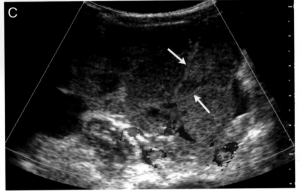

【그림 10-19】 미분화세포종 A. T2강조 시상면 MR영상에서 자궁의 뒤쪽으로 고형성 난소종양(굵은 화살표)이 있다. 비교적 낮은 신호강도를 보이며 내부에 소량의 낭성 부위(화살표)를 포함하고 있다. B. 미분화세포종의 섬유혈관중격. 조영증강 축상면 CT에서 우하복부에 분엽화를 보이는 고형성 종괴(굵은 화살표)가 있으며 일부 중격(화살표)이 강하게 조영증강된다. C. 색도플러 초음파에서 중격을 따라 증가된 혈류(화살표)를 볼 수 있다.

[표 10-10] **미분화세포종의 영상 소견**

1. 고형성 종괴(작은 낭성 부분 포함 가능)
2. 다소엽화
3. 혈류가 풍부한 섬유혈관중격

CT와 MR 영상에서 강한 조영증강을 보인다(그림 10-19B, C, 표 10-10).

석회화는 순수한 미분화세포종에서는 드물다. Y염색체를 가진 여성의 발생장애성선dysgenetic gonad에서 생길 수 있는 성선모세포종gonadoblastoma에서 발생한 미분화세포종은 석회화를 보일 수 있다.

3. 난황낭종양

내배엽굴종양endodermal sinus tumor이라고도 하며, 전체 난소종양의 1% 미만을 차지한다. 10대에 호발하며 악성도가 높다. 혈청 AFP 수치가 상승할 수 있다.

다양한 비율의 낭성과 고형성 성분이 혼합된 큰 종괴로 보이며 과혈관성으로 종양내 출혈을 잘 동반한다. MR영상에서는 내부에 다양한 신호를 보이는 과혈관성 종괴로 나타난다(그림 10-20). 성숙기형종이 동반되기도 한다.

4. 배아암종

고환의 배아암종과 병리적으로 동일하지만 고환에서보다 훨씬 드물게 난소에서 발생한다. 혈청 hCG와 AFP 수치가 상승할 수 있다. 주로 고형성 종괴로 출혈과 괴사를 자주 동반한다.

5. 융모막암

대부분의 난소 융모막암은 자궁에서 전이되거나 자궁외임신ectopic pregnancy에서 생기며 이를 이차 융모막암 또는 임신융모막암gestational choriocarcinoma이

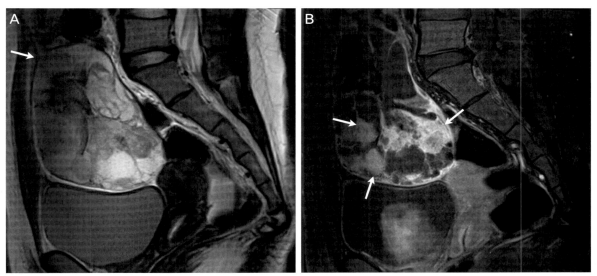

【 그림 10-20 】 **난황낭종양** A. T2강조 시상면 MR영상에서 큰 종괴(화살표)가 골반강 내에 보이며 내부에 다양한 신호강도의 방들이 있다. B. 조영증강 지방억제 T1강조 시상면 MR영상에서 고형성분이 강한 조영증강(화살표)을 보인다.

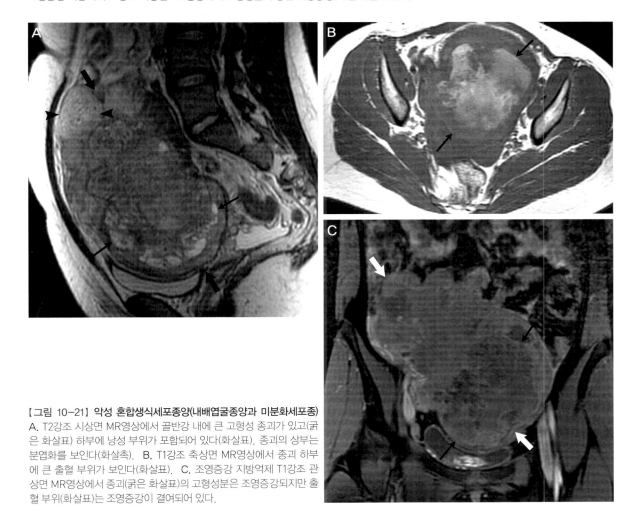

【 그림 10-21 】 **악성 혼합생식세포종양(내배엽굴종양과 미분화세포종)** A. T2강조 시상면 MR영상에서 골반강 내에 큰 고형성 종괴가 있고(굵은 화살표) 하부에 낭성 부위가 포함되어 있다(화살표). 종괴의 상부는 분엽화를 보인다(화살촉). B. T1강조 축상면 MR영상에서 종괴 하부에 큰 출혈 부위가 보인다(화살표). C. 조영증강 지방억제 T1강조 관상면 MR영상에서 종괴(굵은 화살표)의 고형성분은 조영증강되지만 출혈 부위(화살표)는 조영증강이 결여되어 있다.

라고 한다. 난소의 일차 융모막암은 비임신융모막암 *non-gestational choriocarcinoma*이라고 하는데 극히 드물며, 사춘기 이전 여성에서 발생했거나 다른 생식세포종양이 동반되었을 때만 진단이 가능하다. 보통 혈청 hCG 수치의 상승이 동반된다. 주로 일측성으로 생기며 고형성 종괴가 많지만 출혈과 괴사가 흔하기 때문에 낭성과 고형성의 혼합종괴로 보이는 경우가 많다.

6. 악성 혼합생식세포종양

앞에서 살펴본 악성 생식세포종양 중 두 가지 이상으로 구성된 생식세포종양을 말한다. 전체 악성 생식세포종양의 약 8%를 차지한다. 영상검사에서 구성하는 생식세포종양들의 특징적 소견이 보이는 경우도 있지만 대부분 비특이적인 고형성 또는 혼합 종괴로 보인다(그림 10-21).

참고문헌

1. Brammer HM 3rd, Buck JL, Hayes WS, et al. From the archives of the AFIP. Malignant germ cell tumors of the ovary: radiologic-pathologic correlation. Radiographics 1990;10:715-724.

2. Jung DC, Kim SH, Kim SH. MR imaging findings of ovarian cystadenofibroma and cystadenocarcinofibroma: clues for the differential diagnosis. Korean J Radiol 2006;7:199-204.

3. Jung SE, Lee JM, Rha SE, et al. CT and MR imaging of ovarian tumors with emphasis on differential diagnosis. Radiographics 2002;22:1305-1325.

4. Kawamoto S, Urban BA, Fishman EK. CT of epithelial ovarian tumors. Radiographics 1999;19:S85-S102.

5. Kim SH. Germ cell tumors of the ovary. In: Kim SH, McClennan BL, Outwater EK, eds. Radiology Illustrated: Gynecologic Imaging. Philadelphia: WB Saunders, 2005, pp.551-608.

6. Kim SH, Yang DM, Kim SH. Borderline serous surface papillary tumor of the ovary: MRI characteristics. AJR Am J Roentgenol 2005;184:1898-1900.

7. Kurata Y, Kido A, Moribata Y, et al. Differentiation of seromucinous borderline tumor from serous borderline tumor on MR Imaging. Magn Reson Med Sci 2018;17:211-217.

8. Lee KR, Tavassoli FA, Prat J, et al. Surface epithelial-stromal tumours. In: Tavassoli FA, Devilee P, eds. World Health Organization Classification of Tumors: Pathology and Genetics of Tumours of the Breast and Female Genital Organs. Lyon: IARC Press, 2003, pp.114-145.

9. Meinhold-Heerlein I, Fotopoulou C, Harter P, et al. The new WHO classification of ovarian, fallopian tube, and primary peritoneal cancer and its clinical implications. Arch Gynecol Obstet 2016;293:695-700.

10. Moon MH. Epithelial tumors of the ovary. In: Kim SH, McClennan BL, Outwater EK, eds. Radiology Illustrated: Gynecologic Imaging. Philadelphia: WB Saunders, 2005, pp.501-550.

11. Nogales F, Talerman A, Kubik-Huch RA, et al. Germ cell tumors. In: Tavassoli FA, Devilee P, eds. World Health Organization Classification of Tumors: Pathology and Genetics of Tumours of the Breast and Female Genital Organs. Lyon: IARC Press, 2003, pp.163-175.

12. Outwater EK, Siegelman ES, Hunt JL. Ovarian teratomas: Tumor types and imaging characteristics. Radiographics 2001;21:475-490.

13. Pannu HK. CT features of low grade serous carcinoma of the ovary. Eur J Radiol Open 2015;2:39-45.

14. Pearce CL, Templeman C, Rossing MA, et al. Association between endometriosis and risk of histological subtypes of ovarian cancer: a pooled analysis of case-control studies. Lancet Oncol 2012;13:385-394.

난소의 성끈기질종양과 기타 난소, 난관의 종양

CHAPTER 11

허숙희, 심정석

I 성끈기질종양

성끈기질*sex cord stroma*은 난소 내에서 표면상피*surface epithelium*와 생식세포*germ cell*(배아세포)를 제외한 나머지 부분에 해당한다. 주로 생식세포를 둘러싸며 여러 종류의 간질세포로 구성되기 때문에 성끈기질이라고 부른다. 성끈기질 중에서 생식세포를 가장 가까이에서 둘러싼 세포들이 과립층세포*granulosa cell*이며 과립층세포의 바깥을 둘러싼 세포가 난포막세포*theca cell*이다. 난포막세포는 난소기질로 자연스럽게 이행하는데 기질에는 섬유세포*fibrocyte*가 많이 존재한다. 난소의 문부*hilum*에는 남성호르몬*androgen*을 분비하는 세르톨리세포*Sertoli cell*와 라이디히세포*Ley-dig cell*가 적은 양 존재한다. 과립층세포, 난포막세포, 섬유세포, 세르톨리세포, 라이디히세포 모두에서 양성과 악성 종양이 기원할 수 있다(그림 11-1, 표 11-1).

성끈기질종양*sex cord-stromal tumor*은 난소종양의 세 가지 조직학적 분류 중 가장 발생빈도가 낮고 전체 난소종양의 10% 미만을 차지한다. 양성에서 악성까지 다양하고, 호르몬 활성으로 인해 여성호르몬*estrogen* 효과나 다모증*hirsutism*이 나타나기도 하는데, 이러한 임상양상은 성끈기질종양을 난소의 다른 종양들과 구별하는 감별점 중 하나이다. 성끈기질종양은 암이라 하더라도 대부분 초기에 발견되므로 수술로 치료가 가능하며 예후도 좋다.

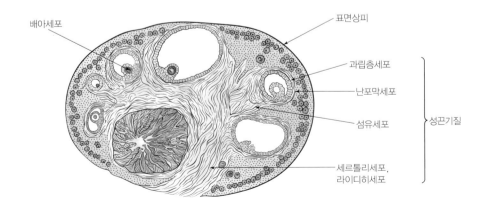

【그림 11-1】 난소의 세포 구성 표면상피와 배아세포를 제외한 나머지 부분이 성끈기질이다. 배아세포를 가장 가까이에서 둘러싼 세포가 과립층세포이며 그 바깥을 난포막세포가 둘러싸고 자연스럽게 섬유세포와 섞이며 이행한다. 남성호르몬을 분비하는 세르톨리세포와 라이디히세포는 난소의 문부에 주로 분포한다.

1. 순수 간질종양
(1) 섬유종, 세포섬유종, 섬유육종

섬유종fibroma은 방추기질세포spindle-stromal cell로 구성된 내분비계 종양의 일종으로 성끈기질종양 중 가장 흔하고 난소종양의 4%가량을 차지한다. 섬유종은 어느 나이에나 생길 수 있지만 평균 40대 후반에 잘 발생한다. 영상검사에서 경계가 잘 지어지는 고형성 종괴로 보이며 초음파에서는 저에코성 종괴로, CT에서는 지연성 조영증강을 보이는 균질한 종괴로 보이며 석회화를 동반할 수 있다(그림 11-2). MR영상에서는 섬유종의 풍부한 아교 섬유성 기질collagen fibrous stroma 성분으로 인해 T1과 T2 강조영상 모두에서 저신호강도를 보이고 CT와 마찬가지로 지연성 조영증강을 보인다(그림 11-3, 표 11-2). 일부 섬유종은 내부에 부종 및 낭성 변화를 보인다. 대부분 증상이 없으나 일부에서 자궁부속기염전adnexal torsion을 유발

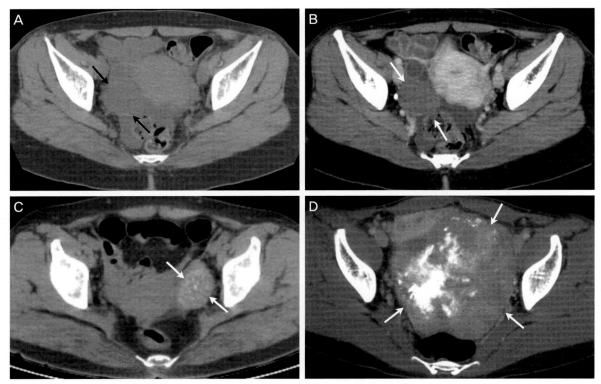

【그림 11-2】 난소 섬유종의 다양한 CT영상 소견 A, B. 오른쪽 난소에 경계가 좋은 균질한 고형성 종괴(화살표)가 있으며 균질한 조영증강을 보인다. C, D. 섬유종(화살표)은 내부에 점상형 석회화(C) 또는 무정형 석회화(D) 같은 다양한 형태의 석회화를 보일 수 있다.

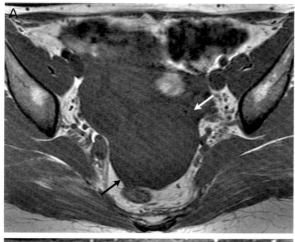
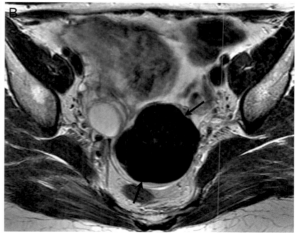
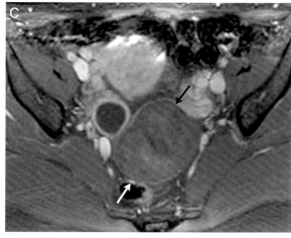

【그림 11-3】 **40세 여자의 왼쪽 난소에 생긴 섬유종의 MR영상 소견** A. T1강조 MR영상에서 종괴(화살표)는 균질한 저신호강도를 보인다. B. T2강조 MR영상에서 경계가 좋은 균질한 저신호강도의 종괴(화살표)로 보이며 이는 섬유종의 풍부한 아교섬유질 때문으로 섬유종의 특징적 소견이다. C. 조영증강 지방억제 T1강조 MR영상에서 종괴(화살표)가 약한 조영증강을 보인다.

[표 11-2] **섬유종의 영상 소견**

1. 균질한 고형 종괴: 일부에서 내부에 부종, 낭성 변화, 석회화 동반
2. T1, T2강조 MR영상에서 저신호강도
3. 지연성 조영증강
4. 메이그스증후군

하여 급성 골반통을 일으키고 이 경우 내부에 출혈성 경색이나 괴사가 보여 다른 출혈성 난소종양과 감별 진단하기 어려울 수 있다(그림 11-4).

세포섬유종*cellular fibroma*은 잠재적인 악성의 가능성은 낮으나 경미한 핵이형증*nuclear atypia*과 열배 고해상현미경 소견상 4개 이상의 유사분열능*mitotic ac-*

*tivity*을 보이는 경우로 모든 난소 섬유종의 10%를 차지한다. 섬유육종*fibrosarcoma*은 매우 드문 난소의 악성 종양으로 고령의 여성에게 흔하며, 대부분 한쪽 난소에서 발생하고 크기가 크며 흔히 출혈이나 괴사 부위를 포함한다.

메이그스증후군*Meigs syndrome*은 난소의 섬유종 또는 섬유성 종양에서 복수와 흉수가 동반되는 증후군으로 난소종양을 제거하면 복수와 흉수가 함께 사라진다(그림 11-5).

(2) 난포막종, 섬유난포막종, 경화성복막염과 동반된 황체화난포막종

난포막종*thecoma*은 난소를 둘러싼 난포막세포와 유사

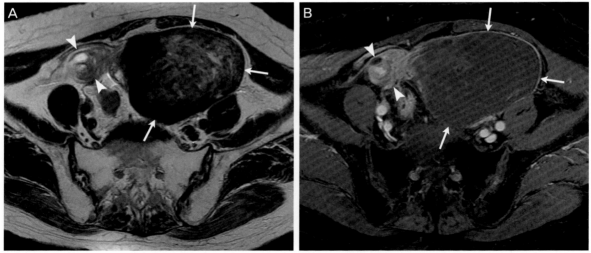

【그림 11-4】 61세 여자의 자궁부속기염전을 보이는 섬유종 A. T2강조 MR영상에서 저신호강도를 보이는 난소 종괴(화살표)가 보이며 이의 오른쪽에 염전매듭으로 생각되는 표적모양의 구조물(화살촉)이 보인다. B. 조영증강 지방억제 T1강조 MR영상에서 난소 종괴(화살표)는 괴사로 인해 거의 조영증강되지 않는다.

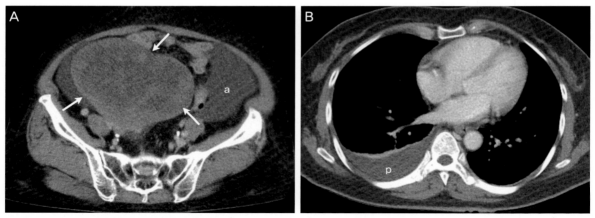

【그림 11-5】 난소 섬유종에서 보이는 메이그스증후군 A. 조영증강 골반 CT에서 골반강의 오른쪽에 불균질한 조영증강을 보이는 고형성 종괴(화살표)가 있으며 복수(a)가 동반되어 있다.   B. 조영증강 흉부 CT에서 오른쪽 흉강에 소량의 흉수(p)가 보인다.

한 지질기질세포로 구성되어 대부분에서 에스트로겐 활성을 나타낸다. 모든 난소 종양의 0.5~1%를 차지하며 대부분이 폐경 이후에 발생하는 양성 고형성 종양으로 에스트로겐 활성으로 인해 부정질출혈, 자궁내막비후endometrial hyperplasia 및 자궁내막암endometrial cancer 같은 증상 및 질환과 동반될 수 있다. 섬유성 조직을 동반한 경우는 섬유난포막종fibrothecoma으로 분류할 수 있다. 순수한 난포막종은 지방 함량이

높기 때문에 단면이 노란색으로 보이며 약 20~30%는 낭성 변화나 출혈을 동반한다.

영상검사에서 난포막종 및 섬유난포막종은 조영증강이 잘되는 고형성 종괴로 보인다. MR영상에서는 다른 섬유성 종양과 마찬가지로 T1과 T2 강조영상 모두에서 저신호강도를 보이지만, 낭성 변화나 출혈성 변화 또는 지방성분 때문에 고신호강도를 보이는 부분도 있다(그림 11-6). 에스트로겐 활성화로 인한

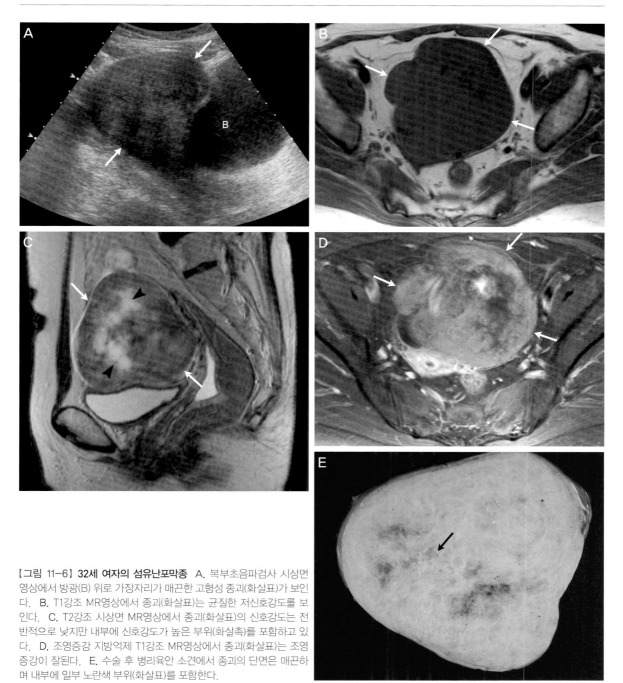

【그림 11-6】 **32세 여자의 섬유난포막종** A. 복부초음파검사 시상면 영상에서 방광(B) 위로 가장자리가 매끈한 고형성 종괴(화살표)가 보인다.   B. T1강조 MR영상에서 종괴(화살표)는 균질한 저신호강도를 보인다.   C. T2강조 시상면 MR영상에서 종괴(화살표)의 신호강도는 전반적으로 낮지만 내부에 신호강도가 높은 부위(화살촉)를 포함하고 있다.   D. 조영증강 지방억제 T1강조 MR영상에서 종괴(화살표)는 조영증강이 잘된다.   E. 수술 후 병리육안 소견에서 종괴의 단면은 매끈하며 내부에 일부 노란색 부위(화살표)를 포함한다.

자궁과 자궁내막 비후 등의 소견이 동반될 수 있다(그림 11-7).

(3) 경화기질종양

경화기질종양sclerosing stromal tumor은 난소의 드문

양성종양으로 80% 정도가 30대 이하의 젊은 여성에서 발생한다. 육안 소견상 주로 고형 종괴로 내부에 둥글거나 길쭉한 낭성 부위가 포함된 형태가 흔하다.

영상 소견은 고형성 종괴에 낭성 부위가 주로 중앙에 위치한 형태가 많으며(그림 11-8), 특징적으로 혈

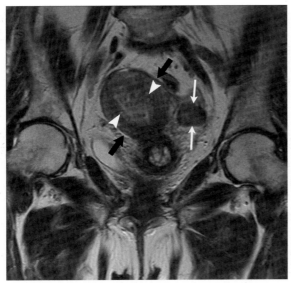

【그림 11-7】 86세 여자의 섬유난포막종 T2강조 관상면 MR영상에서 왼쪽 난소에 섬유난포막종으로 생각되는 저신호강도의 종괴(화살표)가 있다. 나이에 비해 자궁(굵은 화살표)과 자궁내막(화살촉)의 두께가 비후되어 보인다. 섬유난포막종의 여성호르몬 활성으로 인한 소견이다.

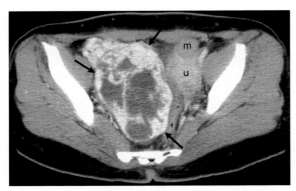

【그림 11-8】 26세 여자의 오른쪽 난소에서 발생한 경화기질종양 조영증강 CT에서 오른쪽 난소에 고형성 종괴(화살표)가 있으며 주변부에 강한 조영증강을 보인다. 조영증강이 강한 주변부와 조영증강되지 않은 중앙부는 마차바퀴모양을 닮았는데, 이것은 경화기질종양의 특징적 소견이다(U: 자궁, m: 자궁근종).

류가 주로 종양 주변부에 분포해 종괴 주변부가 과혈관성을 보여 마차바퀴모양*spoke-wheel pattern*으로 조영증강이 나타나며 지연기로 갈수록 종양 내부로 차들어가는 구심성 조영증강*centripetal enhancement*을 보인다(그림 11-9, 표 11-3).

[표 11-3] **경화기질종양의 특징적 소견**

1. 30세 미만 젊은 여성
2. 고형성 종괴
3. 종괴 주변부의 과혈관성
4. 마차바퀴모양의 조영증강

(4) 스테로이드세포종양

스테로이드세포종양*steroid cell tumor*은 난소종양의 0.1~0.2%를 차지하는 매우 드문 종양으로 호발연령은 40~50대이다. 대부분이 안드로겐을 분비하여 약 50%에서 남성화*virilization* 증상을 보인다. 스테로이드를 분비하는 세포들과 유사한 세포로 구성되며, 크기가 작고 특징적으로 세포내 지방성분이 많다. 대개 양성이며 크기는 3cm 이하로 작다. 대개 고형성이지만 드물게 낭성 부위나 괴사 부위를 포함할 수 있다. 세포 내부의 많은 지방성분으로 인해 MR T1강조영상에서 고신호강도를 보이기도 한다. 혈관성이 풍부해 조영증강이 잘되는 편이다.

2. 순수 성끈종양

(1) 과립층세포종양

과립층세포종양*granulosa cell tumor*은 전체 난소종양의 5% 미만을 차지한다. 임상병리학적으로 성인형과 소아형으로 나뉘며 성인형이 전체 과립층세포종양의 95%를 차지한다. 성인형은 폐경기 초기인 50~55세에 잘 발생하지만 사춘기 이후에는 언제든지 발생할 수 있다. 소아형은 어린이나 30세 미만의 젊은 여성에게 호발한다. 에스트로겐을 분비하는 가장 흔한 난소 종양으로 발생연령에 따라 임상 소견이 다르다. 폐경 이후의 여성에서는 부정질출혈, 자궁내막증식증, 자궁내막암이 동반될 수 있으며, 가임기 여성에서는 무월경*amenorrhea*이나 월경과다*hypermenorrhea* 같은 월경 패턴의 변화가, 사춘기 이전에는 성조숙증*sexual precocity*이 나타날 수 있다. 소수에서 안드로겐을 분비하여 남성화 증상이 나타난다. 초기에 발

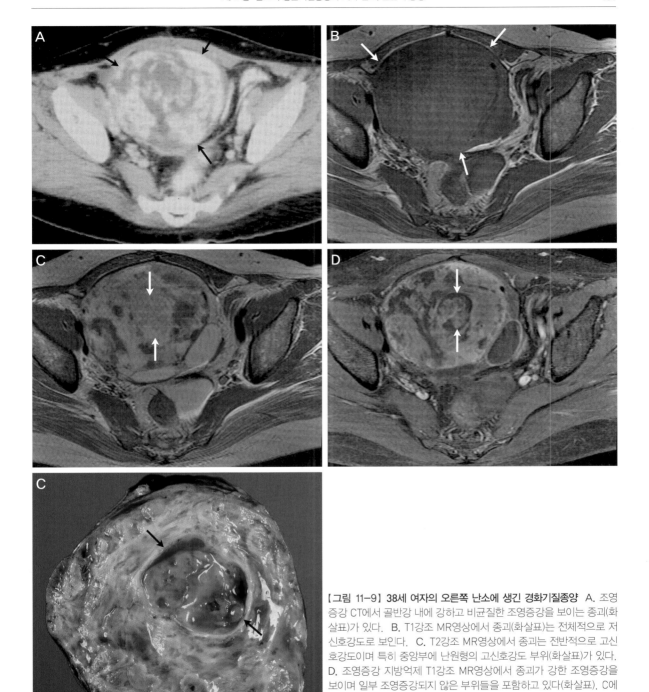

【그림 11-9】 38세 여자의 오른쪽 난소에 생긴 경화기질종양 A. 조영
증강 CT에서 골반강 내에 강하고 비균질한 조영증강을 보이는 종괴(화
살표)가 있다. B. T1강조 MR영상에서 종괴(화살표)는 전체적으로 저
신호강도로 보인다. C. T2강조 MR영상에서 종괴는 전반적으로 고신
호강도이며 특히 중앙부에 난원형의 고신호강도 부위(화살표)가 있다.
D. 조영증강 지방억제 T1강조 MR영상에서 종괴가 강한 조영증강을
보이며 일부 조영증강되지 않은 부위들을 포함하고 있다(화살표). C에
서 보인 중앙부 난원형 부위가 좀 더 잘 보인다. E. 수술 후 병리육안
소견. 종괴는 둥글고 경계가 매끄러우며 내부에 낭성 변성 부위(화살
표)를 포함하고 있다.

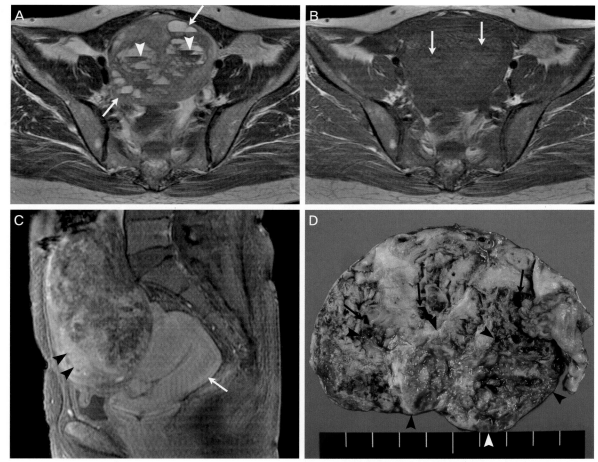

【그림 11-10】 41세 여자의 왼쪽 난소에 생긴 과립층세포종양의 MR영상 소견 A. T2강조영상에서 고형성과 낭성 부위가 혼재된 큰 종괴(화살표)가 골반강 내에 있으며, 낭성 부위 내부에 여러 개의 액체-액체층(화살촉)이 있다. B. T1강조영상에서 보이는 고신호강도(화살표)는 액체-액체층으로 출혈로 인해 발생한 것임을 알 수 있다. C. 조영증강 지방억제 T1강조 시상면 영상에서 종괴의 고형성 부위(화살촉)가 조영증강을 보이고, 자궁(화살표)이 비후되어 보인다. D. 종괴의 병리육안 소견으로 종괴 내에 낭성 부위(화살표)와 출혈 부위(화살촉)가 있다.

견되어 한쪽 난소에 국한된 경우가 대부분이며, 수술적 제거 시 예후가 좋다.

　과립층세포종양의 영상 소견(표 11-4)은 매우 다양한데, 일측성의 경계가 좋은 종괴로서 고형성과 낭성 부위가 혼재된 형태가 가장 흔하다(그림 11-10). 하지만 드물게 전체가 고형성(그림 11-11)이나 낭성 종괴(그림 11-12)로 보일 수도 있다. 약 60%에서 종괴 내 출혈이 보일 수 있으며 이로 인해 MR영상에서 낭성 부분이 액체-액체층*fluid-fluid level*(그림 11-10A) 또는 T1 고신호강도를 보인다(그림 11-10B, 11-12B). 여

[표 11-4] 과립층세포종양의 영상 소견

1. 경계가 좋은 일측성 난소종괴
    (1) 고형성과 낭성의 복합종괴: 가장 흔함
    (2) 전체 고형성 종괴
    (3) 전체 낭성 종괴
2. 종괴내 출혈
3. 자궁종대
4. 자궁내막비후

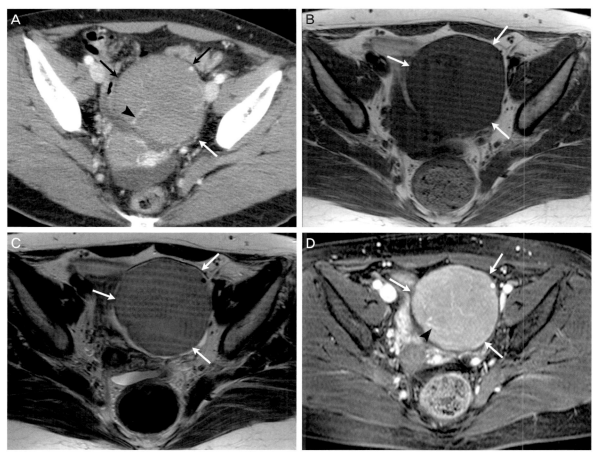

【그림 11-11】 **29세 여자의 왼쪽 난소에 생긴 과립층세포종양** A. 조영증강 CT에서 골반강 왼쪽에 고형성 종괴(화살표)가 있다. 전반적으로 중등도의 조영증강을 보이며 혈관 자체가 조영증강되어 보이는 부위(화살촉)도 있다. B. T1강조 MR영상에서 종괴(화살표)는 저신호강도로 보인다. C. T2강조 MR영상에서 종괴(화살표)는 중간신호강도를 보인다. 내부에 낭성 부위나 출혈을 시사하는 신호강도는 없다. D. 조영증강 지방억제 T1강조 MR영상에서 종괴(화살표)는 강하게 조영증강되고 CT에서와 마찬가지로 혈관(화살촉)이 조영증강되어 보인다. 수술 전 영상에서 조영증강이 잘되는 고형성 종괴와 그 내부에서 조영증강된 혈관이 보여 섬유혈관중격을 포함한 미분화세포종으로 진단한 증례이다.

성호르몬의 영향으로 인해 자궁이 커지거나 자궁내막이 두꺼워지는 소견은 과립층세포종양을 진단하는 데 도움이 된다(그림 11-10C).

3. 복합 성끈기질종양

(1) 세르톨리-라이디히세포종양

세르톨리-라이디히세포종양*Sertoli-Leydig cell tumor*은 전체 난소종양의 0.5% 미만을 차지하며, 모든 연령에 생길 수 있지만 약 75%가 30세 이하의 젊은 여성에서 발생한다. 가장 흔한 남성화 난소 종양으로

이 종양의 30~50%가 안드로겐을 분비하여 희발월경*oligomenorrhea*, 무월경*amenorrhea*, 다모증, 음핵거대증*clitomegaly*, 음성 변화 등의 남성화 증상이 나타난다. 예후는 좋으며 진단 당시 한쪽 난소에 국한된 경우가 90% 이상이다.

육안 소견상 종양은 대부분 일측성이고 고형성이거나 낭성이 포함된 고형성이 흔하다. 영상 소견은 비특이적이나 조영증강이 잘되는 고형성 종괴로 보일 수 있고 고형성분은 섬유질이 포함된 정도에 따라 MR영상에서 다양한 신호강도를 보인다(그림 11-13).

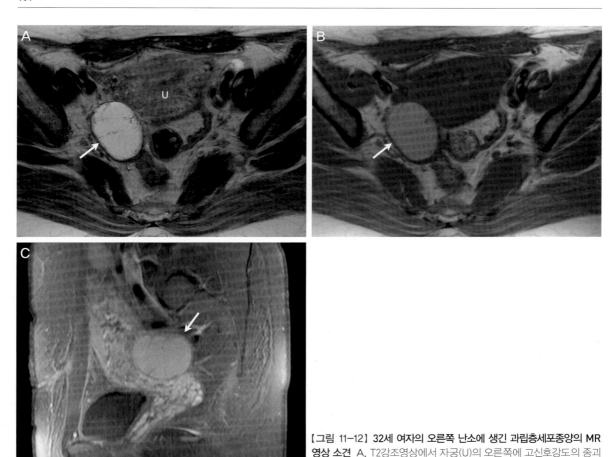

【그림 11-12】 **32세 여자의 오른쪽 난소에 생긴 과립층세포종양의 MR 영상 소견** A. T2강조영상에서 자궁(U)의 오른쪽에 고신호강도의 종괴 (화살표)가 있다. 종괴 가장자리는 전체적으로 매끈하다. B. T1강조영 상에서도 종괴(화살표)의 신호강도가 높아 내부에 출혈이 있는 것으로 보인다. C. 조영증강 지방억제 T1강조 시상면 영상에서 종괴(화살표) 내부에 조영증강되는 고형성 부위는 거의 없다.

II 전이암

난소의 전이암은 전체 난소암의 5~15%가량을 차지 하며, 전이 경로는 혈행성, 림프성 및 복막성 모두 가능하다. 원발 병소는 위장관, 유방, 자궁이며 드 물게 충수*appendix*, 흑색종*melanoma*, 카르시노이드 *carcinoid*, 신장, 폐 등에서도 전이된다. 대부분의 경 우 난소종양이 발견되기 전에 원발종양이 먼저 발견 되므로 진단하는 데 큰 어려움이 없지만, 난소종양이 먼저 발견된 일부 환자에서는 전이암인지 난소 원발 종양인지를 감별해야 한다. 크루켄버그종양*Kruken-*

*berg tumor*의 정의에 대해서는 몇 가지 이견이 있다. 좁은 의미로는 위장관암 중에서도 점액질*mucin*이 있 는 반지세포암*signet ring cell carcinoma*이 전이한 경우 만 의미하나, 위장관암이 전이한 경우 모두를 포함하 거나 원발암의 조직 소견이나 위치에 상관없이 난소 에 전이한 모든 암을 크루켄버그종양으로 정의하기 도 한다. 80%가량의 전이암은 양측성이며, 전체적으 로 가장자리가 둥글거나 타원형 또는 신장모양 등의 부드러운 형태를 보인다.

영상 소견으로 전이암의 원발병소를 예측하기는 어 려우며, 영상검사의 주요 역할은 난소 원발종양과 전

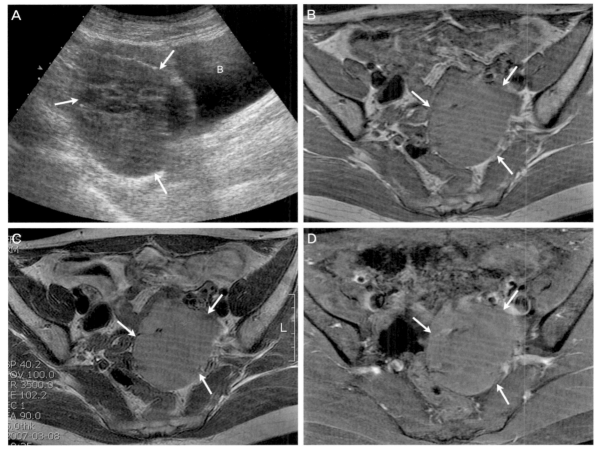

【그림 11-13】 젊은 여자에서 발생한 세르톨리–라이디히세포종양 A. 복부초음파검사 시상면 영상에서 방광(B) 위에 위치한 종괴(화살표)가 있다. 종괴의 가장자리는 매끈하고 내부에 비균질한 저에코를 보인다. B. T1강조 MR영상에서 종괴(화살표)는 주변 근육과 비슷한 신호강도를 보인다. C. T2강조 MR영상에서 균질한 고형성 종괴(화살표)로 다소 고신호강도를 보인다. D. 조영증강 지방억제 T1강조 MR영상에서 종괴(화살표)는 균질한 조영증강을 보인다.

이암을 구별하는 것이다. 특히 원발종양의 많은 수가 표면상피–기질종양이므로 이와 감별하는 것이 중요하다. 전이암은 원발종양에 비해 양측성의 빈도가 높으나 이것만으로 전이암을 진단하기 어렵다. 고형성도 중요한 소견으로 전이암은 크기가 작을수록 고형성이 많고 클수록 낭성 종양이 많다. 반면에 표면상피–기질종양은 작을 때도 낭성형이 많기 때문에 이러한 소견은 감별점이 될 수 있다.

전이암의 영상 소견(표 11-5)은 원발종양의 조직학적 특징에 따라 다양하지만 대개 고형성 종괴 내에 경계가 좋은 낭성 부위들이 있고 그 주변부가 강하게

[표 11-5] 난소 전이암의 영상 소견

1. 양측성(80%)
2. 둥글고 부드러운 가장자리
3. 크기가 작을 때는 고형성, 클수록 낭성 부위가 많아짐
4. 주변부에 강한 조영증강이 있는 낭들을 포함
5. T2강조 MR영상에서 종괴 주변부의 저신호강도 부위

조영증강된다. 특히 위암에서 전이된 난소 전이암은 MR T2강조영상에서 종양 주변부의 저신호강도와 내부의 고신호강도 부위를 보이는 고형성 종괴로 보이며 이는 조직학적으로 섬유성 기질과 세포밀집도cel-

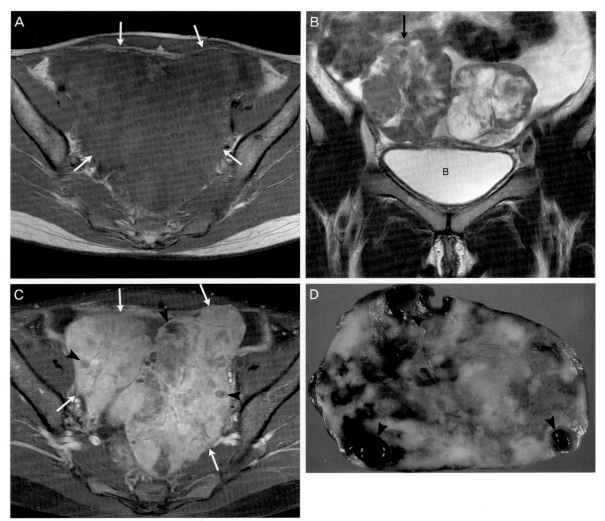

【그림 11-14】 위암으로 인한 난소 전이암의 MR영상 소견 A. T1강조영상에서 양쪽 난소에 큰 종괴(화살표)가 있다. B. T2강조 관상면 영상에서 방광(B) 위에 2개의 종괴(화살표)가 있으며, 오른쪽 종괴는 대부분 저신호강도, 왼쪽 종괴는 많은 부분에서 고신호강도를 보인다. 종괴의 가장자리는 매끈한 편이다. C. 조영증강 지방억제 T1강조영상에서 두 종괴(화살표)가 모두 강하게 조영증강된다. 양쪽 종괴 모두 주변부에 작은 낭종들(화살촉)이 있는데, 둘레에 더 강한 조영증강이 있다. D. 수술 후 병리육안 소견에서 종괴가 여러 개의 낭들(화살촉)을 포함하고 있고 내부에 장액성 액체가 차 있다. 이 낭들은 C에서 보인 낭종에 해당한다.

lularity의 증가, 내부의 부종이 섞여 보이는 소견이다 (그림 11-14). 종괴 내에 낭성 부분이 동반되기도 한다(그림 11-15). 대장암에서 전이된 경우는 상대적으로 낭성 종괴로 보이는 경우가 많으며 다양한 정도의 고형성 부분을 포함한 다낭성 종괴multilocular cystic mass로 내부 낭성 부위가 MR영상에서 다양한 신호강도를 보여 점액성 원발난소종양mucinous primary ovarian tumor과 구분하기 어려운 경우가 많다(그림 11-

16). 양쪽 난소, 복막, 충수에서 동시에 발견된 종양의 상당수에서 난소는 이차 침범된 경우로 생각한다. 특히 점액성 난소종양이 양측성이며 복막가성점액종 pseudomyxoma peritonei을 동반한 경우 이 종양은 난소가 원발종양이 아니라 충수 기원의 전이암일 가능성이 높으므로 육안상 충수의 병변이 명확하지 않더라도 충수절제술을 같이 시행할 것을 추천한다.

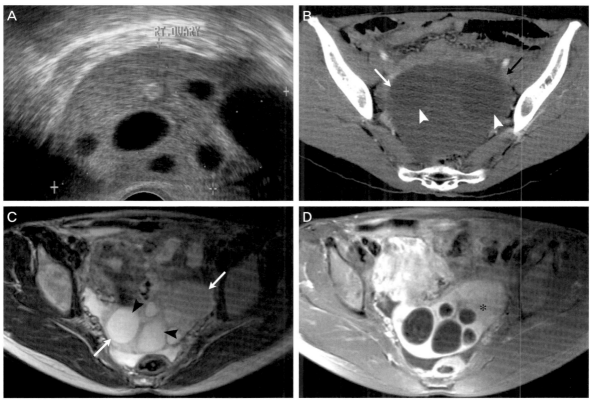

【그림 11-15】 **위암으로 인한 난소 전이암** A. 질초음파검사에서 오른쪽 난소에 경계가 좋고 내부에 여러 개의 낭종을 포함한 고형성 종괴가 있다. B. 조영증강 CT에서 경계가 좋은 고형성 종괴(화살표)이며 내부에 여러 개의 낭종(화살촉)이 있다. C. T2강조 MR영상에서 종괴(화살표) 내의 낭종들(화살촉)이 잘 보인다. D. 조영증강 지방억제 T1강조 MR영상에서 종괴의 고형성분이 강하게 조영증강된다(*).

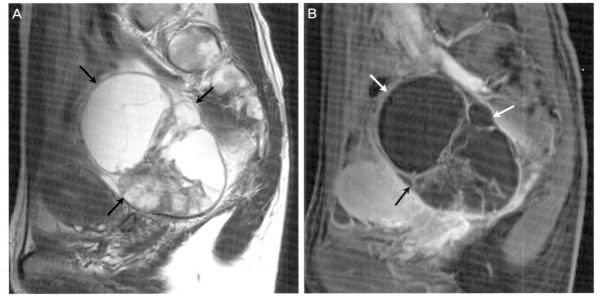

【그림 11-16】 **직장암으로 인한 난소 전이암의 MR영상 소견** A. T2강조영상에서 불규칙한 중격과 고형성분을 포함한 경계가 좋은 다낭성 종괴(화살표)가 보인다. B. 조영증강 T1강조영상에서 종괴(화살표)의 중격과 고형성분이 조영증강된다.

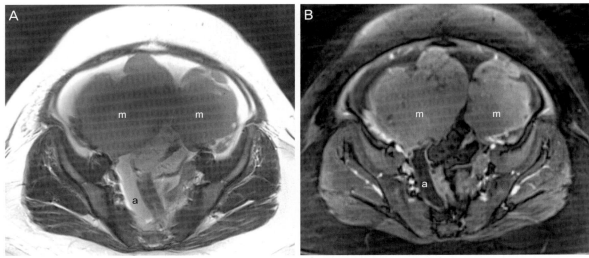

【그림 11-17】 **난소림프종의 MR영상 소견** A. T2강조영상에서 양쪽 난소에 균질한 중등도 신호강도를 보이는 고형성 종괴들(m)이 있으며 소량의 복수(a)가 동반되어 있다. B. 조영증강 지방억제 T1강조영상에서 종괴(m)는 균질하게 조영증강된다(a: 복수).

Ⅲ 림프종

난소림프종*ovarian lymphoma*의 거의 대부분은 전신림프종의 이차 침범이며 원발림프종은 극히 드물다. 난소에 림프조직이 없기 때문에 원발림프종이 드문 것으로 추측한다. 난소에서 림프종이 발견되었을 때 원발성으로 판정하려면 최대한의 검사를 했음에도 불구하고 다른 장기에서 림프종이 발견되지 않을 때, 말초혈액에 이상 소견이 없을 때, 다른 장기에 림프종이 나타나더라도 난소의 림프종이 발견된 지 최소한 몇 개월 후에 나타났을 때 등의 조건이 충족되어야 한다.

영상 소견은 보고된 것이 많지 않으나 이차 침범으로 인해 발생한 림프종은 대개 양측성이고, 원발성 난소림프종은 대개 일측성이다. 대부분 고형성이고 균질한 형태를 보여 다른 장기에서 발생한 림프종들과 영상 소견이 비슷하다(그림 11-17). MR영상에서 난소의 형태를 유지하면서 종괴가 성장하며 종괴 주변부에 난포가 보존된 경우가 보고되었다. 이 외에 난소암의 전형적인 림프절전이 위치가 아닌 부위에 림프절비후나 간비장종대 등의 소견이 동반될 수 있다.

Ⅳ 난관의 종양

난관의 원발종양은 매우 드문데, 그중 선암*adenocarcinoma*이 비교적 흔한 편으로 부인과 암의 0.3~1.1%를 차지한다. 다른 난관의 종양으로 혼합뮐러종양*mixed Müllerian tumor*, 평활근육종*leiomyosarcoma*, 선편평세포암*adenosquamous cell carcinoma*, 자궁내막모양암*endometrioid carcinoma* 등이 보고되었다. 난관의 종양은 발생한 난관의 부위와 수난관*hydrosalpinx* 동반 여부에 따라 다양하게 보이나, 난관암은 수난관이 있고 늘어난 난관 내부를 채운 고형성 종괴로 보이는 경우가 많다(그림 11-18).

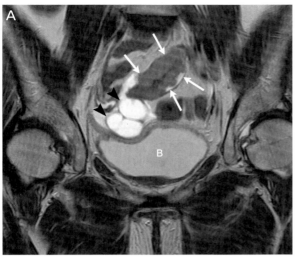
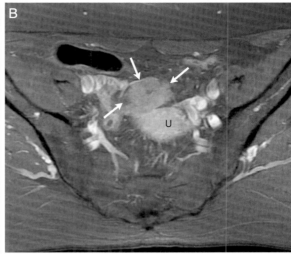

【그림 11-18】 난관암 중 선암의 MR영상 소견 A. T2강조 관상면 영상에서 방광(B) 위쪽으로 수난관(화살촉)이 있고 일부 난관 내부에 저신호
강도의 종괴(화살표)가 있다. B. 조영증강 지방억제 T1강조 축상면 영상에서 조영증강되는 종괴(화살표)가 보인다(U: 자궁).

참고문헌

1. Ferrozzi F, Tognini G, Bova D, et al. Non-Hodgkin lymphomas of the ovaries: MR findings. J Comput Assist Tomogr 2000;24:416-420.

2. Heo SH, Kim JW, Shin SS, et al. Review of ovarian tumors in children and adolescents: radiologic-pathologic correlation. Radiographics 2014;34:2039-2055.

3. Horta M, Cunha TM. Sex cord-stromal tumors of the ovary: a comprehensive review and update for radiologists. Diagn Interv Radiol 2015;21:277-286.

4. Jung SE, Lee JM, Rha SE, et al. CT and MR Imaging of ovarian tumors with emphasis on differential diagnosis. Radiographics 2002;22:1305-1325.

5. Jung SE, Rha SE, Lee JM, et al. CT and MRI findings of sex cord-stromal tumor of the ovary. AJR Am J Roentgenol 2005;185:207-215.

6. Kim JY, Jung KJ, Chung DS, et al. Sclerosing stromal tumor of the ovary: MR-pathologic correlation in three cases. Korean J Radiol 2003;4:194-199.

7. Kim SH, Kim SH. Granulosa cell tumor of the ovary: common findings and unusual appearances on CT and MR. J Comput Tomogr 2002;26:756-761.

8. Koyama T, Mikami Y, Saga T, et al. Secondary ovarian tumors: spectrum of CT and MR features with pathologic correlation. Abdom Imaging 2007;32:784-795.

9. McCluggage WG, Staats PN, Kiyokawa T, et al. Sex cord-stromal tumours. In: Kurman RJ, Carcangiu ML, Herrington CS, Young RH, eds. WHO Classification of Tumours of Female Reproductive Organs: WHO Classification of Tumours. 4th ed. Vol. 6. Lyon: IARC Press, 2014, pp.44-56.

자궁내막증

CHAPTER 12

이영래

I 임상 소견

1. 정의와 발생빈도

자궁내막증endometriosis은 자궁 내벽을 이루는 자궁내막조직이 자궁 이외 부위에 존재하는 질환이다. 대부분은 난소, 난관, 자궁을 싸는 골반복막과 자궁주위인대, 직장구불결장rectosigmoid colon, 방광 등 골반강 내에 생기지만 드물게 골반강 외의 위장관, 폐, 중추신경계, 복벽 등에 생길 수 있다. 자궁내막이식물endometrial implants은 월경주기에 따른 호르몬 변화에 반응하여 증식하고 출혈하며 이와 관련된 증상을 초래한다. 자궁내막증의 유병률은 약 5~20%이고, 가임기 여성, 특히 30~45세에 호발하지만 드물게 호르몬대체요법을 받는 폐경기 여성에서도 생길 수 있다.

2. 증상과 징후

통증과 불임은 자궁내막증과 관련된 주 증상이지만 자궁내막증 외의 질환에서도 보이는 비특이적인 증상이다. 자궁내막증의 위치, 침범 장기, 병변의 심한 정도에 따라 나타나는 증상이 다양하므로 증상과 징후만으로 자궁내막증을 진단하기는 쉽지 않다.

골반통은 자궁내막증의 가장 흔한 증상으로 월경통, 성교통 같은 비지속성 골반통과 만성 골반통 같은 지속성 골반통으로 나뉜다. 자궁내막증에서 아주 심한 통증은 복막하subperitoneum로 침윤된 깊은 자궁내막증deep endometriosis과 연관된다고 알려져 있다. 자궁내막증에서 나타나는 월경통은 골반통과 함께 직장, 하부 요추, 천골 부위의 통증을 동반하는 것이 특징이며, 성교통은 대개 자궁내막증이 진행되어 골반 유착이 있을 때 나타난다. 만성 골반통은 월경이나 성교와 연관되지 않은 통증이 6개월 이상 지속하는 것으로 대개 흉터, 섬유화, 유착이 진행된 자궁내막증에서 나타난다. 생식기 외의 직장, 요관, 방광 등에 생긴 경우에는 침범 장기와 연관된 통증이 있다.

불임은 통증과 함께 자궁내막증의 흔한 증상으로 자궁내막증 환자의 약 30~50%에서 불임이 있으며, 불임 환자의 약 20%에서 자궁내막증이 발견된다. 불임이 생기는 기전은 복합적이며, 난소에 생긴 자궁내막종endometrioma이 난관을 압박하고 주변 조직의 유착으로 인해서 난관의 운동성과 난자의 흡입ovum capture에 장애가 생기는 것이 주요인으로 알려져 있다.

자궁내막증에서 종양표지자인 혈청 CA-125가 증가할 수 있지만 민감도가 낮아 선별검사보다는 치료 반응을 알아보거나 재발 여부를 진단하는 데 이용한다.

II 병리

1. 병태생리

자궁내막증의 발생원인은 복합적이다. 지금까지 알려진 요인 중 대표적인 것은 역행월경retrograde men-

*struation*설로 난관을 통해 월경혈이 역류해서 자궁내막세포가 복강 내에 착상되어 생긴다는 설이다. 이를 뒷받침하는 사실로 대부분의 여성에서 월경기간 중 난관을 통해 월경혈이 나오는 것을 복강경으로 볼 수 있고, 자궁내막증이 골반의 가장 낮은 부위에 잘 생기며, 월경혈의 유출로가 막힌 여성에서 자궁내막증의 발생빈도가 더 높다는 점을 들 수 있다. 두 번째는 자궁내막조직이 림프관, 혈류 또는 수술 등 외부적 시술을 통해 골반강 외의 장기로 유입되어 발생한다는 전이설*metastatic spread*이다. 골반에서 멀리 떨어진 위치에서 발생하는 자궁내막증이나 난소를 제거한 후에 발생하는 자궁내막증을 이 설로 설명할 수 있다. 세 번째는 체강상피*coelomic epithelium*의 후형질 분화 설*metastatic differentiation of serosal surface into functional endometrial tissue*이다. 이는 체강상피가 어떤 자극으로 인해 자궁내막세포로 변형되어 자궁내막증이 발생한다는 설로, 초경 전 여성이나 남성에서도 드물게 발생하는 예를 설명할 수 있다. 그 밖에 면역학적 또는 유전적 요인이 관련되는데, 대부분의 여성에서 월경 때 복강 내로 월경혈이 역류하지만 모두 자궁내막증이 발생하지 않는 이유는 유전적 또는 면역학적 요인이 질병에 대한 감수성에 영향을 주기 때문인 것으로 추측한다. 자궁내막증은 이러한 여러 가지 요인이 작용해서 발생하며 그 정도는 환자에 따라 차이가 있다고 알려져 있다.

2. 조직병리

자궁내막증은 자궁내막샘과 기질*endometrial glands and stroma*이 자궁내막 외로 이동하여 이소성 자궁내막샘 세포가 복막에 부착되어 자궁내막이식물이 되는 질환이다. 초기에는 2~3mm 크기의 미세한 병변이지만 호르몬의 영향으로 출혈이 반복되어 염증과 섬유성 변화가 생기면서 점차 커지게 된다. 자궁내막증 조직은 자궁내막샘, 기질, 평활근세포와 반복 출혈로 인해 생긴 혈철소를 포식한 대식세포*hemo-siderin-laden macrophage*를 포함한다. 자궁내막증은 세 가지 형태로 나타나는데 첫 번째는 얕은 복막 이식물 또는 비침습적 이식물*superficial peritoneal lesions or noninvasive implants*로, 복강경에서 섬유화, 반흔, 출혈 정도에 따라 검은색, 흰색, 붉은색의 다양한 형태를 띤다. 하지만 출혈을 동반하지 않은 얕은 복막 이식물은 영상검사로 찾기 어렵다. 두 번째는 자궁내막이식물이 난소 표면에 생겨 반복 출혈에 의해 낭종 형태로 커진 자궁내막종이다. 다양한 두께의 섬유성 벽으로 둘러싸이고 내부는 변성된 혈액성분을 포함한 검은색의 끈적끈적한 액체로 차 있기 때문에 초콜릿 낭종*chocolate cyst*이라고 한다. 세 번째는 자궁내막 이식물이 복막 표면에서 5mm 이상 깊이로 침범하여 복막하 또는 골반강 장기의 벽을 침습하는 깊은 자궁내막증 또는 고형 자궁내막증*deep endometriosis or solid endometriosis*으로서 자궁내막증 환자의 4~37%에서 발생한다. 깊은 자궁내막증이 잘 생기는 부위는 자궁 융기부*torus uterinus*, 자궁천골인대*uterosacral ligament*, 직장자궁오목*rectouterine pouch*, 자궁경부*cervix*, 자궁주위조직*parametrium*, 질*vagina*, 직장질중격*rectovaginal septum*, 직장구불결장, 방광, 원인대*round ligament* 등이다. 세 가지 형태 중 깊은 자궁내막증이 골반통, 불임과 연관성이 가장 높다.

III 영상 소견

1. 영상검사 지침

영상검사는 난소의 자궁내막종과 크기가 큰 복막 이식물 또는 깊은 자궁내막증을 평가하는 데 도움이 되며, 미세한 얕은 자궁내막이식물 진단과 주변 장기와 유착을 평가하는 데는 역할이 제한적이다. 질초음파검사*transvaginal ultrasonography*와 자기공명영상*magnetic resonance imaging*은 자궁내막증을 평가하는 데 가장 중요한 검사이며 질초음파검사를 일차 진단법으로 시행한다. 질초음파검사는 자궁내막종과 다른 난소 낭종을 구별하는 데 유용하나, 깊은 자궁내막증의 경우 병변의 위치와 검사자의 숙련도에 따라 진단 정확도에 차이가 있다. MR영상은 초음파검사에서 진단이 불확실한 경우, 자궁의 종괴 등으로 가려져서 난소를 충분히 관찰할 수 없는 경우, 자궁내막종의 악성 변환이 의심되는 경우, 초음파 영상범위를 벗어난 큰 종괴가 있는 경우에 이차 영상검사로 필요하다. 수술적 치료를 계획할 때 복강경에서 확인할 수 없는 복막하로 침윤한 깊은 자궁내막증의 위치와 정도를 수술 전에 확인하는 데에도 MR영상이 유용하다.

자궁내막증 진단을 위한 MR영상 촬영 시 지방억제 T1강조영상이 필수적이다. T1강조영상에서 고신호강도로 보이는 지방조직과 출혈을 구분하고, 고식적 T1강조영상에서 발견하기 힘든 자궁내막이식물을 진단하는 데 유용하다. 조영증강 후 영상은 자궁내막증 진단에 필수적이지는 않으나, 자궁내막종에서 악성 종양이 생긴 경우 낭종 내에서 조영증강되는 벽결절을 발견하는 데 유용하다. 또한 조영증강 후 영상에서는 자궁내막종과 혼돈하기 쉬운 낭종성 병변인 황체낭corpus luteal cyst과 난관난소농양tubo-ovarian abscess의 낭종벽이 강하게 조영증강되므로 이들과 자궁내막종을 구별하는 데 조영증강 후 영상이 도움이 된다. 또한 위장관이나 요관에 생긴 깊은 자궁내막증을 평가하는 데도 도움이 된다. 확산강조영상은 진단 면에서 유용성이 떨어지는데, 확산강조영상에서 확산제한diffusion restriction과 겉보기확산계수apparent diffusion coefficient; ADC의 감쇠는 난소의 악성종양뿐 아니라 양성 출혈성 낭종, 자궁내막종, 고형성 깊은 자궁내막증, 성숙기형종 등에서 보일 수 있는 비특이적 소견이기 때문이다.

CT는 자궁내막증의 진단과 평가 면에서 역할이 제한적이며, 골반강 외 장기인 위장관이나 비뇨기에 병발한 경우나 합병증이 의심되는 경우에 시행한다.

2. 자궁내막종

(1) 초음파검사

자궁내막종은 초음파에서 단방성 또는 다방성 낭종으로 보이며, 종종 각진 모서리모양을 보일 수 있다. 30~50%가 양쪽 난소에 생기고 이 경우 양쪽 병변의 에코 양상이 다를 수 있다. 자궁내막종의 특징적인 초음파 소견은 낭종 내부의 균질한 저에코와 낭종벽의 에코 발생 부위이다(표 12-1). 낭종벽의 에코 발생 부위는 낭종벽에서 낭종 내로 돌출된 한 개 또는 여러 개의 에코 발생 고형성 병소로서, 병리적으로 핏덩이blood clot 또는 섬유소fibrin로 추측한다. 이것은 낭성 종양에서 보이는 벽결절과 유사하지만 벽결절보다 작고 고에코이며 색도플러 초음파color Doppler ultrasonography에서 혈류가 없다(그림 12-1).

초음파에서 자궁내막종 벽의 두께와 혈류의 정도는 다양하다. 대부분 낭종벽에는 혈류가 없지만 혈류가 증가된 예도 종종 볼 수 있는데, 혈류의 증가와 골반통 간에 연관성이 있으며, 낭종벽의 혈류는 자궁내막증의 활성도와 관련이 있다는 보고도 있다(그림 12-2). 초음파에서 내부에 균질한 저에코를 보이는 낭성 종괴로 자궁내막종 외에 성숙기형종mature teratoma, 출혈성 낭종hemorrhagic cyst, 낭성 종양 등이 있으며, 자궁내막종과 감별해야 한다(그림 12-3). 성숙기형종의 경우 머리카락, 뼈, 석회화calcification를 포함한 로키탄스키융기Rokitansky protuberance가 후방음영을 가진 고에코 결절로 보이거나, 낭종 내의 지방과 물의 경계면 또는 머리카락 등으로 인한 선이나 점상의 에코가 보일 수 있다. 출혈성 낭종은 시기에 따라 다양하게 보이는데, 급성기에는 균질한 내부 에코를 보이지만 점진적으로 변하며, 대부분 4~6주 후 자연

[표 12-1] **자궁내막종의 초음파 소견**

1. 단방성 또는 다방성 낭종
2. 낭종 내부의 균질한 저에코
3. 낭종벽의 에코 발생 부위

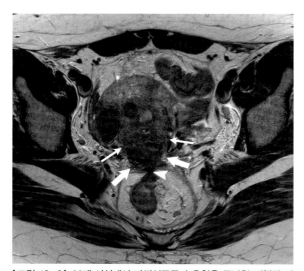

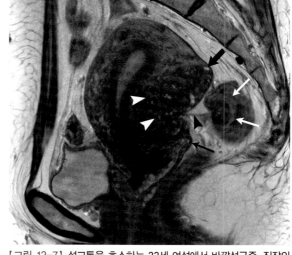

【그림 12-6】 29세 여성에서 바깥선근증과 유착을 동반한 진행된 깊은 자궁내막증의 MR영상 소견　T2강조 축상면 영상에서 자궁천골인대가 붙는 자궁융기에 경계가 불명확한 저신호강도의 깊은 자궁내막증(굵은 화살표)과, 이 병변과 연결되어 자궁의 장막에서 자궁근층으로 침윤하는 T2 저신호강도의 결절성 병변(화살표)이 보인다. 자궁연결대와 연결성이 없는 바깥선근증이다. 유착을 시사하는 소견인 직장과 연결되는 침골상의 저신호 가닥상과 직장이 삼각형으로 전방으로 끌려가는 변형(화살촉)이 있다.

【그림 12-7】 성교통을 호소하는 33세 여성에서 바깥선근증, 직장의 자궁내막증과 유착을 동반한 진행된 깊은 자궁내막증의 MR영상 소견　T2강조 시상면 영상에서 자궁 융기 부위와 자궁 후벽에 생긴 깊은 자궁내막증과 연결되어 자궁의 장막에서 자궁근층으로 침윤하는 T2 저신호강도의 결절성 병변이 보인다(흰 화살촉). 자궁연결대와 연결성이 없는 바깥선근증이다. 직장으로 연결되는 침골상의 저신호 가닥상(검은 화살촉), 자궁의 후방전위(굵은 화살표), 직장이 삼각형으로 전방으로 끌려가는 변형, 뒤질천장의 융기(검은 화살표) 등이 유착을 암시하는 간접 소견이다. 직장 전벽의 저신호강도가 불분명하고 직장벽과 둔각을 이루는 종괴로 특징적인 '버섯모자징후'를 보이는 직장의 자궁내막증(흰 화살표)이 있다.

에 종괴 또는 비후가 있고 자궁천골인대의 편측성 비후 또는 양측성 비후에 의한 활모양 변형이 있다(그림 12-6). 자궁융기나 직장자궁오목에 생긴 깊은 자궁내막증은 자궁의 장막에서 자궁근층으로 침윤하는 바깥선근증external adenomyosis을 동반할 수 있다. 바깥선근증은 통상적인 자궁선근증과 달리 자궁근층 바깥에서 자궁근층 안으로 침윤하는 병변이므로 자궁연결대uterine junctional zone와 연속되지 않는다(그림 12-6, 12-7, 12-8)

　자궁내막증의 약 30%에서 복강경상 난관 이상이 확인되며, 이 중 40%는 늘어난 난관 내의 T1, T2 강조영상에서 고신호를 포함한 난관혈종hematosalpinx을 보인다. 난관혈종은 난관 장막의 자궁내막이식물이 반복된 출혈로 난관주위 유착과 난관폐색을 일으켜 난관이 늘어나고 내부에 혈액이 고이는 것으로,

자궁내막증의 특징적 소견이다.

Ⅳ 합병증

1. 유착

유착은 자궁내막증의 가장 흔하고 중요한 합병증으로, 반복적인 출혈로 인해 염증과 섬유화 변화가 유발되어 주위 조직이나 장기와 유착이 생긴다. 유착의 양쪽에 액체저류가 있으면 유착조직이 비정상적 선이나 판의 형태로 보일 수 있지만 대부분에서 간접 징후만 있으므로 영상검사로 유착을 진단하는 것은 매우 제한적이다. 초음파검사에서 탐촉자로 압박했을 때 정상적으로 움직이지 않고 고정된 골반장기, 국소적 액체집적localized fluid collection, 수난관hydro-

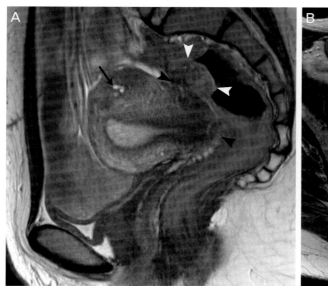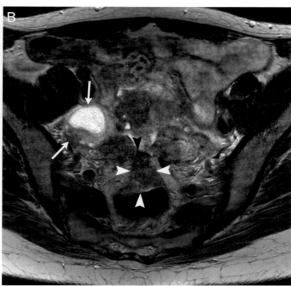

【그림 12-8】 29세 여성에서 깊은 자궁내막증과 동반된 직장 자궁내막증의 MR영상 소견 A. T2강조 시상면 영상에서 자궁융기에 경계가 불분명한 저신호강도의 깊은 자궁내막증(검은 화살촉)이 있으며, 직장 전면에 특징적인 '버섯모자징후'를 보이는 저신호강도의 직장 자궁내막증이 있다(흰 화살촉). 자궁 기저부에 국소적 선근종이 있다(화살표). B. T2강조 축상면 영상에서 직장 자궁내막증의 특징적인 버섯모양이 잘 나타나고(화살촉), 우측 난소에 명암징후를 보이는 자궁내막종이 있고(화살표) 유착에 의해 직장의 전벽이 앞으로 끌려가는 변형이 있다.

salpinx, 난소접촉징후 등이 유착의 간접 징후이다(표 12-5).

MR영상에서 유착의 직접 소견은 T1과 T2 강조영상에서 장기 사이에 있는 다양한 두께의 침골상 저신호 가닥상spiculated low-signal-intensity strands이다(그림 12-6, 12-7). 유착을 시사하는 간접 소견 중 가장 흔하게 보이는 것은 골반강 장기의 정상 해부학적 구

[표 12-5] 자궁내막증에서 유착을 시사하는 소견

초음파	초음파 탐촉자로 눌렀을 때 골반장기의 움직임이 없음
초음파·MR영상	난소접촉징후
	수난관
	국소적 액체집적
MR영상	다양한 두께의 침골상의 저신호 가닥상
	뒤질천장의 융기
	자궁과 난소의 측면 후방전위
	장기 사이의 지방 경계면 소실
	창자가 각진 모양을 나타내는 것
	창자 직경의 이행부

조가 찌그러지는 것이다. 예를 들면 뒤질 천장의 융기elevation of posterior vaginal fornix, 자궁과 난소의 측면 후방전위posterior and lateral displacement of uterus, ovaries or both, 장기 사이의 지방 경계면 소실loss of fat planes between the structures without a clear interface, 수난관, 직장이 삼각형으로 전방으로 끌려가는 변형anterior rectal triangular attraction을 포함해 창자가 각진 모양을 나타내는 것angulation of bowel loops, 창자 직경의 이행부transition points in bowel diameter, 국소적 액체집적 등이다(그림 12-7, 12-8). 그러나 유착의 범위와 심한 정도는 영상검사로 판정하기 어려우므로 확진하려면 복강경 검사가 필요하다.

2. 파열

자궁내막종의 급성파열은 드물게 발생하며 급성복증acute abdomen으로 응급수술이 필요하다. CT에서 혈액복강hemoperitoneum과 복막 침윤을 동반한 난소 종괴가 보인다. MR영상에서는 혈액복강이 T1과 T2 강

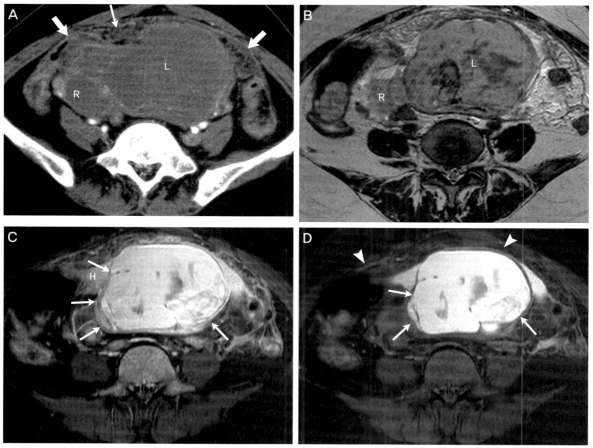

【그림 12-9】 45세 여성에서 복통과 혈중 CA-125 수치가 증가하여 복막암종증으로 오인된 파열된 자궁내막종의 CT와 MR영상 소견   A. 조영증강 후 CT 축상면 영상에서 양측 난소의 다방성 낭성 종괴(R, L)가 서로 붙어 있고 복막의 조영증강과 비후(굵은 화살표), 장간막 지방내 가닥상(화살표)이 있다.   B. C. 양측 난소 종괴는 T2강조 축상면 영상(B)에서 명암현상을 동반한 저신호강도(R, L)를, 지방억제 T1강조영상(C)에서 고신호강도를 보이고, 낭종의 파열로 찌그러져 있다(화살표). 낭종 주위에 혈액복강(H)이 있다.   D. 조영증강 후 지방억제 T1강조영상에서 낭성 종괴의 벽은 조영증강되지 않고(화살표), 주위 복막이 조영증강되었다(화살촉).

조영상에서 고신호강도로 나타나며, 낭종 형태가 찌그러지고 찢어진 낭종벽이 보일 수 있다(그림 12-9). 일반적으로 자궁내막증에서 혈중 CA-125 수치가 100IU/mL 이상 증가하는 경우는 드문데, 자궁내막종이 파열되면 혈중 CA-125 수치가 크게 증가해서 난소암 파열이나 복막암종증peritoneal carcinomatosis으로 오진할 수 있으므로 주의해야 한다.

3. 악성세포전환

악성세포전환은 자궁내막증의 합병증 중 약 2.5%를 차지하며, 악성세포전환의 75%가 난소의 자궁내막증에서 발생한다. 자궁내막증에서 발생하는 악성종양 중 가장 흔한 것은 자궁내막모양암endometrioid carcinoma이며 그다음이 투명세포암clear cell carcinoma이다. MR영상에서 자궁내막종의 악성세포전환을 시사하는 가장 중요한 소견은 낭종내 조영증강된 고형성 벽결절이다(그림 12-10). T2강조영상에서 중등도 신호강도를 보이며, 낭종 내의 핏덩이가 벽결절과 비슷하게 보일 수 있지만 조영증강영상으로 감별할 수 있다. 임신 중에는 프로게스테론progesterone의 영향으로

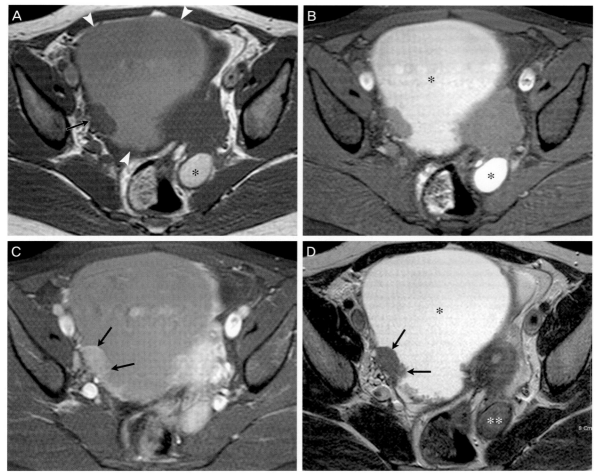

【그림 12-10】 양쪽 난소에 자궁내막종이 있는 35세 여자에서 생긴 오른쪽 난소 투명세포암의 MR영상 소견 A. T1강조영상에서 왼쪽 난소에 고신호강도의 낭종(*)이 있고, 오른쪽 난소에 중간신호강도의 낭종(화살촉)이 있으며 벽에 저신호강도의 돌출물(화살표)이 있다. B. 지방억제 T1강조영상에서 양쪽 낭종(*)의 신호 감쇠는 없다. C. 조영증강 지방억제 T1강조영상에서 오른쪽 낭종 내 돌출물이 조영증강되어(화살표) 핏덩이가 아닌 벽결절임을 알 수 있다. D. T2강조영상에서 왼쪽 낭종(**)은 명암 징후가 있는 전형적인 자궁내막종의 소견을 보이는 반면, 오른쪽 낭종(*)은 내부에 명암 징후가 없다. 오른쪽 낭종의 벽결절은 저신호강도이다(화살표).

자궁내막증 간질조직이 탈락막변환*decidual transformation*해 자궁내막종 내에서 조영증강된 병변이 보일 수 있으므로 진단 시 유의해야 한다. 벽결절 이외에 낭종 내에 3mm 이상 두께의 격막이 있거나 고형성 종괴로 보이는 경우, 자궁내막종이 갑자기 커지거나 T2강조영상에서 명암이 보이지 않는 변화가 있을 때 악성세포전환을 의심할 수 있다. T2강조영상에서 명암이 없어지는 이유는 종양 분비물이 섞이거나 낭종이 커지면서 출혈성 액체가 희석되기 때문이다(표 12-6).

[표 12-6] 자궁내막종 악성세포전환의 영상 소견

1. 낭종 내에서 조영증강되는 고형성 벽결절(T2강조영상에서 중등도 신호)
2. 복강 전이
3. 낭종 내의 3mm 이상 두께의 격막 또는 고형성 종괴
4. 추적검사 시 갑자기 커지거나 T2 명암현상이 없어짐

V 생식기 외 자궁내막증

1. 위장관

자궁내막증의 약 12~37%가 위장관을 침범한다. 골반강 아래쪽에 있는 창자에 호발해서 직장구불결장, 말단회장, 충수, 맹장의 순으로 침범하며, 말단회장보다 근위부의 장에는 거의 생기지 않는다. 침범 부위에 따라 증상이 다양하지만 증상이 없는 환자도 많다. 직장구불결장을 침범한 경우에는 변비, 설사, 배변통 등이 있으며, 충수를 침범하면 급성충수염*acute appendicitis*의 증상이, 소장을 침범하면 소장폐쇄로 인한 증상이 생길 수 있다.

창자의 자궁내막증은 장막과 장막하 조직을 침범해서 고유근육층*muscularis propria*의 비대와 섬유화를 유발하지만 점막을 침범하는 경우는 매우 드물다. 주기적 출혈로 인한 염증 변화로 유착, 장협착, 장폐쇄가 생길 수 있다. 초음파와 CT에서는 비특이적인 장벽비후 또는 장내 종괴로 보인다. MR영상 T2강조영상에서는 특징적인 '버섯모자징후*mushroom sign*'를 보인다(그림 12-7, 12-8). 저신호강도의 버섯 기저부는 비대해지고 섬유화된 고유근육층에 해당하고, 고신호강도의 모자 부위는 돌출된 점막과 점막하 조직에 해당하며 조영증강 후 영상에서 조영증강된다.

2. 요로계

(1) 방광

자궁내막증의 약 20%가 요로계를 침범하는데 주요 발생 부위는 방광이다. 주기적 혈뇨가 있으면 자궁내막증을 의심할 수 있지만 대부분의 환자에서는 비특이적인 요로계 증상이 나타난다. 방광에 생기는 자궁내막증은 방광자궁오목*vesicouterine pouch*과 근접한 방광 천장*dome*이나 방광삼각*trigone*의 상부 후벽에 잘 생긴다. 병변은 주로 방광의 장막에 국한되지만 근육층 내로 침습해서 방광 내로 돌출한 벽내 종괴로 보이기 때문에 방광암과 감별이 필요할 수 있다. MR영

상 T2강조영상에서 경계가 불분명한 침윤성 또는 결절형의 저신호 병변이고 내부에 T1 또는 T2 강조영상에서 점상의 고신호강도를 포함하며 전형적인 호발 위치가 진단에 도움이 된다(그림 12-11).

(2) 요관

요관의 자궁내막증은 전체 자궁내막증 환자의 1% 미만에서 발생하는 드문 질환이다. 하부 요관에 잘 생기며 특히 자궁천골인대의 후방 부착부인 천골장골관절*sacroiliac joint*의 하부에서 3cm 이내에 호발한다. 주기적인 측복부 통증, 배뇨통, 급박뇨, 요로 감염증이 있을 수 있고 약 25%에서 월경주기와 일치하는 육안적 혈뇨가 있다. 요로조영술*urography*에서 짧거나 중간 정도 길이의 요관협착이 보이며, 요관폐쇄가 동반될 수 있다(그림 12-12). 요관협착은 대개 평탄한 모양이며 종종 가파르게 뾰족해지기도 하지만 층계효과*shoulder effect*는 없다. 요관폐쇄의 원인은 요관의 내인성 협착보다 요관 주위의 자궁내막종으로 인한 외인성 압박이 더 흔하다.

3. 흉부

흉곽 내에 발생한 자궁내막증은 늑막 또는 폐에 생기며, 월경과 동반되어 주기적으로 발생하는 기흉, 늑막삼출 또는 혈흉, 각혈, 흉통 등의 증상이 나타나거나 무증상의 폐결절로 발견될 수도 있다. 단순흉부촬영에서는 대부분 정상 소견을 나타내며, CT에서 월경주기에 따라 크기가 변하는 폐결절을 발견하면 진단하는 데 도움이 된다.

4. 수술흔에 발생한 자궁내막증

수술흔과 관련된 자궁내막증은 대부분 제왕절개술의 수술흔에서 발견되지만(그림 12-13), 회음절개술*perineotomy*, 양수천자*amniocentesis* 부위에서도 생길 수 있으며, 드물게 수술력 없이 생기는 경우도 있다. 병소 부위에 압통이나 통증이 있는 종괴가 있으며, 통

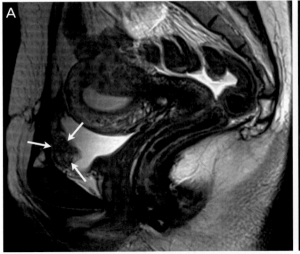

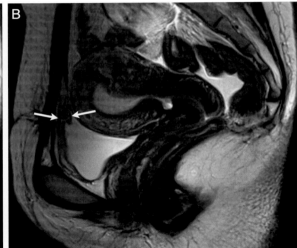

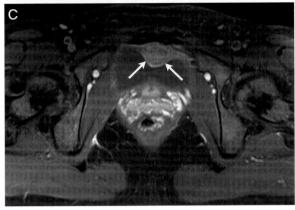

【그림 12-11】 생리주기에 반복되는 방광염과 혈뇨가 있는 36세 여성의 방광 자궁내막증의 MR영상 소견 A, B. T2강조 시상면 영상에서 방광의 전벽(A의 화살표)과 방광 천장(B의 화살표)에 경계가 불분명하고 방광벽과 둔각으로 경계지어지는 결절형의 저신호 병변이 있고 내부에 점상의 고신호강도가 있다. C. 조영증강 후 T1강조 축상면 영상에서 방광암과 달리 조영증강되는 방광 점막(화살표)이 보존되어 있다.

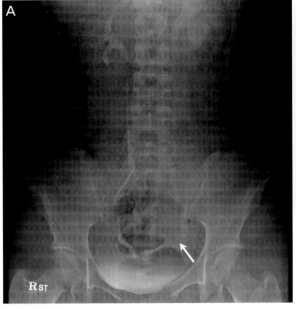

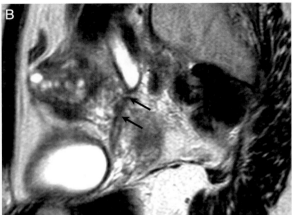

【그림 12-12】 23세 여성에서 하부 요관의 협착을 초래한 요관의 자궁내막증 A. 정맥요로조영술에서 좌측 요관 하부에 비교적 평탄한 모양의 협착(화살표)이 있으며, 동측에 경도의 수신증이 있다. B. T2강조영상 시상면 영상에서 좌측 요관에 평탄한 모양의 협착(화살표)이 있고 협착이 있는 요관 주위에 경계가 불분명한 침윤성 저신호 병변이 있다.

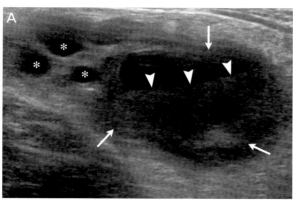
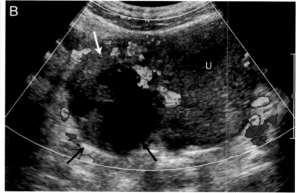

【그림 13-2】 **난관난소농양의 초음파 소견** A. 모여 있는 낭성 병변들은 늘어난 난관들이 유착된 소견(*)이며, 인접한 난관난소농양(화살표) 내에 가라앉은 농양 내용물로 인한 액체-액체층(화살촉)이 보인다. B. 불규칙한 벽과 고에코의 내용물을 가진 난관난소농양(화살표)이 자궁 (U) 오른쪽으로 보이며, 색도플러 초음파에서 주변의 다양한 혈류신호에 비해 농양 내부에는 거의 혈류가 없다.

appendicitis 등 인접 장기의 염증을 자궁부속기염과 구별하기 어려울 때에는 CT나 MRI를 시행해야 한다.

2. 컴퓨터단층촬영 소견

골반염의 증상은 흔히 매우 경증이거나 비특이적이어서 진단하기 어려운 경우가 많다. 이러한 임상적 상황에서 CT는 초기 검사로 흔히 이용된다.

(1) 합병증을 동반하지 않은 골반염(표 13-2)

초기 골반염의 CT 소견은 정상이거나 경미한 변화만 보인다. 염증이 자궁경부를 침범하면 자궁경부와 인접한 지방 또는 자궁부속기와의 경계가 불분명해지며, 염증이 자궁내막까지 퍼지면 자궁내막염의 소견으로 자궁내막이 조영증강될 수 있으나 비특이적인 소견으로 영상 진단은 어렵다. 나팔관염*salpingitis*으로 발전하면 정상적으로는 CT에서 잘 보이지 않는 나팔관이 직경 5mm 이상으로 두꺼워지고 조영증강된다. 자궁천골인대*uterosacral ligament* 비후, 골반강 지방조직내 침윤, 맹낭*cul-de-sac*내 유리액체저류 *free fluid retention*, 복막의 미세한 조영증강 등의 소견이 보일 수 있다(그림 13-3).

[표 13-2] **초기 골반염의 CT 소견**

1. 불분명한 자궁과 난소의 가장자리
2. 난소, 난관, 자궁천골인대의 비후
3. 골반강 지방조직의 침윤
4. 맹낭내 유리액체저류
5. 복막의 미세한 조영증강

(2) 화농난관

난관은 단순 액체(수난관), 출혈(난관혈종*hematosalpinx*) 또는 감염성 액체(화농난관*pyosalpinx*) 등으로 인해 확장된다. 가장 흔한 원인은 과거의 난관염이지만 수술로 인한 유착, 자궁내막증, 종양, 난관의 의인성 결찰 등 여러 원인들로 인해 난관폐쇄가 생기면 난관이 확장될 수 있다. 경도의 난관염은 난관벽 비후와 동반된 난소부종 소견을 보인다. 화농난관은 난관염으로 인해 난관 끝이 막히고 내부에 고름이 차서 난관이 팽창되어 발생한다. CT에서 화농난관은 내부에 지저분한 액체가 차 있고 조영증강된 벽을 가진 구불구불한 관형 구조로 나타나거나 복합성 낭종으로 나타난다(그림 13-4). 난관 확장이 심하면 CT에서는 난소의 염증 침범 여부를 판단하기가 어려울 수 있어서 초음파보다 화농난관과 난관난소농양을 구별하기가 더 어려운 경우가 많다. 이때에는 MRI로 난소 침범

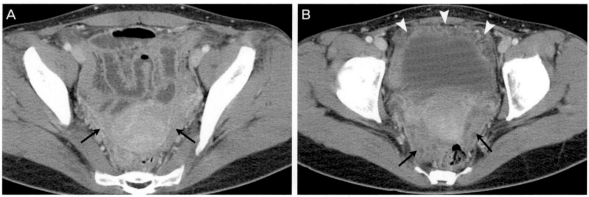

【그림 13-3】 **초기 골반염의 CT 소견** A. 조영증강 CT에서 양쪽 난관간막이 두꺼워져 있다(화살표). B. 양쪽 난소가 커져 있으며(화살표) 골반강 지방조직내 침윤이 동반되어 있다(화살촉).

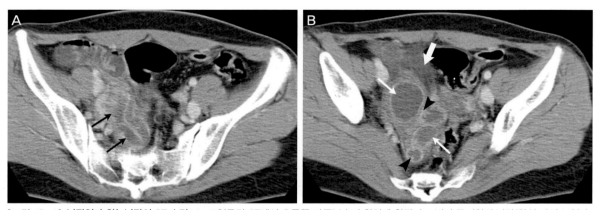

【그림 13-4】 **난관염과 화농난관의 CT 소견** A. 조영증강 CT에서 오른쪽 자궁부속기 위치에 확장되고 벽이 두꺼워진 난관(화살표)이 보인다. B. 좀 더 아래 부위에 확장된 관 또는 낭모양의 병변들이 모여 있으며(화살표) 두꺼워진 벽들이 조영증강된다. 일부 병변 내에 난관내막주름으로 생각되는 작은 결절들(화살촉)이 보이고, 주위 지방에 염증성 침윤이 동반되어 있다(굵은 화살표).

여부를 더 민감하게 판단할 수 있다.

(3) 난관난소농양

난관난소농양은 골반감염 환자의 약 15%에서 발생한다. 정상적인 부속기 구조를 파괴하는 낭성 종괴로, 25~50%에서 편측성으로 나타난다. 난관난소농양의 가장 흔한 CT 소견은 다방성의 두꺼운 벽을 가진 낭성 자궁부속기 종괴로(그림 13-5), 벽과 내부 격막은 조영증강이 잘된다. 병변 내부에 공기가 보이는 경우는 드물지만 나타날 수 있다. 난소간막*mesovarium*이 자궁광인대*broad ligament* 뒤쪽에 위치하기 때문에 난관난소농양에 의해 앞쪽으로 밀리게 되는데, 두꺼워

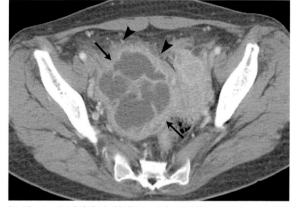

【그림 13-5】 **난관난소농양의 CT 소견** 조영증강 CT에서 오른쪽 자궁부속기 위치에 두꺼운 벽을 가진 다방성의 낭성 종괴가 있으며(화살표) 중격과 벽이 강한 조영증강을 보인다. 주변 지방조직에 침윤이 보인다(화살촉).

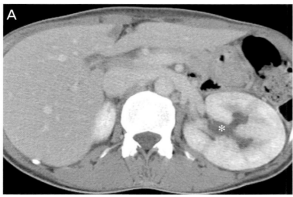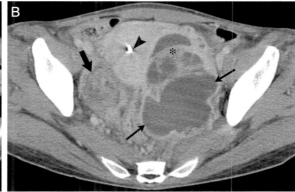

【그림 13-6】 난관난소농양의 요관 침범으로 초래된 수신증의 CT 소견 A. 조영증강 CT에서 왼쪽 수신증이 있다(＊). B. 왼쪽 자궁부속기 위치의 난관난소농양(화살표)은 조영증강되는 두꺼운 벽을 가진 다방성의 낭종성 종괴로 보이며, 내부가 비균질한 액체와 함께 조영증강되는 염증성 조직(＊)으로 차 있다. 오른쪽 난소는 부종으로 인해 미만성으로 커져 있으며, 비균질한 조영증강을 보인다(굵은 화살표). 자궁내피임장치가 보인다(화살촉).

[표 13-3] 난관난소농양의 CT 소견

1. 다방성 낭성 종괴
2. 조영증강이 잘되는 두꺼운 벽과 격막
3. 종괴내 공기
4. 주위조직 침윤
5. 림프절종대

진 자궁광인대가 농양의 앞쪽에 위치하는 소견은 골반강에 발생한 다른 원인의 농양과 감별점이 될 수 있다. 난관난소농양의 염증이 요관을 침윤해서 양측성 또는 일측성 수신증hydronephrosis을 보일 수 있으며(그림 13-6), 대동맥주위림프절종대가 동반될 수 있다(표 13-3).

(4) 주위조직으로의 염증 침범

화농난관이나 난관난소농양 등의 심한 염증성 변화가 후방으로 파급되면 자궁천골인대 비후를 야기할 수 있고 직장주위와 천골앞공간presacral space까지 염증이 파급될 수 있다. 이 경우 염증이 직장구불결장의 외측부터 침범해서 직장주위 지방조직에 염증이 침윤해 골반종괴와 장 사이의 경계가 불분명해는 소견이 나타나지만, 장점막층은 보통 침범되지 않는

다. 복강내 염증 파급 정도는 초음파보다 CT에서 더 잘 볼 수 있다.

(5) 자궁내축농

자궁경부협착으로 자궁내축농pyometra이 생기면 액체로 확장된 자궁강이 보일 수 있다(그림 13-7). 확장된 자궁강 내에서 공기음영 또는 공기액체층이 관찰될 수 있다.

3. 자기공명영상 소견

MRI는 골반염을 진단하고 자궁내막증 등 다른 질환과 감별하는 데, 그리고 자궁과 부속기의 구조를 구분하여 감염이 파급된 정도를 파악하는 데 CT보다 좀 더 유용할 수 있지만 역시 비특이적 소견이 많다.

골반염과 동반된 골반강내 액체의 신호강도는 단순 액체에서 출혈성 액체까지 다양하다. 난관난소농양은 T1강조영상에서 저신호강도, T2강조영상에서 비균

[표 13-4] 난관난소농양의 MR영상 소견

1. T1강조영상에서 농양의 가장 안쪽 벽에 고신호강도의 얇은 띠
2. T2강조영상에서 내강 주변부의 명암
3. 골반내 지방면에 있는 그물망 같은 가닥들

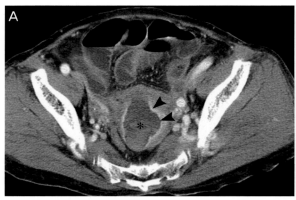

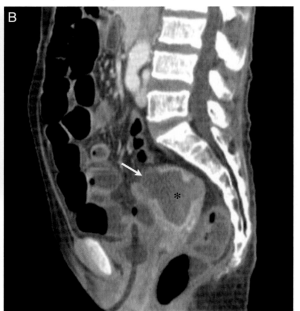

【그림 13-7】 자궁내축농의 CT 소견 조영증강 CT의 축상면(A)과 시상면(B) 영상에서 확장된 자궁강 내부는 비균질한 음영의 액체로 차 있고(＊) 조영증강된 자궁내막(A의 화살촉)과 함께 일부 자궁근층 부위가 얇아져 있다. 특히 자궁 기저부에는 자궁근층이 거의 남아 있지 않다(B의 화살표). 골반강 내의 지방에 염증성 침윤이 있으며 장 주변 혈관들이 약간 울혈되어 있다.

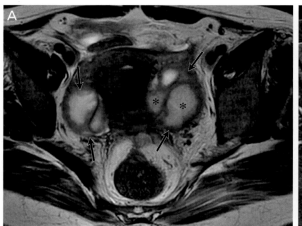

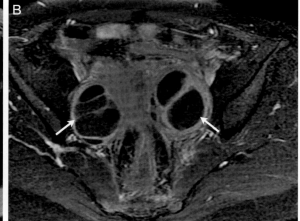

【그림 13-8】 난관난소농양의 MR영상 소견 A. T2강조영상에서 양쪽 자궁부속기 위치에 두꺼운 벽을 가진 다방성의 낭성 종괴가 있다(화살표). 벽과 격막은 저신호강도를 보이며, 일부 방의 성분은 물보다 신호강도가 낮다(＊). B. 조영증강 지방억제 T1강조영상에서 종괴(화살표)의 벽과 격막이 강하게 조영증강된다.

질한 고신호강도의 골반종괴로 보이는데, 농양의 외측 경계는 침윤성으로 보이며 확장된 난관은 CT나 초음파에서보다 T2강조 MR영상에서 좀 더 잘 보인다(표 13-4). 난관난소농양 내부 액체의 MR 신호강도는 농양의 점도viscosity와 단백질 함유 정도에 따라 다양하게 나타난다(그림 13-8). 농양의 가장 안쪽 벽을 따라 T1 고신호강도의 얇은 띠가 자주 관찰되는데, 이

는 출혈을 동반한 육아조직으로 인해 나타난다. T2강조영상에서 난관난소농양의 내강 주변부periphery에 명암shading이 보이는 것 역시 자주 보이는 소견이다. 심한 골반내 섬유화와 유착으로 인해 골반내 지방면fat plane에 그물망 같은 가닥들mesh-like strands이 대부분 동반되는데, 이는 T2강조영상에서 거의 예외 없이 저신호강도로 보이며 조영증강이 잘된다.

II 특이적 골반염

1. 방선균증

방선균증은 *Actinomyces*종에 의한 만성 화농성 세균 감염이다. *Actinomyces israelii*가 가장 흔한 원인균으로 알려져 있다. 발생 부위에 따라 경안부형*cervicofacial type*(50~65%), 흉부형(15~30%), 복부형, 골반형으로 분류된다. 여성 생식기의 방선균증은 비교적 드물며 난소나 난관에 호발한다. 골반방선균증은 복부 방선균증으로 인해 이차적으로 발생하는 경우가 가장 많다고 알려져 있는데, 복부방선균증은 대부분 개복술 후 위장관에서 감염이 시작되어 복벽을 따라 퍼진다. 골반방선균증은 혈행성 또는 생식기 계통을 따라 나타나는 상행감염으로도 발생할 수 있다. 상행 감염의 원인은 분문, 유산, 좌욕 또는 자궁내피임장치 같은 자궁내이물질 등이다. 자궁내피임장치를 2년 이상 장기간 사용한 경우가 골반방선균증의 발생과 관련이 있다고 알려져 있다. 구강이나 위장관 등에 정상적으로 존재하던 방선균이 항문과 회음부를 거쳐서 질 내에 군집한 후 자궁내피임장치를 따라 상행감염되어 자궁 내로 들어가 결국 자궁부속기감염을 일으키는 것으로 알려져 있다. 이는 자궁내피임장치를 제거한 후 수개월 또는 수년 후에도 나타날 수 있다.

방선균증의 임상증상은 다양하지만 대부분 비특이적이며 복통, 발열, 오한, 구역, 구토 등의 증상과 함께 질분비와 골반통증 등이 있을 수 있다. 방선균증으로 인한 농양의 조직 소견으로 방선균과 괴사조직 등으로 구성된 유황과립*sulfur granule*이 특징적이며, 유황과립의 가장자리에서 짧은 분지의 실 같은 모양의 방선균들을 관찰할 수 있다. 방선균증에 침범된 병소는 방선균의 단백질분해효소*proteolytic enzyme*로 인해 조직이 심하게 파괴되어, 정상적인 해부학적 경계를 넘어 염증이 침범되는 경우가 많은 것이 특징이며, 그 결과 농양, 관*tract*이나 굴*sinus*을 형성한다.

골반의 방선균증과 감별해야 할 질환은 일반적인 골반염, 난관난소농양, 자궁내막염, 게실염*diverticulitis*, 크론병*Crohn disease*과 여성 생식기계 종양 등이다. 골반방선균증은 페니실린*penicillin* 등의 항생제로 치료하며 지속적 또는 재발된 감염의 경우에는 수술적 치료가 필요할 수 있다.

골반방선균증의 영상 소견은 비특이적이지만 자궁내피임장치가 있는 환자에서 골반에 종괴를 형성한 감염*tumefactive infection*이 있을 때 의심할 수 있다. CT 소견으로 내부에 저감쇠의 국소 영역을 포함한 고형성 종괴가 보이며(그림 13-9), 비후된 벽의 낭성 종괴가 나타나기도 한다(그림 13-10). 일반적인 난관난소농양보다 고형성분이 더 뚜렷하게 보이는 것이 특징이며, 대부분 고형성분은 강하고 비균질하게 조영증강된다. 골반내 연조직이 침윤되고 정상 조직 경계면을 침범하는 경우가 흔하지만 림프절종대는 특징적 소견이 아니다. 골반방선균증으로 인한 병변 침범 부위는 CT에서 잘 확인할 수 있다. MR영상의 T2강조영상에서 저신호강도의 침윤성 종괴로 흔히 보이는데, T2 저신호강도는 섬유화과정*fibrotic process*에 기인한다고 알려져 있다. 자궁, 자궁주위조직이나 방광 주위로 침윤성 변화를 보이는 것 역시 골반방선균증을 시사하는 소견이라 할 수 있다. 하지만 이러한 소견들은 악성 난소종양 등에서도 보일 수 있기 때문에 비특이적이다(표 13-5).

요관이나 장관을 침범한 경우 요로조영술*urography*과 대장조영술에서 수신증이나 장관협착, 장관벽의 외부 침범 소견 등을 보일 수 있다.

[표 13-5] **골반방선균증의 영상 소견**

1. CT에서 저감쇠의 국소영역을 포함한 고형성 종괴
2. 강한 조영증강
3. MR T2강조영상에서 저신호강도
4. 해부학적 경계면을 넘은 주위 염증 파급
5. 요관과 장관 침범
6. 자궁내피임장치

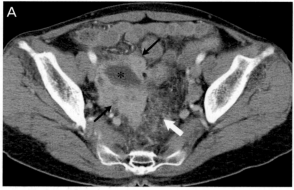

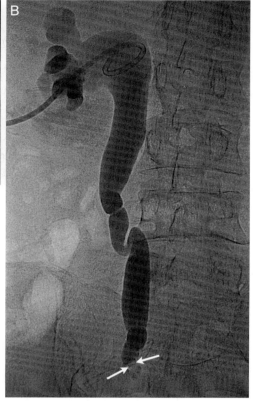

【그림 13-9】 골반방선균증 A. 조영증강 CT에서 오른쪽 자궁부속기 부위에 비균질한 조영증강을 보이는 고형성 종괴(화살표)가 있고 내부 에는 국소적 괴사 또는 농양으로 생각되는 낭성 부위(*)가 있으며, 종 괴에서부터 주변 조직으로 실모양의 침윤성 병변들(굵은 화살표)이 보 인다. B. 오른쪽 경피적 신루설치술*percutaneous nephrostomy* 후 시 행한 선행성 신우조영술*antegrade pyelography*에서 오른쪽 하부 요관의 내강협착(화살표)으로 인해 상부 요로가 확장되어 있다. 환자는 수술 후 골반방선균증으로 확진되었다.

2. 결핵

결핵*tuberculosis*이 있는 여성 환자에서 생식기 침범 빈도는 1.3%로 알려져 있고, 침범 부위는 자궁내막 (72%), 난관(34%), 난소(12.9%), 자궁경부(2.4%) 순이 다. 여성 생식기계 결핵은 난관을 빈번하게 침범해서 다발성 협착, 수난관, 화농난관, 석회화*calcification* 등을 일으키기 때문에 불임과 연관성이 높다.

자궁난관조영술*hysterosalpingography*에서 양쪽 난관 의 경직과 폐쇄가 보이고 골반강내 림프절 석회화가 함께 보인다면 결핵을 의심해볼 수 있다. 자궁내막이 수축되고 불규칙하며 조영제가 혈관 내로 유입*intrav-asation*되는 소견이 보일 수 있다.

골반결핵은 종종 복막결핵과 연관되어 나타나는 데, 증상이 모호하고 영상 소견이나 임상 소견이 비 특이적이며 보통 혈청 CA-125 수치가 증가하므로

파종된 난소암으로 오진하기가 쉽다. 항결핵제 치료 를 하면 혈청 CA-125 수치는 몇 달 내에 정상화된 다. 골반결핵의 CT와 MR영상 소견은 자궁부속기종 괴, 복수, 장간막과 복막의 비후, 침윤성 또는 지저 분한 대망케이크*omental cake*, 림프절종대 등이다(그림 13-11, 13-12). 복막암종증*peritoneal carcinomatosis*과 의 감별이 매우 중요하며, 조직검사나 수술 없이 영 상의학적, 임상적 소견만으로 두 질환을 감별하는 것 은 대부분 불가능하다(표 13-6).

[표 13-6] 골반결핵의 영상 소견

1. 자궁부속기종괴
2. 복수
3. 복막의 비후
4. 침윤성 또는 지저분한 대망케이크
5. 림프절종대

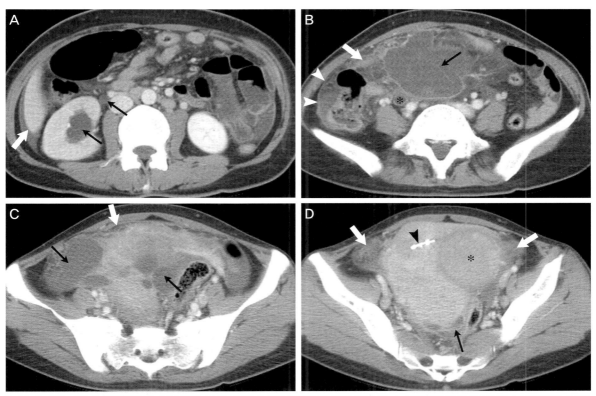

【그림 13-10】 자궁내피임장치를 장기간 착용한 40세 여자에서 생긴 골반방선균증의 CT 소견 A. 조영증강 CT에서 오른쪽 수신증이 있고(화살표), 간주위로 소량의 액체가 보인다(굵은 화살표). B. C. 자궁 위쪽에 조영증강된 얇은 벽을 가진 농양(화살표)이 있으며, 주변의 대망과 장간막 지방조직에 염증성 침윤(굵은 화살표)이 있고 주변 복막이 두꺼워져 있다(화살촉). 오른쪽 요관(∗) 역시 요관벽이 두꺼워지고 내강이 확장되었다. D. 맹낭내 농양(화살표)과 함께 자궁주위조직에 염증성 침윤(굵은 화살표)이 보인다. 자궁내피임장치가 있다(화살촉)(∗ : 자궁근종).

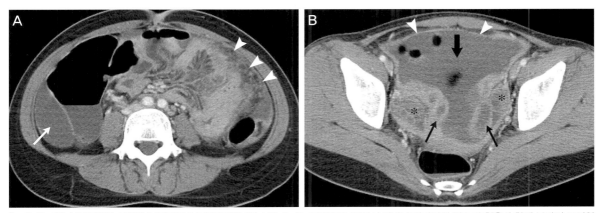

【그림 13-11】 난관결핵을 동반한 복강결핵과 골반결핵의 CT 소견 A, B. 조영증강 CT에서 대망과 장간막의 염증성 침윤과 함께 복막이 두꺼워져 있고(화살표), 복수가 있다(굵은 화살표). 양쪽 난소(∗)가 약간 커져 있고, 확장된 양쪽 난관이 저음영의 액체로 차 있으며 두꺼워진 난관벽이 조영증강된다(화살표). 복막의 절제생검 결과 복막결핵으로 확진되었다.

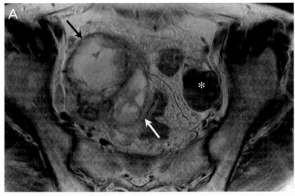

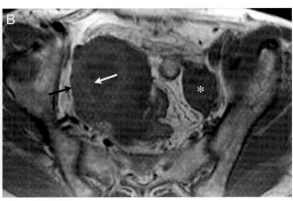

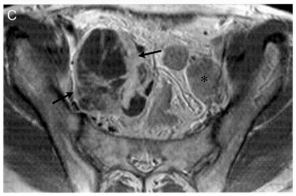

【그림 13-12】 **결핵성 난관난소농양의 MR영상 소견** A. 골반강의 T2 강조 축상면 영상에서 오른쪽 자궁부속기 위치에 불규칙한 경계의 다 방성 낭성 종괴(화살표)가 있고 불규칙하며 저신호강도인 벽과 격막을 보인다. 왼쪽 난소에는 균질한 저신호강도의 종괴(*)가 있다. B. T1강 조영상에서 오른쪽 종괴의 벽은 두껍고 약간 고신호강도를 보이며(화 살표), 왼쪽 종괴는 균질한 저신호강도를 보인다(*). C. 조영증강 T1 강조영상에서 오른쪽 종괴의 벽과 격막은 강하게 조영증강되며(화살 표), 왼쪽 종괴(*)는 균질하게 조영증강된다. 수술 후 오른쪽 종괴는 결핵성 난관난소농양으로, 왼쪽 종괴는 난소의 양성 브레너종양으로 확진되었다.

Ⅲ 피츠-휴-커티스증후군

피츠-휴-커티스증후군*Fitz-Hugh-Curtis syndrome*이 란 골반염이나 난관염과 동반되어 간실질을 포함하 지 않은 간피막*liver capsule*의 염증으로 인한 간주위염 *perihepatitis*을 말한다. 골반염의 약 1~30%에서 동반 되며, 골반의 염증이 right paracolic gutter를 따라 파 급되어 생기는 것으로 알려져 있다.

피츠-휴-커티스증후군은 급성기와 만성기로 나뉜 다. 급성기 환자에서는 간주위염으로 인해 갑자기 발 생한 심한 우상복부통증으로 급성담낭염*acute chole-cystitis*이나 급성신우신염*acute pyelonephritis*, 늑막염 *pleuritis* 등으로 자주 오인된다. 만성기에는 간피막과 복벽의 전면 또는 간피막과 횡격막 사이에 바이올린 줄 같은 유착*'violin string' adhesions*을 남긴다.

간효소 수치는 거의 대부분 정상이거나 약간 상승

한다. 피츠-휴-커티스증후군이 있으면 골반염이나 난관염이 우상복부통증에 선행해서 발생하지만 골반 염의 증상이나 증거가 없을 수도 있다. 이는 피츠-휴-커티스증후군의 주요 원인균인 클라미디아트라코 마티스로 인해 발생한 골반염은 대개 증상이 경미하 기 때문이다.

간주위염을 발견하는 데는 CT가 유용하며, 특히 역동적 조영증강영상이 중요하다. 왜냐하면 피츠-휴-커티스증후군에서 간피막이 조기 조영증강을 보 일 수 있기 때문이다(그림 13-13). 이는 염증을 일으 킨 간피막으로 향하는 혈류 증가에 기인한다고 알려 져 있다. CT에서 간피막염증으로 인한 조영증강 소 견과 감별해야 하는 것은 지방간에서 피막하 지방부 족구역*subcapsular fat sparing zone*이나 상대정맥폐쇄로 인해 유발되는 조기 피막하 조영증강 등이지만 임상 또는 CT 소견상 감별진단이 어렵지 않다(표 13-7).

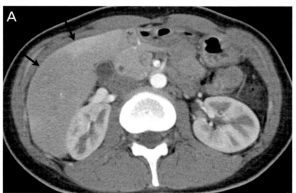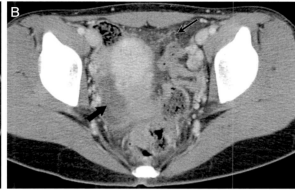

【그림 13-13】 우상복부통증 때문에 급성담낭염으로 의심된 피츠-휴-커티스증후군의 CT 소견 A. 역동적 조영증강 CT의 동맥기 영상에서 간 우엽에 선상의 간피막 조영증강(화살표)이 있어 간주위염이 있음을 시사한다. B. 오른쪽 자궁부속기 위치에 화농난관을 시사하는 소견이 보이며(굵은 화살표) 골반강내 지방조직에도 염증성 침윤이 있어(화살표), 우상복부통증이 골반염과 동반된 간주위염(피츠-휴-커티스증후군)으로 인해 발생한 것임을 강력히 시사한다. 혈청내 항체검사를 시행해 클라미디아트라코마티스 감염임을 확인했다.

[표 13-7] 피츠-휴-커티스증후군의 CT 소견

간피막의 조기 조영증강

감별진단
- 지방간에서 피막하 지방부족구역
- 상대정맥폐쇄와 연관된 조기 피막하 조영증강

임상적으로 다른 원인이 없는 상복부 통증, 골반염이 있거나, 임균 혹은 클라미디아트라코마티스 등의 병원체가 검출되면 피츠-휴-커티스증후군으로 진단할 수 있다. 확진하려면 수술적으로 급성기에 환자의 간피막 삼출물에서 원인균을 증명하거나, 만성인 경우 골반염과 동반된 간 피막과 복벽 사이의 바이올린 현 모양의 유착을 확인해야 하지만, 적절한 항생제만으로도 대부분 완치되는 양성 질환이므로 비침습적 방법을 이용한 진단과 치료가 바람직하다. 근래에는 항생제 치료에 반응하지 않거나 수술적 치료가 필요한 합병증을 가진 환자 외에 침습적 수술은 시행하지 않는다. 그러므로 젊은 여성에서 갑자기 발생한 우상복부통증과 CT 영상에서 다른 원인 없는 간주위 조영증강 소견이 보이면 피츠-휴-커티스증후군의 가능성을 염두에 두고 골반염의 소견이 있는지 확인하는 것이 중요하다.

참고문헌

1. 함영찬, 이강률, 신동규 외. Fitz-Hugh-Curtis 증후군의 임상적 경험. 대한외과학회지 2009;76:36-42.
2. Bennett GL, Slywotzky CM, Giovanna G. Gynecologic cause of acute pelvic pain: spectrum of CT findings. Radiographics 2002;22:785-801.
3. Fiorino AS. Intrauterine contraceptive device-associated actinomycotic abscess and actinomyces detection on cervical smear. Obstet Gynecol 1996;87:142-149.
4. Ha HK, Lim GY, Cha ES, et al. MR imaging of tubo-ovarian abscess. Acta Radiol 1995;36:510-514.
5. Hawnaur JM, Reynolds K, McGettigan C. Magnetic resonance imaging of actinomycosis presenting as pelvic malignancy. Br J Radiol 1999;72:1006-1011.
6. Joo SH, Kim MJ, Lim JS, et al. CT diagnosis of Fitz-Hugh and Curtis syndrome: value of the arterial phase scan. Korean J Radiol 2007;8:40-47.
7. Kim SH, Kim SH, Yang DM, et al. Unusual causes of tubo-ovarian abscess: CT and MR imaging findings. Radiographics 2004;24:1575-1589.
8. Namavar Jahromi B, Parsanezhad ME, Ghane-Shirazi R. Female genital tuberculosis and infertility. Int J Gynaecol Obstet 2001;75:269-272.

9. O'Connor KF, Bagg MN, Croley MR, et al. Pelvic actinomycosis associated with intrauterine devices. Radiology 1989;170:559–560.

10. Ramphal SR, Moodley J. Emergency gynaecology. Best Pract Res Clin Obstet Gynaecol 2006;20:729–750.

11. Revzin MV, Mathur M, Dave HB, et al. Pelvic inflammatory disease: multimodality imaging approach with clinical–pathologic correlation. Radiographics 2016;36:1579–1596.

12. Rodríguez E, Pombo F. Peritoneal tuberculosis versus peritoneal carcinomatosis: distinction based on CT findings. J Comput Assist Tomogr 1996;20:269–272.

13. Sam JW, Jacobs FE, Birnbaum BA. Spectrum of CT findings in acute pyogenic pelvic inflammatory disease. Radiographics 2002;22:1327–1334.

14. Tukeva TA, Aronen HJ, Karjalainen PT, et al. MR imaging in pelvic inflammatory disease: comparison with laparoscopy and US. Radiology 1999;210:209–216.

15. Wilbur AC, Aizenstein RI, Napp TE. CT findings in tuboovarian abscess. AJR Am J Roentgenol 1992;158:575–579.

16. Workowski KA, Bolan GA; Centers for Disease Control and Prevention. Sexually transmitted diseases treatment guidelines, 2015. MMWR Recomm Rep 2015;64:1–137.

자궁외임신과 자궁부속기염전

CHAPTER 14

문민환

Ⅰ 자궁외임신

자궁외임신*ectopic pregnancy*은 수정된 난자가 자궁강 *endometrial cavity* 외에 착상하는 것으로 전체 임신의 약 2%를 차지한다. 자궁외임신의 약 97%는 난관에 발생하며, 난관의 간질부*interstitial portion*, 협부*isthmus*, 팽대부*ampulla*, 섬모부*fimbriated portion* 어느 부위에나 생길 수 있지만 대부분 팽대부에 발생한다. 간질부에 생긴 자궁외임신은 자궁각임신*cornual pregnancy*으로 따로 분류되며 난관임신*tubal pregnancy* 다음으로 흔한 자궁외임신의 형태이다. 드물지만 자궁경부나 제왕절개술로 인한 반흔 부위, 난소, 복강 내에도 자궁외임신이 발생할 수 있다(표 14-1).

자궁외임신의 가장 흔한 임상 소견은 하복통과 질출혈이지만 착상출혈*implantation bleeding*이나 유산*abortion* 등도 유사한 임상증상을 보일 수 있기 때문에 자궁외 임신은 임상증상과 초음파검사 그리고 혈청학적 검사 결과를 종합해서 진단한다.

1. 초음파검사 수기

질초음파검사*transvaginal ultrasonography*는 고해상도의 탐촉자를 이용해 골반장기를 평가할 수 있기 때문에 수태물*conceptus*의 위치 확인(자궁내 또는 자궁외)과 배아의 생존성 평가 면에서 복부초음파검사*transabdominal ultrasonography*보다 해상도가 우월하다. 따라서 자궁외임신이 의심되는 경우 먼저 질초음파검사를

[표 14-1] **자궁외임신의 위치**

1. 난관(97%): 대부분 팽대부
2. 자궁각
3. 자궁경부
4. 제왕절개반흔
5. 난소
6. 복강

통해 자궁과 자궁부속기, 골반강을 평가하고, 질초음파검사만으로 평가가 불충분하다고 판단되면 복부초음파검사를 추가하는 것이 적절하다.

질초음파검사의 경험이 많지 않은 검사자는 질탐촉자를 통해 스캔된 영상이 화면에 어떻게 표시되고 있는지에 대한 지남력*orientation*이 부족해 검사에 어려움이 있을 수 있다. 이러한 경우 다음과 같이 스캔하면 것이 도움이 된다. 먼저 검사자의 엄지손가락이 화면의 오른쪽을 향하도록 탐촉자를 잡는다. 탐촉자의 위치가 화면의 상단에 나타나도록 화면을 배치한 후 탐촉자를 질 내로 삽입해서 검사자의 엄지손가락이 골반강의 우측을 향하도록 골반강의 횡단면 영상*transverse image*을 얻는다. 그다음 탐촉자를 시계바늘 방향으로 90도 회전시켜 검사자의 엄지손가락이 골반강의 상방을 향하게 해서 골반강의 종단면 영상*longitudinal image*을 얻는다. 이렇게 스캔하면 종단면 영상에서는 검사자가 환자의 오른쪽에서 환자의 골반강을 바라보는 것처럼 화면에 표시되고, 횡단면 영상에서는 환자의 회음부에서 골반강을 바라보는 것처

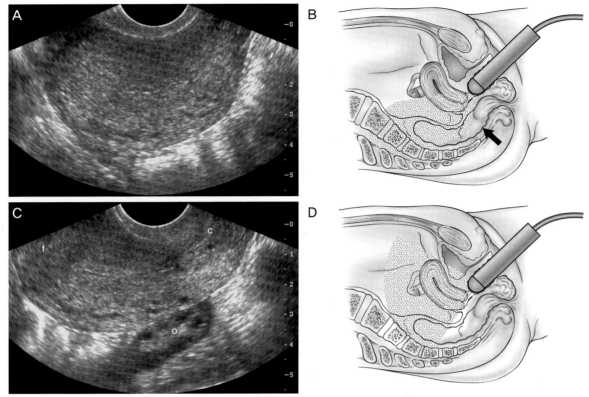

【그림 14-1】 **골반강의 질초음파검사** A, B. 골반강의 횡단면 영상은 검사자의 눈이 환자의 회음부에 위치한 것처럼(B의 화살표) 화면에 표시되므로 화면의 왼쪽은 환자의 오른쪽, 화면의 오른쪽은 환자의 왼쪽을 가리킨다. C, D. 골반강의 종단면 영상은 검사자가 환자의 오른쪽에서 골반강을 바라보는 것처럼 화면에 표시되므로 화면의 왼쪽은 환자의 복부, 화면의 오른쪽은 환자의 회음부를 향한다(f: 자궁 기저부, c: 자궁경부, O: 난소).

럼 골반구조물이 화면에 표시된다(그림 14-1).

2. 혈청학적 검사

혈청 β-hCG 수치 측정은 임신의 진단 민감도가 가장 높은 검사방법이다. 이르게는 임신 약 3주 2일부터 양성을 보이고 임신이 진행됨에 따라 약 13주까지 수치가 증가하므로 초기임신 평가에 유용하다. 예를 들면 혈청 β-hCG 수치가 2,000mIU/mL(international reference preparation; IRP) 이상이면 정상 임신의 대부분에서 질초음파검사로 자궁강 내의 태낭*gestational sac*을 확인할 수 있어야 하는데, 만약 혈청 β-hCG 수치가 2,000mIU/mL(IRP) 이상임에도 불구하고 자궁강 내에 태낭이 확인되지 않으면 자궁외임신 등과 같은 이상임신의 가능성을 고려해야 한다.

3. 자궁외임신의 진단

자궁외임신은 원칙적으로 수술을 통해 확진하지만 자궁외임신의 치료방법에는 수술 외에 약물주입 같은 비수술적 치료방법도 있으므로 임상적 진단은 그림 14-2에 제시된 비수술적 접근방법*nonlaparascopic algorithm*에 따라 이루어진다. 자궁외임신이 의심되는 가임 여성에서 혈청 β-hCG 수치가 2,000mIU/mL(IRP) 이상이고 질초음파검사상 자궁강 내에서 태낭이 보이지 않으면서 자궁외종괴가 있으면 자궁외임신으로 진단한다. 초음파검사상 자궁외종괴가 보이지 않더라도 혈청 β-hCG 수치가 2,000mIU/mL(IRP) 이상인 여성에서 질초음파검사를 통해 자궁강 내에 태낭이 없다는 것을 충분히 평가했다면 자궁외임신 추정진단하에 약물주입 같은 내과적 치

평가할 수 있게 되면 태반이 이전 제왕절개술의 반흔 부위를 덮은 소견을 확인할 수 있다. 태반의 국소화 *localization*가 형태학적으로 분명하지 않은 초기에도 도플러 초음파검사를 이용해 영양막혈류*trophoblastic flow*의 중심이 편위수태물과 제왕절개 반흔 사이에 위치한 것을 확인함으로써 편위수태물이 반흔 부위에 착상했음을 추정할 수 있다.

(4) 난소임신

난소임신*ovarian pregnancy*은 수정된 난자가 난소에 위치한 경우로, 복강임신과 마찬가지로 자궁외임신의 극히 드문 형태 중 하나이다. 자궁외임신의 가장 흔한 형태인 난관임신이 흔히 같은 쪽 난소에 유착되어 난소임신처럼 보일 수 있으므로, 자궁부속기에 위치한 이소성 수태물이 난소 내에 있음을 시사하는 분명한 초음파 소견을 보이지 않으면 난관임신으로 판단하는 것이 합리적이다. 초음파검사상 이소성 수태물의 일부 또는 전체가 난소실질로 둘러싸인 것을 확인하면 난소임신으로 진단할 수 있다.

(5) 복강임신

드물게 수정된 난자가 복강 내에 착상하는데 이를 복강임신*abdominal pregnancy*이라고 한다. 대부분의 자궁외임신과는 달리 질출혈을 동반하지 않고 복통만을 호소하게 된다. 자궁외임신이 의심되는 환자에서 부인과 초음파검사상 자궁이나 자궁부속기에서 수태물을 발견할 수 없다면 드물지만 복강임신의 가능성이 있기 때문에 복강 내에서 수태물을 확인하려고 노력해야 한다. 자궁외임신이 강력히 의심되는 환자에서 복부 또는 질 초음파검사를 통해 이소성 수태물의 위치를 확인할 수 없는 경우에는 MR영상이 진단에 도움이 될 수 있다(그림 14-9).

(6) 이소성임신

이소성임신*heterotopic pregnancy*은 자궁외임신과 자

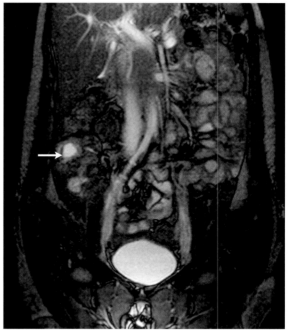

【그림 14-9】 **복강임신의 MR영상 소견** 자궁외임신이 의심되는 환자에서 초음파검사상 골반강 내에 수태물을 발견할 수 없었던 경우로, T2강조 관상면 MR영상에서 우하복부에 위치한 이소성 수태물(화살표)이 보인다. (고려대학교 구로병원 김경아 제공)

궁내임신이 함께 있는 경우를 말한다. 자연임신*natural pregnancy*의 경우에는 이소성임신의 발현빈도가 1/2,100~1/30,000로 매우 낮아 초음파검사상 자궁내임신을 확인하면 실질적으로 자궁외임신의 가능성을 배제할 수 있다. 하지만 배아이식*embryo transfer*이나 시험관수정*in vitro fertilization* 같은 보조생식술을 시행한 산모의 경우 초음파검사상 자궁내임신이 확인되더라도 이소성임신의 가능성이 일반 집단의 자궁외임신 빈도(1~3%)와 유사하다. 따라서 이러한 산모에서는 자궁내임신이 확인되더라도 자궁외임신을 동반한 이소성임신의 가능성을 항상 고려해야 한다(그림 14-10).

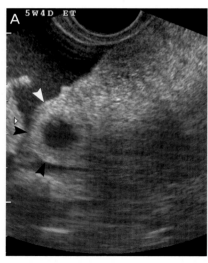
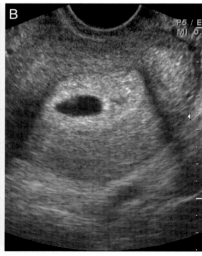

【그림 14-10】 **이소성임신** 배아이식술을 시행받은 임신 5주 4일의 산모로, 질초음파 횡단면 영상에서 자궁내임신(B)과 자궁각임신(A의 화살촉)을 함께 보인 이소성임신의 증례이다.

Ⅱ 자궁부속기염전

흔히 난소염전*ovarian torsion*이라고도 불리는 자궁부속기염전은 진단이 지연되면 난소경색으로 진행해 복막염이나 난소기능 상실을 초래할 수 있으므로 응급수술이 필요한 부인과질환이다. 대부분 급성하복부통증이 주소이며 비슷한 임상증상을 보일 수 있는 급성충수염*acute appendicitis*, 황체낭파열, 자궁외임신 등과 감별해야 한다. 대개 급성 경과를 보이지만 아급성 경과를 보이는 경우도 있다. 종종 하복부통증 없이 자궁부속기 종괴로 발현해서 수술 후에 진단되기도 한다.

1. 관련된 해부학적 구조물

난소는 난소동맥*ovarian artery*과 자궁동맥*uterine artery*을 통해 이중으로 혈류를 공급받는다. 난소동맥은 난소와 골반 측벽을 연결하는 지지인대*suspensory ligament*를 통해 난소에 혈류를 공급하며 자궁동맥은 난소와 자궁을 연결하는 난소인대*ovarian ligament*를 통해 난소에 혈류를 공급한다. 이 혈관들은 난소에 도달하기 전에 서로 문합을 형성한 후 난소간막*mesovarium*을 통해 난소에 혈류를 공급하게 된다. 자궁부속

기염전의 영상진단에 가장 도움이 되는 염전경*twisted pedicle*은 염전된 난소간막과 지지인대, 난소인대, 그리고 이에 포함된 혈관들로 구성된다.

2. 병태생리

자궁부속기염전은 대부분 난소와 난관이 함께(75%) 염전되지만 난소(20%) 또는 난관(5%)에 단독으로 염전이 생길 수 있으며, 드물게 난소나 난관이 아닌 난소위체낭*parovarian cyst*이 염전되는 경우도 있다. 난소를 포함한 자궁부속기가 염전되면 난소의 혈류공급에 장애가 생긴다. 먼저 정맥과 림프계의 혈류장애가 나타나 울혈을 유발하고, 점차 진행되어 동맥혈장애가 발생한다. 이로 인해 난소에 허혈성 손상을 일으켜 혈류공급이 완전히 차단되면 난소괴사와 출혈성 난소경색이 발생한다.

3. 임상양상

자궁부속기염전은 태아부터 폐경 후까지 모든 연령에 생길 수 있지만 가임기 여성, 특히 임신 중에 흔히 발생한다. 자궁부속기염전의 50~80%에서 난소종괴가 동반되는데 동반된 종괴의 대부분은 기형종*teratoma*이나 비종양성 난소낭종 같은 양성종괴이지만 나

이가 증가함에 따라 악성종양의 가능성도 높아지므로 주의해야 한다. 자궁부속기염전은 종괴를 동반하지 않은 정상 자궁부속기에도 생길 수 있는데, 특히 자궁부속기의 운동성*mobility*이 좋은 사춘기 전 소아에서 염전이 발생하면 동반된 종괴가 없는 경우가 흔하다.

4. 영상 소견(표 14-5)

(1) 초음파검사 소견

초음파검사는 자궁부속기염전을 평가하는 데 일차적이면서도 신뢰할 수 있는 영상검사 방법이다. 자궁부속기염전에 난소종괴가 흔히 동반되므로 난소종괴는 자궁부속기염전의 흔한 초음파 소견 중 하나이다. 하지만 난소종괴의 대부분은 자궁부속기염전이 없는 환자에서 우연히 발견되므로 난소종괴 자체는 자궁부속기염전의 진단에 양성 예측도가 높은 소견은 아니다. 염전으로 인해 낭종벽 비후나 종괴내출혈 같은 비특이적인 염전 소견이 보일 수 있지만 자궁부속기염전으로 진단하려면 다음과 같은 소견들을 확인해야 한다.

1) 염전경

염전된 난소간막과 지지인대, 난소인대 그리고 이에

[표 14-5] **자궁부속기염전의 영상 소견**

1. 초음파검사
   (1) 난소종괴
   (2) 염전경
   (3) 다수의 주변부 난포들
   (4) 난소혈류 소실 혹은 감소
2. CT, MR 영상
   (1) 난소종괴
   (2) 염전경
   (3) 자궁편위
   (4) 다수의 주변부 난포들
   (5) 난소와 난소종괴의 조영증강 결여

포함된 혈관들에 대한 초음파 소견으로, 종괴를 동반하거나 동반하지 않은 난소에 인접하여 다양한 모양의 복합에코종괴로 보인다(그림 14-11). 도플러 초음파검사에서 염전된 혈관이 염전경 내에 소용돌이징후*whirlpool sign*를 보일 수 있지만(그림 14-12) 폐쇄 정도가 심하면 염전경 내의 혈류신호가 소실된다.

2) 다수의 주변부 난포들

염전으로 인한 다수의 주변부 난포들*multiple peripheral follicles*도 잘 알려진 자궁부속기염전의 초음파 소견 중 하나이다. 염전에 의한 정맥과 림프계의 혈류장애가 난소실질에 울혈을 일으키고 이로 인한 난소실질

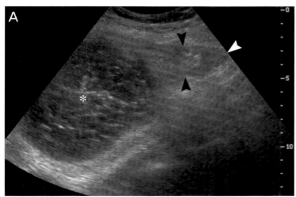
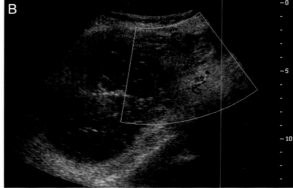

【그림 14-11】 **자궁부속기염전의 복부초음파 소견** A. 급성 좌하복부통증이 주소인 37세 여자로, 왼쪽 자궁부속기에 복합 낭성 종괴(＊)가 보이며 이에 연해서 염전경으로 생각되는 새부리모양의 복합에코종괴(화살촉)가 보인다. B. 도플러 초음파검사상 염전경으로 생각되는 복합에코종괴 내부로 혈류신호는 보이지 않았다. 수술 후 난포낭*follicular cyst* 염전으로 확인되었다.

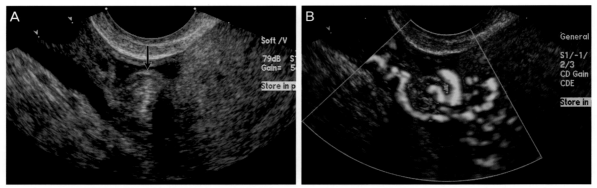

【그림 14-12】 **자궁부속기염전의 질초음파 소견** A. 우하복부통증이 주소인 28세 여자로, 질초음파검사상 염전경(화살표)이 보인다. B. 출력 도플러 초음파검사에서 염전경 내부의 소용돌이징후가 보인다.

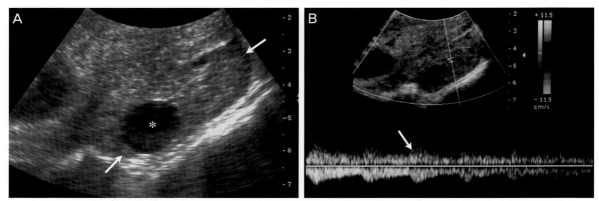

【그림 14-13】 **난소염전의 도플러 초음파검사 소견** A. 임상적으로 난소염전이 강력히 의심된 32세 여자로, 질초음파검사상 난소(화살표)의 종 괴나 염전경은 보이지 않았다(*: 난포낭종). B. 환측 난소실질에 대한 도플러 초음파검사상 동맥혈류신호는 존재하지만 혈류신호가 수축기에 천천히 상승하는 소견(화살표)을 보인다. 이러한 소견은 근위부 혈관의 폐쇄를 시사하는 소견으로, 수술을 통해 정상 난소의 염전으로 확인되었다.

부종이 난포들을 난소 주변부로 밀려나게 하여 보이는 초음파 소견이다. 염전을 일으키는 난소종괴가 있을 경우에는 잘 보이지 않지만 난소종괴가 동반되지 않은 정상 난소의 염전에서는 흔히 볼 수 있다.

3) 난소혈류 감소

자궁부속기염전에서는 동반된 종괴로 인해 남아 있는 난소실질을 확인할 수 없는 경우가 많지만 정상 난소가 염전되었을 때나 난소과다자극증후군*ovarian hyperstimulation syndrome* 등과 같이 난소실질의 혈류 평가가 가능하다면 도플러 초음파검사를 시행함으로써 진단에 도움을 받을 수 있다. 도플러 초음파검사

상 난소 내의 동맥혈류나 정맥혈류가 소실되거나 반대쪽 정상 난소와 비교했을 때 환측 난소의 동맥혈류가 비정상적 도플러 파형을 보이면 자궁부속기염전을 의심할 수 있다(그림 14-13). 하지만 부분염전*partial torsion*이나 간헐적 염전*intermittent torsion*의 경우 정상 도플러 초음파검사 소견을 보일 수 있으므로 도플러 초음파검사 소견이 정상이라고 해서 자궁부속기염전이 아니라고 판단해서는 안 된다.

(2) 컴퓨터단층촬영

자궁부속기염전 진단에 일차적인 검사방법은 초음파검사이지만 급성하복부통증을 감별하는 데 흔히 CT

를 시행하므로 자궁부속기염전의 CT 소견을 숙지해 두어야 한다. 초음파검사와 마찬가지로 CT나 MR과 같은 단면 영상에서도 자궁부속기염전의 가장 흔한 영상 소견은 난소종괴이지만 난소종괴의 대부분은 염전을 동반하지 않기에 난소종괴 자체는 자궁부속기염전의 특이한 영상 소견이 될 수 없다. 초음파검사와 마찬가지로 자궁부속기염전의 특이적 진단을 위해서는 다음과 같은 소견이 도움이 된다.

1) 염전경

염전경은 자궁부속기염전의 가장 신뢰할 만한 CT 소견이다. 염전경을 구성하는 난소간막과 지지인대, 난소인대 등은 정상적으로 CT에서 보이지 않는 구조물이지만 염전될 경우 부종과 출혈 등으로 비대해져 환측 난소와 자궁각을 연결하는 난원형이나 관상형 구조물로 보일 수 있다. 임상적으로 자궁부속기염전

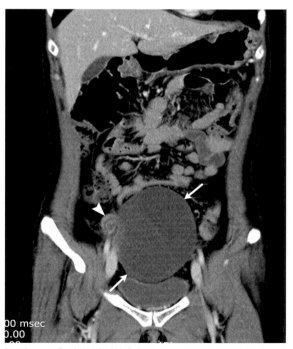

【그림 14-14】 **자궁부속기염전의 CT 소견** 복통이 주소인 66세 여자로, 조영증강 CT의 관상면 재구성 영상에서 큰 낭성 종괴(화살표)가 골반강 내에 있다. 종괴의 오른쪽에 염전경으로 생각되는 표적모양 구조물(화살촉)이 보인다. 수술 후 점액낭선종mucinous cystadenoma의 염전으로 진단되었다.

이 의심되는 상황에서 환측 난소에 종괴가 있고 종괴에 연하여 염전경으로 의심되는 구조물이 있으면 자궁부속기염전으로 진단할 수 있다. 염전경으로 의심되는 구조물 내에 염전을 시사하는 표적모양target appearance이나 소용돌이징후가 있으면 더욱 확신을 갖고 자궁부속기염전으로 진단할 수 있다(그림 14-14).

2) 자궁편위

자궁편위uterine deviation는 염전을 동반하지 않은 난소종괴가 있을 때도 보일 수 있지만, 임상 소견과 부합되고 특히 염전경을 시사하는 구조물과 동반된 경우에는 자궁부속기염전의 특이소견 중 하나가 될 수 있다. 초음파검사에서도 자궁편위를 평가할 수 있지만 화면에 표시되는 영상이 탐촉자의 위치에 따라 실시간으로 바뀌므로 자궁편위는 CT와 같은 단면 영상에서 보다 객관적으로 평가할 수 있다.

3) 난소 조영증강 결여

자궁부속기염전으로 인해 난소에 혈류공급이 차단되면 조영증강영상에서 환측 난소의 조영증강이 소실된다(그림 14-15). 난소 조영증강 결여는 자궁부속기염전의 특이소견 중 하나이지만, 자궁부속기염전에 흔히 동반되는 난소종괴로 인해 난소실질이 거의 남지 않은 경우에는 조영증강 평가가 어렵다. 또한 부분염전이나 간헐적 염전으로 인해 난소의 조영증강이 유지될 수 있기 때문에 자궁부속기염전에서 난소 조영증강 결여가 있다고 판단할 수 있는 경우는 그리 많지 않다.

(3) 자기공명영상

자궁부속기염전이 아급성 또는 만성 경과를 보일 경우 자궁부속기염전을 의심하지 않고 자궁부속기 종괴를 평가하고자 MR영상을 시행하는 경우가 종종 있다. CT과 마찬가지로 염전경, 자궁편위, 난소 조영증강 결여 등의 소견이 진단에 도움을 준다(그림 14-

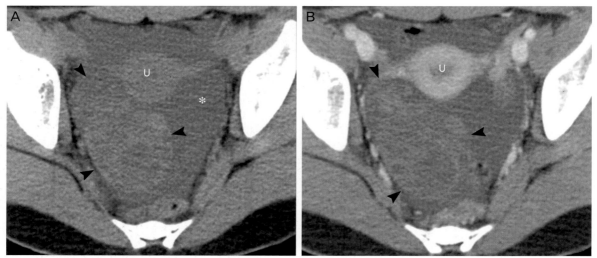

【그림 14-15】 **자궁부속기염전의 CT 소견** A. 1주간의 복통이 주소인 12세 여아의 조영증강 전 CT에서 오른쪽 자궁부속기종괴(화살촉)가 있고 다량의 복수(*)가 동반되어 있다(U: 자궁). B. 조영증강 CT에서 오른쪽 자궁부속기종괴(화살촉)는 조영증강이 결여되어 있다. 수술 후 기형종을 동반한 자궁부속기염전으로 확인되었다.

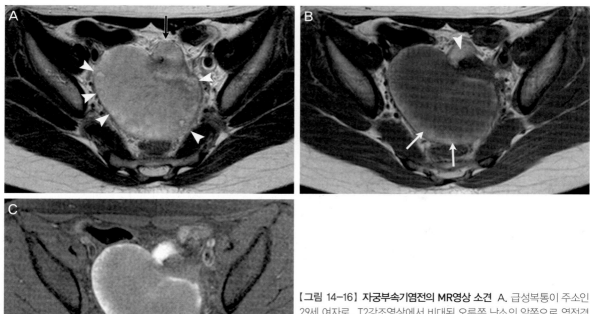

【그림 14-16】 **자궁부속기염전의 MR영상 소견** A. 급성복통이 주소인 29세 여자로, T2강조영상에서 비대된 오른쪽 난소의 앞쪽으로 염전경으로 의심되는 구조물(화살표)이 보인다. 비대된 난소 내에 다수의 주변부 난포들(화살촉)이 보인다. B. T1강조영상에서 난소피막하(화살표), 염전경 내(화살촉)에 출혈로 인한 고신호강도가 보인다. C. 조영증강 지방억제 T1강조영상에서 출혈로 인한 고신호강도가 강조되어 보이지만 환측 난소의 조영증강은 결여되어 있다.

16). 다수의 주변부 난포들, 염전경 또는 종괴에 생긴 출혈이나 난소 조영증강 유무를 평가하는 데 CT보다 민감하지만 자궁부속기염전을 진단하는 정확도는 CT 와 비슷하다.

5. 치료

이전에는 색전증의 위험, 수술실에서 난소 생존성 예측의 어려움, 재염전의 가능성 등 때문에 염전정복*de-torsion*을 시도하지 않고 환측 난관난소절제술*ipsilateral salpingo-oophorectomy*을 시행했다. 그러나 실제로 보고된 색전증이 드물고 허혈손상을 받은 난소라도 경색으로 진행되지 않았다면 염전정복으로 난소기능을 회복할 수 있다는 보고들이 있어서 최근에는 염전정복술로 난소 기능을 살리려는 시도가 우선시되는 경향이 있다.

참고문헌

1. Chang HC, Bhatt S, Dogra VS. Pearls and pitfalls in diagnosis of ovarian torsion. Radiographics 2008;28:1355-1368.
2. Duigenan S, Oliva E, Lee SI. Ovarian torsion: diagnostic features on CT and MRI with pathologic correlation. AJR Am J Roentgenol 2012;198:W122-31.
3. Lazarus E. What's new in first trimester ultrasound. Radiol Clin North Am 2003;41:663-679.
4. Lourenco AP, Swenson D, Tubbs RJ, et al. Ovarian and tubal torsion: imaging findings on US, CT, and MRI. Emerg Radiol 2014;21:179-187.
5. Lee MS, Moon MH, Woo H, et al. CT findings of adnexal torsion: A matched case-control study. PLoS One 2018;13:e0200190.
6. Levine D. Ectopic pregnancy. Radiology 2007;245:385-397.
7. Moon MH, Lee YH, Lim KT, et al. Outcome prediction for treatment of tubal pregnancy using an intramuscular methotrexate protocol. J Ultrasound Med 2008;27:1461-1467.
8. Paspulati RM, Bhatt S, Nour SG. Sonographic evaluation of first-trimester bleeding. Radiol Clin North Am 2004;42:297-314.

질과 음문

CHAPTER **15**

조범상, 김보현

질과 음문은 표재성 장기로 대부분 직접 접근해 진단하게 된다. 하지만 최근 들어 초음파, CT, MR영상 등 단면영상이 보편화되면서 다른 장기를 검사하다가 이 장기들의 이상이 우연히 발견되기도 하고, 임상적으로 진단하기 어렵거나 애매한 경우에 영상검사 기법을 활용하기도 한다. 특히 영상검사는 촉진이 불가능한 심부 병변이나 질과 음문의 악성종양 병기결정에 유용하다. 이 장에서는 질과 음문의 해부학, 정상 병변과 이상 병변의 초음파, CT, MR영상 소견을 소개한다.

I 영상검사의 역할

질의 선천성 이상이나 폐쇄가 의심되는 경우에 동반된 비뇨기계 이상을 평가하기 위해 정맥요로조영술 intravenous urography; IVU이나 방광조영술 cystography 을 시행하고, 간혹 질조영술 vaginography을 사용하기도 한다. 초음파검사는 적은 비용으로 쉽게 적용할 수 있어서 질과 음문의 종괴가 있을 때 우선적으로 고려되지만, 악성종양이 의심되는 경우의 병기결정에는 일반적으로 CT나 MR영상을 사용한다. 최근 들어 발전한 다중검출기 multidetector CT는 얇은 절편의 영상을 획득해서 다양한 평면의 재구성을 얻을 수 있기 때문에 질과 음문을 비롯한 골반장기의 복잡한 병변을 평가하고 주위장기의 침범 여부를 보는 데 유용

하다. MR영상은 뛰어난 조직 대조도와 다면영상 능력으로 인해 질과 음문의 병변을 보는 데 적합하며, 선천성 이상뿐만 아니라 종양 등을 평가하는 데도 우수하다.

II 해부학

질은 자궁경부에서 회음 perineum으로 연결되는 관상형 장기로 점막층, 근육층과 외막 adventitia으로 구성된다. 점막층은 편평상피세포 squamous epithelial cell로 구성되며 근육층은 평활근으로 이루어져 있다. 질 하부 1/3은 비뇨생식굴 urogenital sinus에서 기원하며 상부 2/3는 밀러관 Müllerian duct에서 기원한다. 질 하부 1/3의 림프관은 표재서혜림프절 superficial inguinal lymph node로 배출되고 상부 2/3는 내장골림프절 internal iliac lymph node과 외장골림프절 external iliac lymph node로 배출된다.

질의 상부 끝은 자궁경부를 둘러싸고 있으며 천장 fornix이라고 불리는데 뒤천장 posterior fornix이 앞천장 anterior fornix에 비해 1~2cm 더 깊다. 질의 바깥쪽에는 가르트너관 Gartner's duct이라고 불리는, 이행상피세포 transitional epithelial cell로 덮인 중간신장관 mesonephric duct의 잔유물이 있으며 이 관이 막혀 낭종이 생길 수 있다.

음문은 회음에 있는 외생식기로 치구 mons pubis,

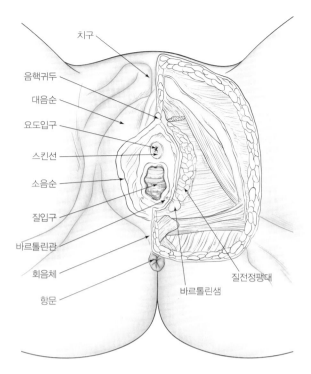

치구

음핵귀두

대음순

요도입구

스킨선

소음순

질입구

바르톨린관

회음체

항문

질전정팽대

바르톨린샘

[그림 15-1] 정상 회음의 해부 모식도

음핵clitoris, 대음순labium major, 소음순labium minor, 샅힘줄중심perineal body, 질전정vaginal vestibule 등의 부위로 나뉜다(그림 15-1). 질전정은 양쪽 소음순 사이에 있는 부위로 요도와 질이 개구하는 부위를 일컬으며, 샅힘줄중심은 대음순 사이에 표피로 덮인 부위로 음문의 뒤쪽 경계를 형성한다. 질전정의 양쪽으로 대음순의 심부에는 질전정팽대vestibular bulb 가 존재하는데 이는 남성의 음경팽대penile bulb와 유사한 발기조직으로 앞쪽의 음핵귀두glans clitoris와 연결된다. 스킨선Skene's gland은 요도 주위를 달리는 요도곁샘paraurethral gland이고 바르톨린샘Bartholin's gland은 대음순의 후방, 4시와 8시 방향의 피하부에 존재하는 2개의 점막선으로 관이 막히면 낭종을 형성할 수 있다.

Ⅲ 검사기법과 정상 소견

1. 초음파검사

일반적으로 자궁과 난소 등 부인과 질환의 진단에 초음파검사가 흔히 사용되지만 질과 음문은 표재성 기관이므로 골반검사로 평가하는 경우가 많다. 하지만 음문이나 질에서 종괴가 만져지거나 보일 때, 골반검사 소견이 불분명한 경우에 초음파검사를 시행할 수 있다. 병변의 위치와 표피로부터의 깊이에 따라 회음초음파검사transperineal ultrasonography 또는 질초음파검사transvaginal ultrasonography를 시행한다. 질의 점막층은 정상적으로 선모양의 에코 발생 부위로 보이고 근육층은 중등도의 에코 발생도를 보인다.

2. 컴퓨터단층촬영

질과 음문의 CT 영상은 흔히 복부, 골반부 검사 중에

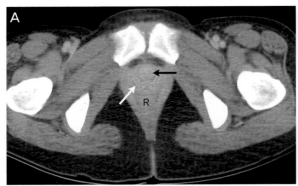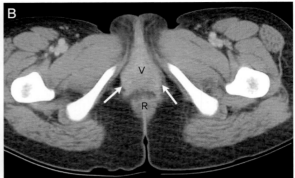

[그림 15-2] 정상 질과 음문의 조영증강 CT 소견 A. 질 중간 부위 영상에서 질(흰 화살표)은 요도(검은 화살표)와 직장(R) 사이에서 보이며 위치에 따라 모양이 약간 다르지만 중간 부위에서는 H자와 유사하게 보인다. B. 회음부 영상에서 음문은 삼각형의 조직으로 보이며(화살표) 그 중심부에 질전정(V)이 보인다(R: 직장).

얻어진다. 이때 요오드조영제를 필수적으로 사용해야 하며, 질내 탐폰*tampon* 삽입은 필요 없다.

조영증강 후 CT에서 질은 관모양 기관으로 보이는데 조영증강이 잘되는 점막층과 중등도의 조영증강을 보이는 근육층으로 구분된다(그림 15-2A). 음문은 삼각형의 회음부장기로 음핵, 소음순, 주위 표피와 지방조직 등의 구성물을 보일 수 있다(그림 15-2B).

3. 자기공명영상

다른 골반부의 MR영상과 마찬가지로 골반부 또는 동체 위상배열코일*phased-array coil*을 주로 사용하며 T1과 T2 강조영상, 역동적 조영증강 경사에코*gradient echo*검사나 조영증강 후 T1강조영상 등을 얻는다. CT와 마찬가지로 MR영상에서도 조영증강검사가 부인과 종양을 평가하는 데 필수적이다. 질 병변을 보는 데는 축상면 스캔영상이 가장 좋고, 종양으로 인한 골반부 외벽이나 회음 등 주위조직의 침범을 보는 데는 시상면과 관상면 스캔영상이 도움이 된다. CT에서와 마찬가지로 질내 탐폰은 필요 없다.

T1강조영상에서 질은 요도와 비슷한 신호강도를 보이고 T2강조영상에서 점막층은 고신호강도를 보이며 질 외벽은 중간 정도의 신호강도를 보인다(그림 15-3). 질의 MR영상 소견은 월경주기에 따라 변하는데 분비기에는 질이 더 두꺼워지고 T2강조영상에

서 중간 또는 고신호 강도를 보일 수 있다. 초경 전이나 폐경기 후의 여성에서는 고신호강도의 선조*stripe*가 잘 보이지 않을 수 있다. 조영증강 후 영상에서 질의 점막층은 CT에서와 마찬가지로 균질하게 조영증강된다.

Ⅳ 질과 음문이상의 영상 소견

1. 선천성 이상

뮐러관의 발생과정에서 이상이 생긴 경우에는 흔히 자궁과 질의 이상을 동반하지만 음문의 이상을 초래하는 경우는 드물다. 질의 선천성 이상으로는 무발생 *agenesis*, 중복*duplication*, 질중격*vaginal septum* 등이 있다(표 15-1).

처녀막막힘증*imperforate hymen*은 비뇨생식굴과 뮐러관이 완전히 융합하지 못해서 발생한다. 처녀막은 정상적으로 배아기*embryonic period*에 뚫리는데, 처녀

[표 15-1] 질의 선천성 이상

1. 질무발생(MRKH증후군, 안드로겐무감응증후군)
2. 질중복
3. 질중격
4. 처녀막막힘증

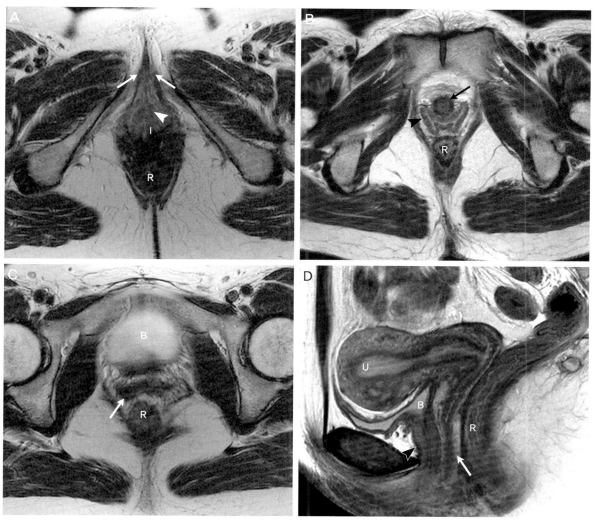

【그림 15-3】 **질과 음문의 정상 MR영상 소견** A~C. 회음과 골반 하부의 T2강조 축상면 영상 A. 회음에서 음핵(화살표)이 보이고 질전정에서 요도(화살촉)와 질입구(I)가 보인다(R: 직장). B. 중간 부분의 질(화살촉)은 요도(화살표)와 직장(R) 사이에서 H자 모양으로 보인다. C. 근위부의 질(화살표)은 —자 모양을 보인다(B: 방광, R: 직장). D. 골반 정중선을 지나는 T2강조 시상면 영상(화살표: 질, 화살촉: 요도, B: 방광, R: 직장, U: 자궁).

막막힘증은 천공이 일어나지 않은 경우에 발생하며 월경을 시작하는 청소년기가 되어서야 증상을 보이는 경우가 많다. 주로 원발무월경*primary amenorrhea*이나 주기성 통증을 호소한다. 질은 횡중격*transverse septum*을 보일 수 있다. 초음파검사에서 질과 자궁강이 혈액으로 차서 미세한 내부 에코의 낭성 구조물로 보이고 MR영상에서는 커진 자궁강과 질강을 폐쇄 부위까지 추적할 수 있다(그림 15-4).

질무발생은 뮐러관발달장애로 인해 발생하며 흔히 MRKH증 후 군*Mayer-Rokitansky-Küster-Hauser syndrome*을 동반한다. 이 증후군은 자궁과 질이 발달할 때 발생한 충격 때문에 이 기관들이 존재하지 않는 것으로, 유전질환이 아니며 이환된 여성은 46XX 핵형*karyotype*을 보인다. 질무발생의 3/4이 완전무발생이고 1/4은 원위부에 짧은 오목*pouch*이 있는 부분무발생이다. 자궁 전체의 무발생을 동반하는 경우가 흔

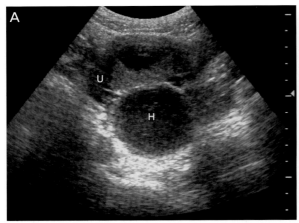

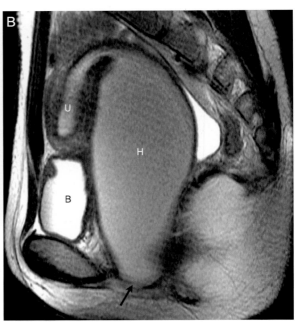

[그림 15-4] 일차 무월경이 주소인 13세 여아에서 처녀막막힘증으로 인한 질혈종과 자궁혈종 A. 골반의 축상면 초음파영상에서 늘어난 자궁강(U)과 질 내부(H)에 저에코의 액체가 차 있다. B. T2강조 시상면 MR영상에서 확장된 자궁강(U)과 질 내부(H)에 혈종이 차 있고 질의 입구는 처녀막(화살표)으로 인해 막혀 있다(B: 방광).

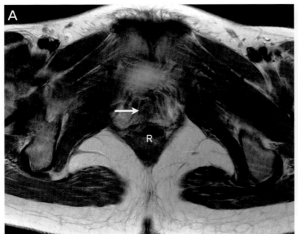

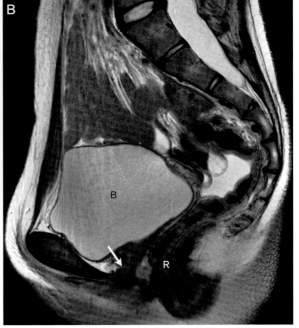

[그림 15-5] 일차 무월경이 주소인 18세 여자에서 MRKH증후군에 동반된 질무발생 A. T2강조 축상면 MR영상에서 요도(화살표)와 직장(R) 사이에서 질이 보이지 않는다. B. T2강조 시상면 MR영상에서 정상적인 자궁이나 질이 보이지 않으며, 다른 영상에서 양측 난소를 확인할 수 있었다(화살표: 요도, B: 방광, R: 직장).

하지만(그림 15-5, 그림 15-6) 자궁이 정상과 비슷하게 남아 있거나(그림 15-7) 작은 근육조직으로 흔적만 남기도 한다. 드물게 자궁경부의 무발생만 있는 경우도 있다. 난소는 정상적으로 발달한다(그림 15-6). 요로

와 골격이상을 동반하는 경우가 많으므로 이에 대한 영상검사가 필요하다.

안드로겐무감응증후군androgen insensitivity syndrome도 완전 또는 부분 질무발생을 보이는 경우가 흔하

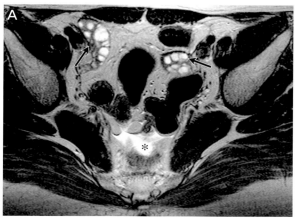

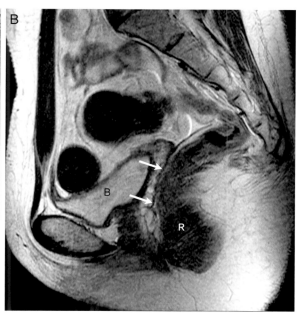

【그림 15-6】 **일차 무월경이 주소인 22세 여자에서 MRKH증후군에 동반된 질무발생** A. T2강조 축상면 MR영상에서 자궁이 보이지 않고 소량의 복막내 액체(＊)가 보인다. 난소(화살표)는 발생기원이 다르므로 대개 정상이다. B. T2강조 시상면 MR영상에서 정상적인 자궁이나 질이 보이지 않고 질의 흔적(화살표)만 남아 있다(B: 방광, R: 직장).

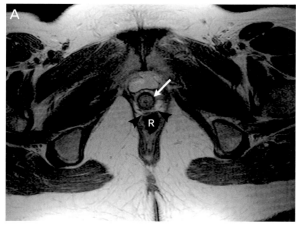

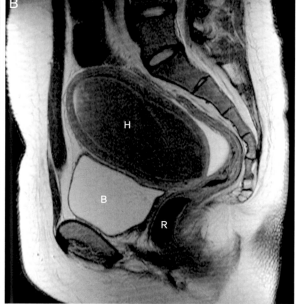

【그림 15-7】 **일차 무월경과 하복부통증이 주소인 15세 여아에서 질무발생과 자궁혈종** A. T2강조 축상면 MR영상에서 요도(화살표)와 직장(R) 사이에 위축된 질조직(화살촉)이 흔적만 남아 있다. B. T2강조 시상면 MR영상에서 질은 폐쇄되어 잘 보이지 않고 자궁강이 혈종(H)으로 가득 차 있다(B: 방광, R: 직장).

다. 이는 안드로겐수용체 이상으로 인해 외생식기가 여성화되는 질환으로, 자궁무발생을 동반하며 46XY 핵형을 보인다. 안내려간고환*undescended testis*도 흔히 동반한다. MR영상은 자궁과 질의 존재 여부를 정확히 평가할 수 있을 뿐만 아니라 폐쇄 부위의 길이를 평가하는 데도 우수하다.

밀러관 중복은 밀러관이 융합하지 못하거나 중격이 퇴화되지 않아 생기는 것으로, 주로 질의 근위부 2/3에서 발생하며 원위부 1/3에서는 잘 발생하지 않는다. 주로 자궁 경부나 체부가 중복되는데 중복자궁

uterus didelphys, 쌍각자궁bicornuate uterus, 중격자궁 septate uterus 등의 이상을 동반한다. 질중격은 T2강조 MR영상에서 저신호강도의 구조물로 보인다. 정상에서도 자궁의 세로주름이 자궁경부의 중격을 모방하는 경우(가성중격)가 있지만 질 내의 가성중격은 보고되어 있지 않다.

2. 바르톨린샘낭종과 가르트너관낭종

음문에 생기는 큰 낭종으로 가장 흔한 것이 바르톨린 샘낭종Bartholin's gland cyst이고 작은 낭종으로 표피포함낭epidermal inclusion cyst이나 피지낭sebaceous cyst이 생길 수 있다. 표피포함낭과 피지낭은 다른 부위에서와 마찬가지로 표피에 생기는 흔한 낭종으로 대개 대음순 앞쪽에 생긴다. 이에 반해 바르톨린샘낭종은 대음순 뒤쪽에 위치하는데 바르톨린샘의 관이 폐쇄된 경우에 생기며 농양을 형성할 수 있다. 낭종이 커지면 통증이 흔히 나타난다. 대개 골반검사로 쉽게 진단할 수 있지만 진단이 불확실하거나 염증이 의심되는 경우에는 초음파검사로 쉽게 확인할 수 있다. 초음파검사에서는 질전정팽대의 후외측 대음순 심부에 외벽이 얇은 낭성 병변으로 보인다. CT와 MR영상에서도 외벽이 얇은 낭성 종괴(그림 15-8)로 보이며 염증을 동반하면 외벽 비후와 조영증강을 보일 수 있다. 바르톨린샘에서 암이 발생할 수 있으므로 이곳에서 충실성 종괴가 의심되면 영상검사를 시행해야 한다.

가르트너관낭종Gartner's duct cyst은 중간신장관 잔유물에서 생긴 저류낭retention cyst으로 질 근위부의 전외측벽 점막하에 흔히 발생한다(그림 15-9). 심하게 커지면 요도폐쇄를 초래할 수 있다. 단백질 성분의 액체를 가지고 있기 때문에 흔히 T1과 T2 강조영상에서 고신호강도를 보인다.

감별질환으로 요도에 발생한 스킨선낭종Skene's gland cyst이 있다. 스킨선낭종은 요도에서 기원하여 대개 원형의 단방성 낭종으로 나타나며, 발생 위치가 요도이므로 질과 구분되어 감별할 수 있다(그림 15-10).

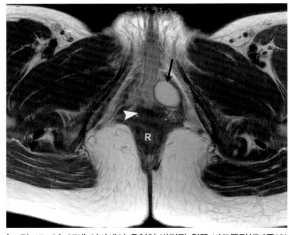

【그림 15-8】 27세 여자에서 우연히 발견된 왼쪽 바르톨린샘낭종(화살표)의 T2강조 축상면 MR영상 소견(화살촉: 질입구, R: 직장)

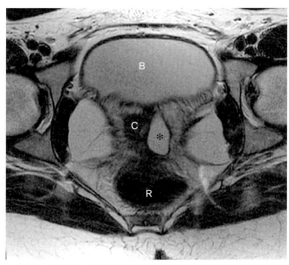

【그림 15-9】 성교 후 출혈이 주소인 23세 여자에서 가르트너관낭종의 MR영상 소견 T2강조 축상면 영상에서 자궁경부(C) 왼쪽으로 질 내부에 낭종(*)이 보인다(B: 방광, R: 직장).

3. 염증질환과 누공

질과 음문은 분비물과 습기에 자주 노출되므로 염증이 흔하게 발생하는데 대부분 골반검사로 진단이 용이하기 때문에 영상진단이 필요한 경우는 드물다. 여성 생식기 종양으로 인해 방사선치료를 받는 경우 질과 음문에 고선량의 방사선으로 인한 염증과 섬유화를 초래하며 상피나 점막의 궤양과 함께 질협착을 일

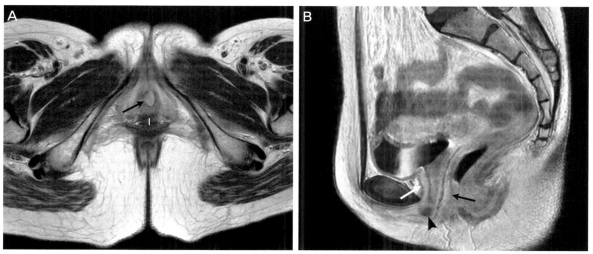

【그림 15-10】 요도게실urethral diverticulum 추정 진단으로 시행한 27세 여자의 MR영상 소견 A. T2강조 축상면 영상에서 요도에 위치한 낭종(화살표)이 보인다(I: 질입구). B. 조영증강 T1강조 시상면 영상에서 요도의 원위부에 위치한 낭종이 있다. 낭종이 후방의 질과 떨어져 있음을 알수 있다(흰 화살표: 요도, 검은 화살표: 질, 화살촉: 스킨선낭종).

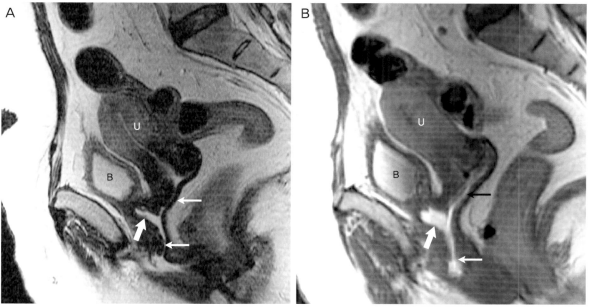

【그림 15-11】 부인과 암 병력이 없는 64세 여자에서 발생한 요도-질누공 A. T2강조 시상면 MR영상에서 질 앞쪽 벽에 파열부가 있고 상부 요도와 누공(굵은 화살표)으로 연결되어 있다(화살표: 질 후벽, B: 방광, U: 자궁). B. 조영증강 T1강조 시상면 MR영상에서 방광으로 배설된 조영제가 누공(굵은 화살표)을 통해 질 내에 차는 것(화살표)을 볼 수 있다.

으키기도 한다. 심하면 요도나 방광, 요관이나 항문, 직장, 구불결장 쪽으로 누공이 형성될 수 있다. 요로누공urinary fistula은 질을 통한 요실금이 주된 증상이다. 방광-질누공vesicovaginal fistula은 지속적인 요실금을 초래하지만 요관-질누공ureterovaginal fistula은 간헐적이고 자세에 따라 변하는 요실금을 일으킨다. 직장-질누공rectovaginal fistula은 주로 산과 합병증으로 발생하지만, 부인과수술의 합병증이나 부인과종

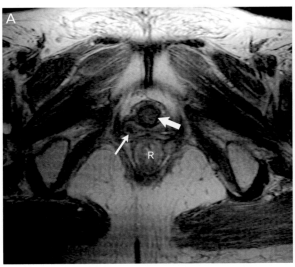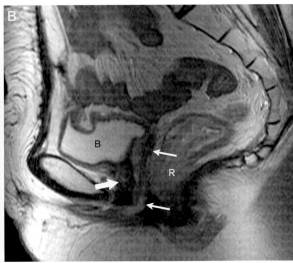

【그림 15-12】**질암으로 방사선치료를 받고 있는 61세 여자에서 발생한 방사선질염** T2강조 축상면(A)과 시상면(B) MR영상에서 질벽(화살표)이 전반적으로 두꺼워져 있고 고신호강도를 보인다(B: 방광, R: 직장, 굵은 화살표: 요도).

양, 방사선치료, 염증이나 농양, 외상 등으로 인해 생길 수 있다.

CT나 MR영상에서 직접 연결누공이 보일 수 있지만(그림 15-11), 누공이 잘 보이지 않고 질 내에 액체나 공기가 있는 이차 소견이 보이기도 한다. 정맥요로조영술, 조영증강 CT, MR의 지연기 영상에서 조영제가 누공을 통해 질 내에 차면 요로누공으로 진단한다(그림 15-11B). 그러므로 누공이 의심되는 경우에는 이 검사들을 통해 지연기 조영증강영상을 얻어야 한다. 소견이 불확실하다면 방광조영술이나 바륨관장*barium enema* 등을 통해서 확인해야 한다. 방사선치료 후 질염은 MR영상에서 잘 보이는데, 질벽이 전체적으로 두꺼워지고 질의 길이가 짧아지면서 치료 후 기간에 따라 T2 신호강도가 증가하거나 감소한다(그림 15-12).

이소성요관*ectopic ureter*이 질이나 질전정으로 개구하는 경우도 드물지 않다. 여성에서 이소성요관 발생부위는 요도, 질전정, 질, 자궁경부, 자궁체부 순으로 보고되어 있다. CT나 MR영상의 다면재구성*multi-planar reformation*을 통해 늘어난 요관이 질로 개구한 모습을 볼 수 있다.

4. 양성종양(표 15-2)

음문의 양성종양으로 땀샘에 생기는 한선종*hidradeno-ma*, 평활근에 생기는 평활근종*leiomyoma*, 섬유성 결합조직에 발생하는 섬유종*fibroma*, 지방조직에 발생하는 지방종*lipoma*, 혈관기형의 일종인 혈관종*heman-gioma* 등이 있다. 이 중에서 섬유종이 가장 흔하고 지방종이 그다음으로 흔한 중간엽종양*mesenchymal tumor*이며 혈관종은 소아에서 흔하다. 한선종은 음순이나 회음에 발생하고 섬유종이나 평활근종은 음순에서 발생한다. 그 밖에 과립세포근육모세포종*granu-lar cell myoblastoma*, 신경섬유종*neurofibroma*, 섬유상피폴립*fibroepithelial polyp*, 횡문근종*rhabdomyoma*, 과오종*hamartoma* 등이 발생할 수 있다. 이소성유방조직*ectopic breast*이나 자궁내막증이 음문에서 발생할 수

[표 15-2] **음문과 질의 양성종양**

1. 음문	2. 질
(1) 섬유종	(1) 상피성 섬유종
(2) 지방종	(2) 섬유상피폴립
(3) 평활근종	(3) 평활근종
(4) 한선종	(4) 신경섬유종
(5) 혈관종	

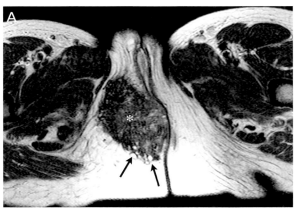
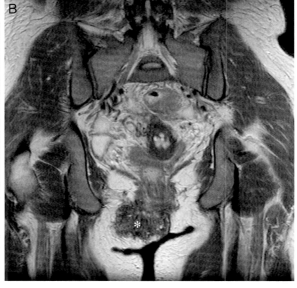

【그림 15-13】 월경주기에 따라 변하는 음문의 종괴와 통증이 주소인 37세 여자에서 발생한 음문 자궁내막증 T2강조 축상면(A)과 관상면(B) MR영상에서 오른쪽 음문에 저신호강도를 보이는 종괴(＊)가 보인다. 종괴의 뒤쪽에 작은 낭종들(A의 화살표)이 있다. 수술로 확진되었다.

있고, 이소성유방조직에서 섬유선종*fibroadenoma*이나 관선암종*ductal adenocarcinoma* 같은 유방종양이 발생하기도 한다. 자궁내막증*endometriosis*은 월경주기에 따라 크기가 변하며 통증을 동반하는 종괴를 보이고, 환자는 질입구 성교통증*dyspareunia*을 호소한다.

　CT에서 이 양성종양들은 음문 부위에 원형이나 타원형의 종괴로 보이거나 비대칭적인 조직비후로 보인다. 자궁내막증은 MR영상에서는 음문이나 서혜부에 출혈을 동반한 병변이나 섬유성 조직비후 등의 특징적 소견을 보인다(그림 15-13).

　질에서 발생하는 양성종양은 상피성 섬유종*epithelial fibroma*, 섬유상피폴립, 평활근종, 신경섬유종 등이다. 질의 근위부는 뮐러관에서 발생하므로 뮐러관에서 생기는 어떠한 종양도 발생할 수 있다. 이 종양들은 CT에서 질벽에 잘 국한된 연조직 종괴로 보인다. MR영상의 다면영상을 통해서는 종양과 질이나 자궁경부의 관계를 파악하는 데 도움이 되는 정보를 얻을 수 있다. 일부 종양은 특징적인 신호강도를 보이는데, 특히 평활근종(그림 15-14, 15-15)이나 섬유종 등은 T2강조영상에서 특징적인 저신호강도를 보이지만 다른 종괴는 신호강도가 비특이적이기 때문

에 악성종양과 구별하기 어렵다.

5. 악성종양(표 15-3)

부인과 암의 3～5%를 차지하는 음문암은 편평세포암종*squamous cell carcinoma*(그림 15-16, 15-17)이 가장 흔하고 흑색종*melanoma*, 선암종*adenocarcinoma*, 파제트병*Paget's disease*(그림 15-18), 육종*sarcoma*, 기저세포암종*basal cell carcinoma*, 전이암 등이 발생한다. 여성 흑색종의 5～10%가 음문에서 발생하며 전이암은 자궁경부암*cervical cancer*, 자궁내막암*endometrial cancer*, 신장암 등에서 온다. 음문암의 70%가 대음순과 소음순에서 발생하며 질, 요도, 항문 등의 주위장기를 자주 침범한다. 음문암의 림프관전이는 가변적이지만 주로 표재서혜림프절, 심부대퇴림프절*deep femoral lymph node*과 골반림프절로 간다.

　질의 악성종양은 80～90%가 전이성으로, 대부분 자궁내막암이나 자궁경부암에서 전이되며, 그 밖에 대장암, 신장암, 흑색종 등의 순으로 전이된다(그림 15-19, 15-20). 난소암이나 융모막암*choriocarcinoma*도 발생한다. 일차 질암은 모든 부인과종양의 1～2%를 차지하는 드문 암이다. 조직학적으로 음문과 마

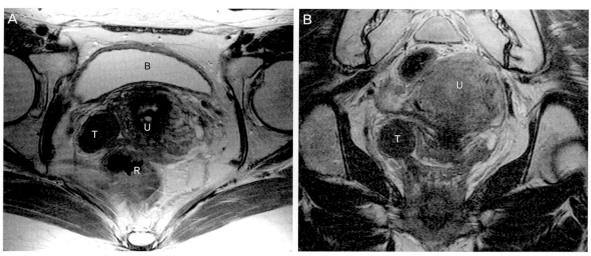

【그림 15-14】 **48세 여자의 질 평활근종** T2강조 축상면(A)과 관상면(B) MR영상에서 오른쪽 질천장에 있는 종괴(T)는 저신호강도를 보여 평활근종의 소견에 부합된다(B: 방광, R: 직장, U: 자궁).

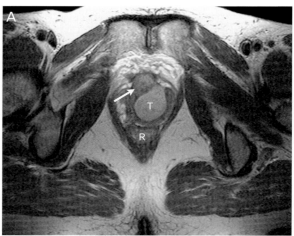

【그림 15-15】 **38세 여자의 질 평활근종** T2강조 축상면(A)과 시상면(B) MR영상에서 질 상부 앞쪽 벽에 붙어 있는 균질한 신호강도를 보이는 종괴(T)가 있다. 보통 평활근종은 T2강조영상에서 저신호강도를 보이지만 이 증례에서는 고신호강도를 보인다. 수술로 확진되었다(B: 방광, R: 직장, U: 자궁, 화살표: 요도).

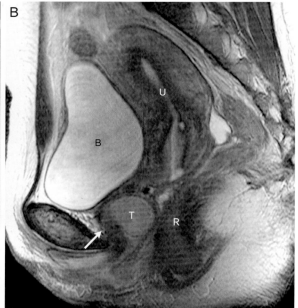

[표 15-3] **음문과 질의 악성종양**

1. 음문	2. 질
(1) 편평세포암종	(1) 전이암(자궁경부암, 자궁내막암, 대장암, 신장암, 흑색종)
(2) 흑색종	(2) 편평세포암종
(3) 선암종	(3) 선암종
(4) 파제트병	(4) 평활근육종
(5) 육종	(5) 흑색종
(6) 기저세포암종	(6) 혼합뮐러종양
(7) 전이암(자궁경부암, 자궁내막암, 신장암)	(7) 소세포신경내분비암종

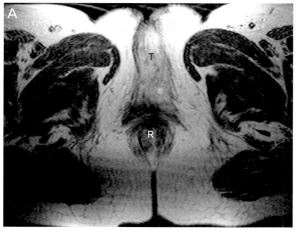

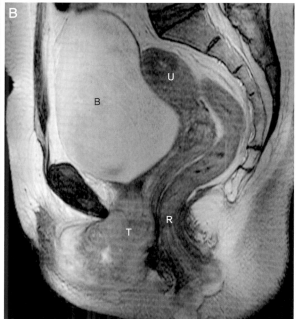

【그림 15-16】 **51세 여자의 음문암** T2강조 축상면(A)과 시상면(B) MR영상에서 고신호강도의 종괴(T)가 음문 전체를 차지하고 요도와 질 원위부를 침범하고 있다(B: 방광, R: 직장, U: 자궁).

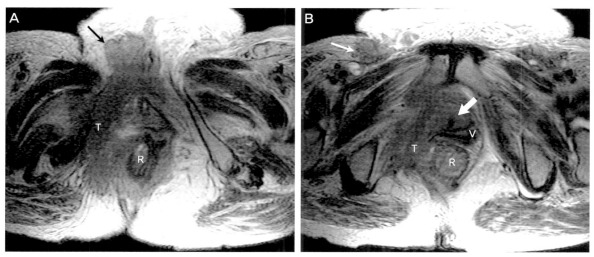

【그림 15-17】 **60세 여자의 진행된 음문암** A. T2강조 축상면 MR영상에서 오른쪽 음문에서 생긴 종괴(T)가 앞쪽으로는 음핵과 주위조직을 침범하고(화살표) 뒤쪽으로는 직장(R) 오른쪽까지 퍼져 있다. B. A보다 약간 상부의 영상으로 종괴(T)가 질(V)의 일부와 요도(굵은 화살표)를 침범하고 있다. 오른쪽 서혜림프절(화살표)이 커져 있다(R: 직장).

찬가지로 편평세포암(그림 15-21)이 가장 흔하고(75~90%), 선암(5~10%), 평활근육종*leiomyosarcoma*(그림 15-22), 흑색종, 혼합뮐러종양*mixed Müllerian tumor*, 소세포신경내분비종양*small cell neuroendocrine tumor* 등이 발생한다. 자궁내막증에서 악성세포로 전환되

거나, 태아 상태에서 diethylstilbestrol에 노출되어 투명세포암*clear cell carcinoma*이 발생하기도 한다. 드물게 소아에서 내배엽굴종양*endodermal sinus tumor*이나 포도육종*sarcoma botryoides*이 발생한다.

일차 질암의 50%는 근위부 1/3에 발생한다. 질암

은 음문암과 마찬가지로 방광, 요도, 직장 등 주위조직을 잘 침범한다. 질의 근위부 종양은 자궁경부암과 유사하게 폐쇄림프절*obturator lymph node*과 내장골림프절에, 원위부 종양은 서혜림프절과 대퇴림프절에 잘 전이된다.

음문암과 질암은 CT과 MR영상에서 경계가 불명확하고 비대칭적으로 침윤하는 종괴로 보이는데, 뛰어난 조직 대조도와 다면영상 능력 덕분에 MR영상이 진단하는 데 유리하다. 음문암이나 질암은 T1 중간신호강도, T2 고신호강도를 보이며 다양한 정도의 조영증강을 보인다. 영상검사에서 일차 종양과 전이성 종양을 구별하기는 어렵다.

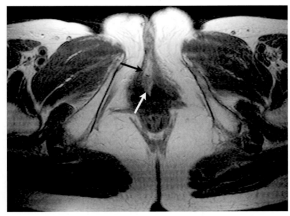

【그림 15-18】 **음문 소양증이 주소인 61세 여자의 음문 파제트병** T2강조 축상면 MR영상에서 음문의 중심부에 고신호강도를 보이는 병변(화살표)이 보인다. 조직생검 결과 파제트병으로 확진되었다.

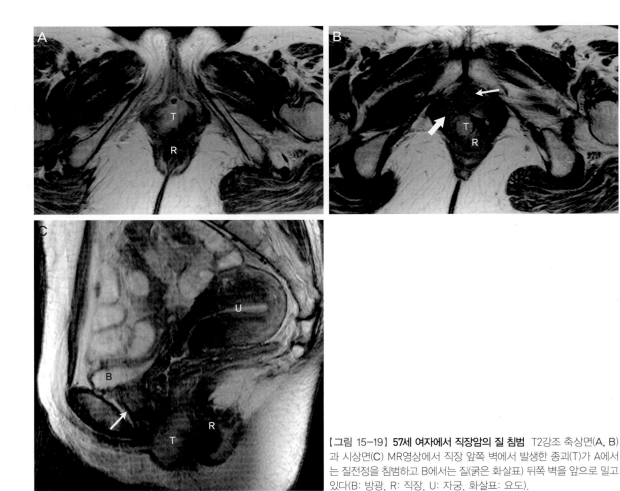

【그림 15-19】 **57세 여자에서 직장암의 질 침범** T2강조 축상면(A, B)과 시상면(C) MR영상에서 직장 앞쪽 벽에서 발생한 종괴(T)가 A에서는 질전정을 침범하고 B에서는 질(굵은 화살표) 뒤쪽 벽을 앞으로 밀고 있다(B: 방광, R: 직장, U: 자궁, 화살표: 요도).

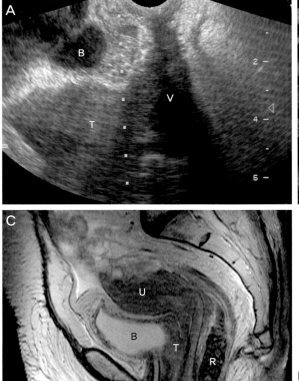

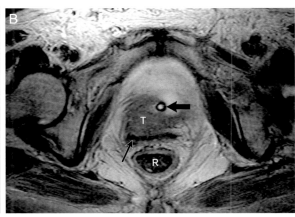

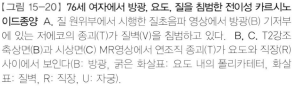

【그림 15-20】 **76세 여자에서 방광, 요도, 질을 침범한 전이성 카르시노이드종양** A. 질 원위부에서 시행한 질초음파 영상에서 방광(B) 기저부에 있는 저에코의 종괴(T)가 질벽(V)을 침범하고 있다. B, C. T2강조 축상면(B)과 시상면(C) MR영상에서 연조직 종괴(T)가 요도와 직장(R) 사이에서 보인다(B: 방광, 굵은 화살표: 요도 내의 폴리카테터, 화살표: 질벽, R: 직장, U: 자궁).

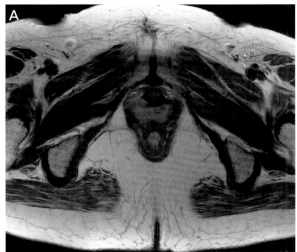

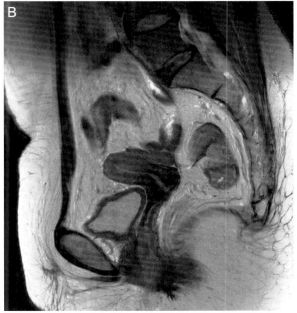

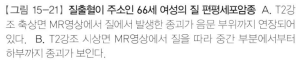

【그림 15-21】 **질출혈이 주소인 66세 여성의 질 편평세포암종** A. T2강조 축상면 MR영상에서 질에서 발생한 종괴가 음문 부위까지 연장되어 있다. B. T2강조 시상면 MR영상에서 질을 따라 중간 부분에서부터 하부까지 종괴가 보인다.

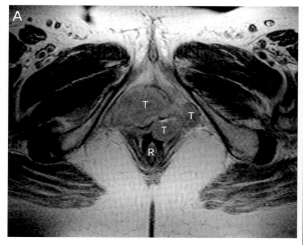

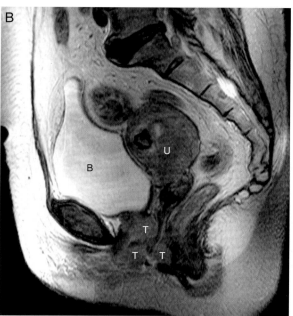

【그림 15-22】 질출혈이 주소인 58세 여자의 질 편평세포암종 A. T2
강조 축상면 MR영상에서 질주위에 발생한 종괴(T)가 음문 부위까지
연장되어 있다(R: 직장). B. T2강조 시상면 MR영상에서 다발성 종괴
(T)가 질벽을 따라 보인다(B: 방광, U: 자궁).

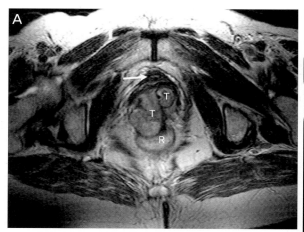

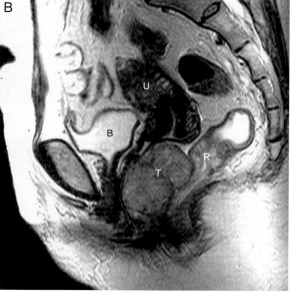

【그림 15-23】 촉진되는 질내 종괴가 주소인 55세 여자의 질 평활근육
종 T2강조 축상면(A)과 시상면(B) MR영상에서 질 뒤쪽 벽에서 바깥
쪽으로 자라 직장을 밀고 있는 고신호강도의 소엽상 종괴(T)가 보인다
(화살표: 요도, B: 방광, R: 직장, U: 자궁).

참고문헌

1. Brown JJ, Gutierrez ED, Lee JK. MR appearance of the normal and abnormal vagina after hysterectomy. AJR Am J Roentgenol 1992;158:95–99.

2. Burke TW, Eifel PJ, McGuire WP, et al. Vulva. In: Hoskins WJ, Perez CA, Young RC, eds. Principles and Practice of Gynecologic Oncology. 3rd ed. Philadelphia: Lippincott Williams & Wilkins, 2000, pp.775–810.

3. El Jack AK, Siegelman ES. "Pseudoseptum" of the uterine cervix on MRI. J Magn Reson Imaging 2007;26:963–965.

4. Shetty AS, Menias CO. MR imaging of vulvar and vaginal cancer. Magn Reson Imaging Clin N Am 2017;25:481–502.

5. Ferreira DM, Bezerra ROF, Ortega CD, et al. Magnetic resonance imaging of the vagina: an overview for radiologists with emphasis on clinical decision making. Radiol Bras 2015;48:249–259.

6. Fischerova D. Ultrasound scanning of the pelvis and abdomen for staging of gynecological tumors: a review. Ultrasound Obstet Gynecol 2011;38:246–266.

7. Hopkins MP. Anatomy, physiology, and pathology of the vulva and vagina. In: Moore TR, Reiter RC, Rebar RW, et al, eds. Gynecology and Obstetrics: A Longitudinal Approach. New York: Churchill Livingstone, 1993, pp.675–687.

8. Hosseinzadeh K, Heller MT, Houshmand G. Imaging of the female perineum in adults. Radiographics 2012;32:e129–e168.

9. Kim SH, Kim B. Vagina and vulava. In: Kim SH, ed. Radiology Illustrated Gynecologic Imaging. 2nd ed. Heidelberg: Springer, 2012, pp.933–976.

10. Marten K, Vosshenrich R, Funke M, et al. MRI in the evaluation of müllerian duct anomalies. Clin Imaging 2003;27:346–350.

11. McCarthy S, Hricak H. The uterus and vagina. In: Higgins CB, Hricak H, Helms CA, eds. Magnetic Resonance Imaging of the Body. 3rd ed. Philadelphia: Lippincott-Raven, 1996, pp.761–814.

12. Minto CL, Hollings N, Hall-Craggs M, et al. Magnetic resonance imaging in the assessment of complex müllerian anomalies. BJOG 2001;108:791–797.

13. Moulopoulos LA, Varma DG, Charnsangavej C, et al. Magnetic resonance imaging and computed tomography appearance of asymptomatic paravaginal cysts. Clin Imaging 1993;17:126–132.

14. Perez CA, Gersell DJ, McGuire WP, et al. Vagina. In: Hoskins WJ, Perez CA, Young RC, eds. Principles and Practice of Gynecologic Oncology. 3rd ed. Philadelphia: Lippincott Williams & Wilkins, 2000, pp.811–840.

15. Siegelman ES, Outwater EK, Banner MP, et al. High-resolution MR imaging of the vagina. Radiographics 1997;17:1183–1203.

16. Sohaib SA, Richards PS, Ind T, et al. MR imaging of carcinoma of the vulva. AJR Am J Roentgenol 2002;178:373–377.

17. Suh DD, Yang CC, Cao Y, et al. Magnetic resonance imaging anatomy of the female genitalia in premenopausal and postmenopausal women. J Urol 2003;170:138–144.

18. Walker DK, Salibian RA, Salibian AD, et al. Overlooked diseases of the vagina: a directed anatomic-pathologic approach for imaging assessment. Radiographics 2011;31:1583–1598.

부인과 혈관질환과 중재적 시술

CHAPTER 16

강병철

부인과 영역에서 혈관성 중재적 시술vascular interven-tion이 치료에 도움이 되는 질환은 임신과 연관된 출혈, 자궁근종uterine leiomyoma, 자궁 선근증adenomy-osis, 동정맥기형arteriovenous malformation, 골반울혈증후군pelvic congestion syndrome 등이다. 전에는 기술적으로 어려웠던 시술이 미세도관기술microcatheter technology의 도입으로 쉽고 안전해져 시행이 증가하고 있다.

먼저 자궁혈관의 혈관조영술상 분류에 대해 알아야 한다. 내장골동맥internal iliac artery에서 분지하는 자궁동맥uterine artery은 색전술에 도움을 주는 Gomez 등이 제안한 기준에 따르면 위볼기동맥superior gluteal artery, 아래볼기동맥inferior gluteal artery, 내음부동맥internal pudendal artery 등과의 관계에 따라 4가지로 분류할 수 있다(그림 16-1).

I 임신과 연관된 출혈

임신과 연관된 출혈은 대개 산과적 출혈obstetric hem-orrhage을 의미한다. 이는 질분만 또는 제왕절개 후 6주 안에 발생하는 출혈로 출혈이 발생한 환자의 3~5%가 출혈로 인해 사망하는 산과적 응급상황이다.

가장 흔한 원인은 자궁근육무력증uterine atony이며 그 밖에 질열상vaginal laceration, 혈종hematoma, 잔류태반retained placenta, 자궁파열uterine rupture 또는 자궁역전uterine inversion, 혈액응고장애, 전치태반placenta previa, 유착태반placenta accreta 등이 있다. 최근 제왕절개와 이에 따른 자궁반흔이 증가함에 따라 태반 형성 장애로 인한 출혈도 늘고 있다. 이러한 분만 후 출혈의 발생빈도는 1~11%로 다양하게 보고되었다.

대부분의 경우 자궁긴장성 약물uterotonic drug 투여, 자궁내 탐포네이드tamponade, 질열상봉합 등 보존적 치료로 출혈이 멈추지만, 보존적 치료를 시행했음에도 불구하고 출혈이 계속되면 자궁내 풍선확장술balloon dilation이나 내장골동맥결찰술internal ili-ac artery ligation, 자궁동맥결찰술uterine artery ligation 또는 자궁절제술hysterectomy 등의 수술적 치료가 필요하다. 수술적 치료를 시행할 때는 전신마취를 하게 되고, 수술과 관련된 감염, 출혈, 요관손상 등의 합병증과 이로 인한 이환율과 사망률이 증가한다. 또한 내장골동맥결찰술이나 자궁동맥결찰술은 골반강 내의 풍부한 곁순환collateral circulation으로 인해 지혈효과가 떨어지며 자궁절제술은 영구 불임을 초래한다.

이에 비해 도관경유동맥색전술transcatheter arteri-al embolization은 자궁을 보전해서 생식능력을 유지할 수 있고, 수술적 치료보다 덜 침습적이며 이환율도 적은 효과적인 치료법이다. 자궁동맥색전술은 1979년 Brown 등이 처음 보고했는데, 이후 산과 출혈의 보존적 치료에 반응이 없는 경우 일차 치료법으로 시행되어 그 효과와 유용성이 입증되었다.

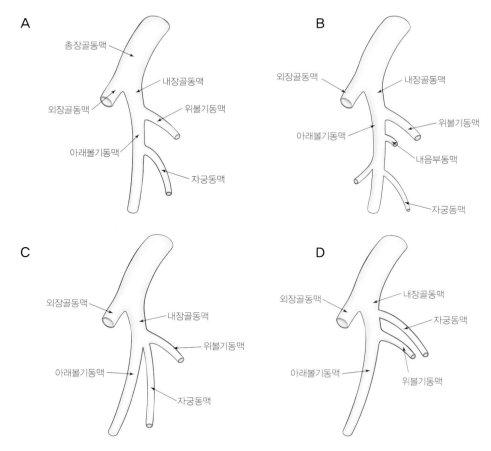

【그림 16-1】 **자궁동맥의 분류** A. Ⅰ형. 아래볼기동맥의 첫 번째 분지(45%) B. Ⅱ형. 아래볼기동맥의 두 번째 또는 세 번째 분지(내음부동맥이 아래볼기동맥의 첫 번째 분지, 6%) C. Ⅲ형. 아래볼기동맥, 위볼기동맥, 자궁동맥이 모두 같은 높이에서 분지(43%) D. Ⅳ형. 아래볼기동맥, 위볼기동맥보다 위에서 분지(자궁동맥이 내장골동맥의 첫 번째 분지, 6%)

1. 혈관조영술 소견과 색전술 방법

출혈의 직접적인 혈관조영술*angiography* 소견은 조영제의 혈관밖유출*extravasation*이지만, 그 발견빈도는 33~100%로 다양하게 보고되고 있다. 혈관조영술에서 조영제의 혈관밖유출이 보이지 않는다고 해서 출혈이 없다고 할 수 없다. 왜냐하면 간헐적인 출혈, 동맥연축*arterial spasm* 또는 혈관수축*vasoconstriction* 등으로 인해 혈관조영술에서 보이지 않는 경우도 있기 때문이다. 특히 자궁무력증*inertia uteri*으로 인한 출혈은 대부분 양쪽 자궁동맥의 충혈*hyperemia* 상태로만 보이기 때문에 조영제의 혈관밖유출이 보이지 않더라도 출혈의 원인인 동맥의 압력을 충분히 낮추

어서 지혈기간을 단축하는 것이 치료의 목적이다.

자궁무력증으로 인한 출혈에서 내장골동맥의 앞분절*anterior division*색전술이나 자궁동맥색전술로도 충분치 못한 상황이 가끔 발생하는 것은 자궁동맥(그림 16-2) 이외에 난소동맥(그림 16-3), 아래배벽동맥*inferior epigastric artery*(그림 16-4), 허리동맥*lumbar artery* 등 자궁동맥 이외의 혈관에서도 출혈이 발생하기 때문이다. 열상으로 인한 출혈인 경우 출혈동맥을 찾아 초선택적 색전술*superselective embolization*을 시행하는 것이 적절하다.

색전물질로는 젤폼*gelfoam*, PVA입자*polyvinyl alcohol particle; PVA particle*, Embosphere, 아교*glue or*

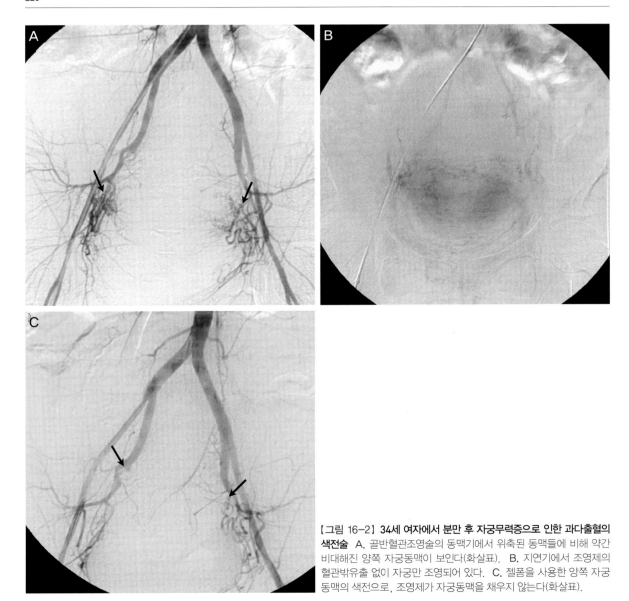

【그림 16-2】 **34세 여자에서 분만 후 자궁무력증으로 인한 과다출혈의 색전술** A. 골반혈관조영술의 동맥기에서 위축된 동맥들에 비해 약간 비대해진 양쪽 자궁동맥이 보인다(화살표). B. 지연기에서 조영제의 혈관밖유출 없이 자궁만 조영되어 있다. C. 젤폼을 사용한 양쪽 자궁동맥의 색전으로, 조영제가 자궁동맥을 채우지 않는다(화살표).

histoacryl, 코일 등을 사용한다. 아교는 질열상(그림 16-5), 조영제의 혈관밖유출, 가성동맥류pseudoaneurysm 등에 대한 초선택적 색전술에 사용될 수 있다. 코일은 내장골동맥에서 색전술을 할 때 목표 동맥보다 근위부 색전을 해서 젤폼, PVA입자 등으로 인해 발생하는 광범위한 경색이나 괴사를 방지하고자 할 때, 질열상으로 인한 조영제의 혈관밖유출이 있는 경우, 가성동맥류 등의 색전술에 사용된다.

일반적으로 자궁동맥의 가지가 색전되어 보이지 않거나 자궁동맥 기시부에서 3~4cm 정도 근위부를 제외한 자궁동맥이 색전되었을 때 색전술을 종료한다.

자궁동맥색전 단독 지혈 성공률은 양쪽 내장골동맥이나 자궁동맥결찰술 등의 수술적 치료보다 높은 90% 이상으로 보고되고 있다. 간혹 색전술로 지혈에 실패하는 이유는 유착태반, 한쪽에만 색전술을 시행한 경우, 질열상 등 자궁이 아닌 곳에서의 출혈, 난

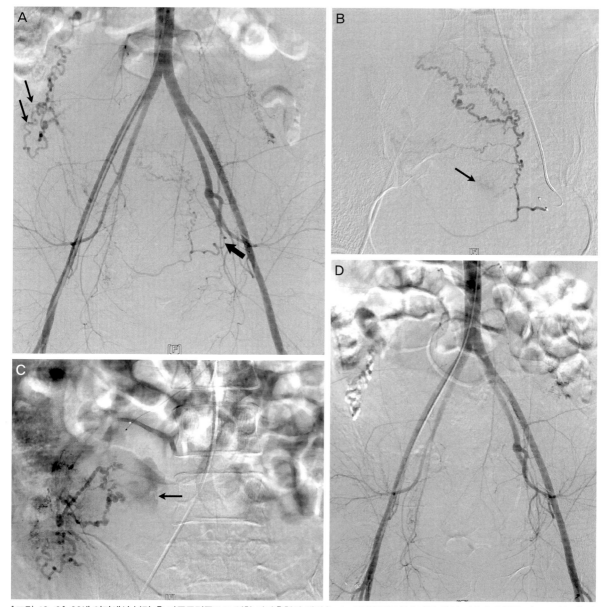

【그림 16-3】 **29세 여자에서 분만 후 자궁무력증으로 인한 과다출혈의 색전술** A. 골반혈관조영술에서 약간 비대해진 왼쪽 자궁동맥(굵은 화살표)과 오른쪽 난소동맥(화살표)이 보인다. B. 왼쪽 자궁동맥조영술에서 조영제의 혈관밖유출이 보인다(화살표). C. 오른쪽 난소동맥조영술에서 조영제의 혈관밖유출이 보인다(화살표). D. 젤폼을 사용해 왼쪽 자궁동맥과 오른쪽 난소동맥의 색전을 시행한 후 혈관조영술에서 색전된 혈관들에는 조영제가 차지 않고 더 이상의 출혈이 없었다.

소동맥, 내음부동맥, 아래배벽동맥, 허리동맥 등으로 인한 곁순환, 출혈동맥의 색전술처럼 적극적인 혈역학적 치료가 이루어지지 않아 발생한 재개통 등이다(표 16-1).

[표 16-1] **자궁동맥색전술이 지혈에 실패하는 원인**

1. 유착태반
2. 한쪽에만 색전술 시행
3. 자궁 이외 부위의 출혈(예: 질열상)
4. 곁순환(난소동맥, 내음부동맥, 아래배벽동맥, 허리동맥 등)
5. 적극적으로 혈역학적 치료를 시행하지 않아 재개통 발생

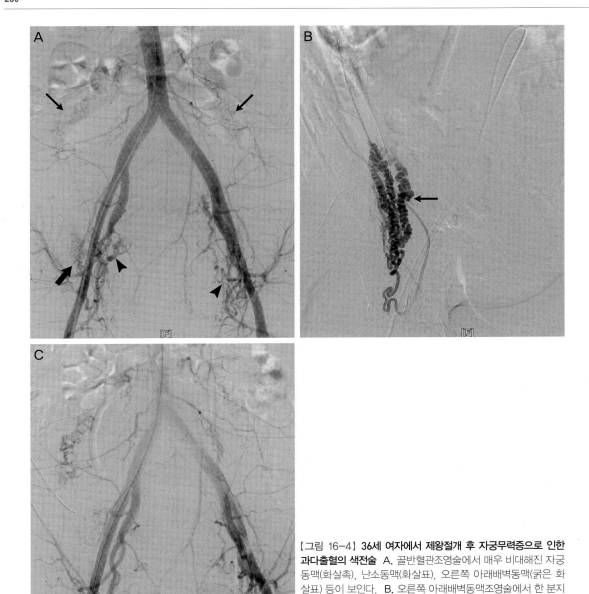

【그림 16-4】 **36세 여자에서 제왕절개 후 자궁무력증으로 인한 과다출혈의 색전술** A. 골반혈관조영술에서 매우 비대해진 자궁동맥(화살촉), 난소동맥(화살표), 오른쪽 아래배벽동맥(굵은 화살표) 등이 보인다. B. 오른쪽 아래배벽동맥조영술에서 한 분지가 자궁혈관과 교통하고 있다(화살표). C. 양쪽 자궁동맥과 아래배벽동맥 색전술 후 시행한 혈관조영술 영상에서 더 이상의 출혈은 보이지 않는다.

2. 임신과의 연관성

산과적 출혈에서 젤폼으로 자궁동맥색전술을 시행한 환자들의 추적검사 결과 91~100%에서 정상적인 월경이 돌아온 것으로 보고되었다. 또한 자궁동맥색전술 이후 정상적인 임신과 출산이 보고되었는데, 분만 후 출혈 때문에 색전술을 시행한 28명 중 5명이 6번 임신했으며 이 중 4명이 만기 정상 분만으로 건강한 태아를 출산했고, 그중 2명은 다시 분만 후 출혈 때문에 자궁절제술을 시행했다는 보고가 있다.

3. 합병증

지금까지 합병증의 발생빈도는 6~7%로 보고되었지

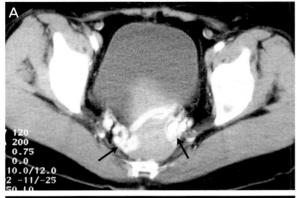

【그림 16-11】 **42세 여자에서 골반울혈증후군의 색전술**   A. 조영증강 CT에서 비정상적으로 비대해진 골반정맥들이 보인다(화살표).   B. 색 도플러 초음파검사에서 비대해진 골반정맥들 내에 혈류의 저류가 있 다.   C. T2강조 MR영상에서 자궁 주변에 비대해진 혈관들이 보인다 (화살표).   D. 골반정맥조영술에서 양쪽 난소정맥과 연결되는 골반정 맥들의 비대가 보인다.   E, F. 양쪽 난소정맥(E: 오른쪽, F: 왼쪽)을 미 세코일로 색전했고 이후 골반통증이 소실되었다.   (경희대학교병원 오 주형 제공)

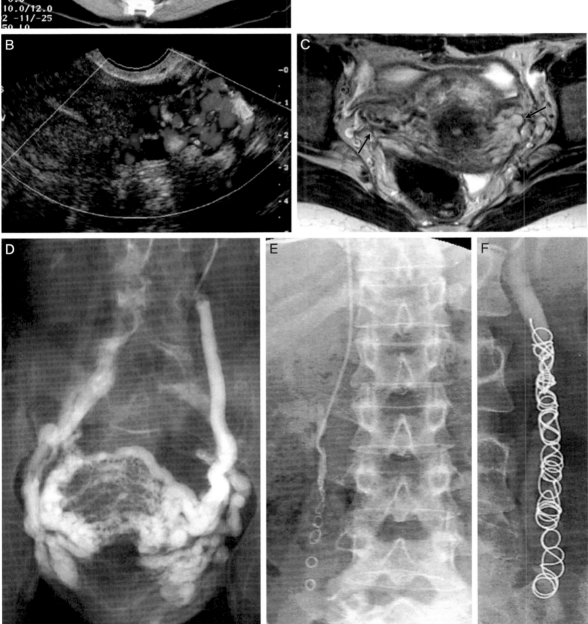

사에코*gradient echo*영상에서 높은 신호강도를 보인다. T2강조영상에서는 보통 낮은 신호강도로 나타나지만 정맥혈의 느린 흐름 때문에 고신호강도 또는 복합신호강도로 보인다. 조영증강 T1강조영상이 골반강정맥류를 보는 데 가장 적합하며, 이 영상에서 골반강 정맥류 내에 혈류가 강하게 조영증강되는 것을 관찰할 수 있다.

3. 치료

일반적인 내과적 치료로서 디하이드로에르고타민 *dihydroergotamine*, 아세트산메드록시프로게스테론 *medroxyprogesterone acetate; MPA* 등이 효과적이라고 하지만 일시적이며, 명확한 치료효과가 증명되지 않은 상태이다. 외과적 치료로는 난소정맥결찰술이 효과적인 통증 경감 효과가 있는 것으로 여러 차례 보고되었다. 자궁난소절제술도 일부 환자에게서 성공

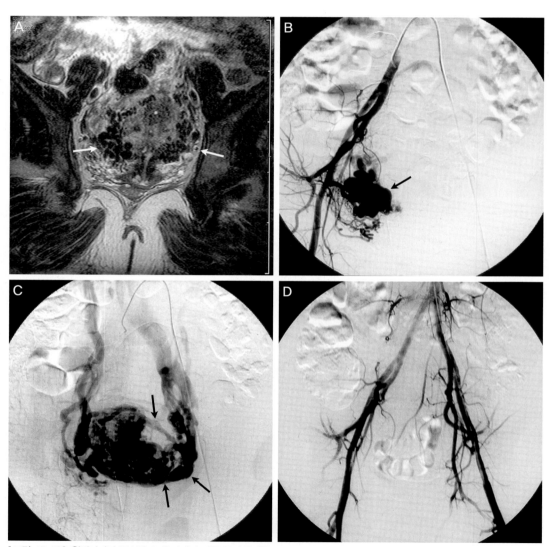

【그림 16-12】 **월경과다가 주소인 41세 여자의 자궁 동정맥기형** A. T2강조 관상면 MR영상에서 자궁 동정맥기형 내의 빠른 혈류 때문에 내부에 무신호를 보이는 여러 혈관들이 보인다(화살표). B, C. 오른쪽 자궁동맥조영술에서 비정상적으로 비대해진 자궁 동맥(B의 화살표)과 동정맥루로 인해 조기조영된 비대해진 기형 자궁정맥들이 있다(C의 화살표). D. 3차례의 알코올을 사용한 자궁동맥을 통한 경화요법으로 비정상 자궁동정맥이 소실되었다. (성균관대학교 삼성서울병원 도영수 제공)

적인 치료법으로 사용되어 왔다. 최근 들어 난소정맥 색전술을 많이 시행하는 추세이며, 아교나 5~15mm 크기의 코일을 주로 사용한다(그림 16-11E, F).

색전술에서 양쪽 난소정맥을 모두 막아야 된다는 주장과 한쪽만 막아도 효과는 같다는 주장, 난소 정맥뿐만 아니라 골반울혈의 또 다른 원인인 지류정맥인 내장골정맥도 같이 막아야 한다는 주장 등이 있는데, 어느 것이 옳은지 아직 밝혀지지 않는다.

최근 보고들에 따르면 골반울혈증후군의 색전술로 50~80%에서 만성골반통이 호전되었다고 한다. 따라서 골반울혈증후군의 치료에서 색전술은 안전하고 효과적인 우선적 치료방법이라고 할 수 있다.

V 자궁 동정맥기형

자궁과 자궁부속기의 동정맥기형은 매우 드문 질환으로 선천성과 후천성으로 구분할 수 있지만 영상 소견은 유사하다. 후천성 원인으로는 소파술, 악성종양의 합병증, 예전의 자궁수술, 자궁근종, 자궁내막증, 임신성영양막질환gestational trophoblastic disease 등이 있다.

급성증상으로 심한 출혈이 발생할 수 있고 약 30%에서 수혈이 필요할 수 있다. 만성적으로는 반복적인 유산, 불임 등의 원인이 될 수 있다. 따라서 정확한 진단이 필수적인데, 소파술은 조절할 수 없고 심한 출혈을 초래할 수 있기 때문에 금기이다. 영상진단으로 질초음파검사가 가장 많이 쓰이는데 도플러를 반드시 함께 시행해야 한다. 전형적인 도플러 초음파검

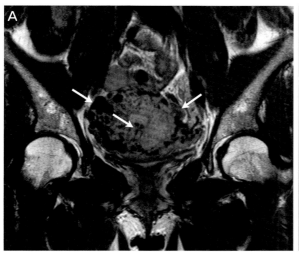
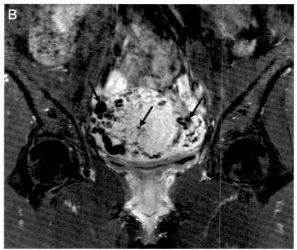
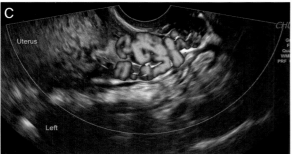

【그림 16-13】 과다 자궁출혈이 주소인 33세 여자 환자의 자궁 동정맥기형 A. T2강조 관상면 MR영상에서 자궁 동정맥기형 내의 빠른 혈류 때문에 내부에 무신호를 보이는 출혈을 동반한 혈관들(화살표)이 보인다. B. T1강조 조영증강 관상면 MR영상에서 자궁 동정맥기형 내의 빠른 혈류 때문에 내부에 무신호를 보이는 출혈을 동반한 혈관들(화살표)이 보인다. C. 색도플러를 이용한 질초음파 영상에서 자궁동정맥기형으로 인한 빠른 혈류의 신호가 관찰된다.

사 소견은 높은 최대수축기혈류속도high peak systolic velocity, 저박동성 동맥혈류스펙트럼low pulsatile arterial spectral waveform, 비슷한 수축기와 이완기 혈류속도little variation in systolic and diastolic velocity 등이다. MR영상은 진단과 병변의 범위를 결정하는 데 매우 유용하며, 특징적 소견은 병변 내부에서 여러 개의 구불구불한 혈류와 연관된 무신호multiple serpiginous flow-related signal void들이다(그림 16-12, 그림 16-13). 혈관조영술은 진단 후 바로 중재적 시술을 할 수 있다는 장점이 있다(표 16-6).

치료는 현재까지는 수술을 많이 시행하지만 자궁동맥색전술 또는 알코올을 사용한 경화요법이 수술을 대치할 수 있는 한 방법이 될 수 있다. 하지만 시술이 완벽하지 않을 가능성, 재발 가능성, 임신을 원할 경우

[표 16-6] **자궁 동정맥기형의 영상진단**

1. 도플러초음파
   (1) 높은 최대수축기혈류속도
   (2) 저박동성 동맥혈류스펙트럼
   (3) 비슷한 수축기와 이완기 혈류속도
2. MR영상
   • 병변 내부에 여러 개의 구불구불한 혈류와 연관된 무신호들
3. 혈관조영술

시술로 인한 자궁혈류 감소가 태반과 태아의 성장에 이상을 초래할 가능성 등이 자궁동맥색전술을 일차적 치료로 선택하지 못하는 이유가 될 수 있다. 임신과 관련해서는 논란의 여지가 많지만, 색전술이나 경화요법 후 성공적으로 임신한 예가 여럿 보고되고 있다.

참고문헌

1. Akhan O, Karcaaltincaba M, Ozmen MN, et al. Percutaneous transcatheter ethanol sclerotherapy and catheter drainage of postoperative pelvic lymphoceles. Cardiovasc Intervent Radiol 2007;30:237-240.

2. Boulleret C, Chahid T, Gallot D, et al. Hypogastric arterial selective and superselective embolization for severe postpartum hemorrhage: a restrospective review of 36 cases. Cardiovasc Intervent Radiol 2004; 27:344-348.

3. Chrisman HB, West D, Corpuz B, et al. Primary failure of uterine artery embolization: use of magnetic resonance imaging to select patients for repeated embolization. J Vasc Interv Radiol 2005;16:1143-1147.

4. Gomez-Jorge J, Keyoung A, Levy EB, et al. Uterine artery anatomy relevant to uterine leiomyomata embolization. Cardiovasc Intervent Radiol 2003;26:522-527.

5. Goodwin SC, McLucas B, Lee M, et al. Uterine artery embolization for the treatment of uterine leiomyomata: mid-term results. J Vasc Interv Radiol 1999;10:1159-1165.

6. Kim MD, Kim SH, Kim NK, et al. Long-term results of uterine artery embolization for symptomatic adenomyosis. AJR Am J Roentgenol 2007;188:176-181.

7. Levgur M. Therapeutic options for adenomyosis: a review. Arch Gynecol Obstet 2007;276:1-15.

8. Maleux G, Stockx L, Wilms G, et al. Ovarian vein embolization for the treatment of pelvic congestion syndrome: long-term technical and clinical results. J Vasc Interv Radiol 2000;11:859-864.

9. McCormick CC, Kim HS. Successful pregnancy with a full-term vaginal delivery one year after n-butyl cyanoacrylate embolization of a uterine arteriovenous malformation. Cardiovasc Interven Radiol 2006;29:699-701.

10. Pron G, Bennett J, Common A, et al. The Ontario Uterine Fibroid Embolization Trial. Part 2. Uterine fibroid reduction and symptom relief after uterine artery embolization for fibroids. Fertil Steril 2003;79:120-127.

11. Pron G, Mocarski E, Bennett J, et al. Ontario UFE Collaborative Group. Pregnancy after uterine artery embolization for leiomyomata: the Ontario multicenter trial. Obstet Gynecol 2005;105:67-76.

12. Rangarajan RD, Moloney JC, Anderson HJ. Diagnosis and non-surgical management of uterine arteriovenous malformation: a case report. Cardiovasc Intervent Radiol 2007;30:1267-1270.

13. Ravina JH, Herbreteau D, Ciraru-Vegneron N, et al. Arterial embolization to treat uterine myomata. Lancet 1995;346:671-672.

14. Razavi MK, Wolanske KA, Hwang GL, et al. Angiographic classification of ovarian artery-to-uterine artery anastomoses: initial observations in uterine fibroid embolization. Radiology 2002;224:707-712.

15. Salomon LJ, deTayrac R, Castaigne-Meary V, et al. Fertility and pregnancy outcome following pelvic arterial embolization for severe postpartum hemorrhage. A cohort study. Hum Reprod 2003;18:849-852.

16. Shim JY, Yoon HK, Won HS, et al. Angiographic embolization for

obstetrical hemorrrhage: effectiveness and follw-up outcome of fertility. Acta Obstet Gynecol Scand 2006;85:815-820.

17. Spies JB, Ascher SA, Roth AR, et al. Uterine artery emboliza-tion for leiomyomata. Obstet Gyncol 2001;98:29-34.

18. Vegas G, Illescas T, Muñoz M, et al. Selective pelvic arterial em-bolization in the management of obstetric hemorrhage. Eur J Obstet Gynecol Reprod Biol 2006;127:68-72.

19. Walker WJ, Pelage JP. Uterine artery embolization for symp-tomatic fibroids: clinical results in 400 women with imaging fol-low-up. BJOG 2002;109:1262-1272.

한글 찾아보기

영문 찾아보기

제2판
비뇨생식기영상진단
부인과영상

1판 1쇄 펴낸날 2009년 10월 25일
2판 1쇄 펴낸날 2019년 4월 25일

편저자 대한비뇨생식기영상의학회
펴낸이 김시연

펴낸곳 (주)일조각
등록 1953년 9월 3일 제300-1953-1호(구 : 제1-298호)
주소 03176 서울시 종로구 경희궁길 39
전화 02)734-3545 / 02)733-8811(편집부)
02)733-5430 / 02)733-5431(영업부)
팩스 02)735-9994(편집부) / 02)738-5857(영업부)
이메일 ilchokak@hanmail.net
홈페이지 www.ilchokak.co.kr

ISBN 978-89-337-0760-9 94510
ISBN 978-89-337-0758-6 94510 (세트)

값 60,000원

* 편저자와 협의하여 인지를 생략합니다.
* 이 도서의 국립중앙도서관 출판예정도서목록(CIP)은
서지정보유통지원시스템 홈페이지(http://seoji.nl.go.kr)와
국가자료종합목록시스템(http://www.nl.go.kr/kolisnet)에서
이용하실 수 있습니다. (CIP제어번호 : CIP2019012009)